U0380702

SHEHUI YILIAO BAOZHANG ZHIDU
FENJI ZHENLIAO JIZHI YANJIU

社会医疗保障制度
分级诊疗机制研究

——借鉴典型国家的经验

李 蔚◎著

人民出版社

·目 录·

前　言

　　为有效缓解人民群众"看病难、看病贵"问题,我国自 2009 年开始了新一轮的医药卫生体制改革。新医改以来,我国的医疗卫生事业取得了令人瞩目的成绩,但也面临着诸多挑战。随着全民医保的实现和医保待遇的逐步提高,"看病贵"问题已有所缓解,但是无序的自由就医使得"看病难"问题依然没有得到有效解决。虽然,我国自 1997 年起的历次医药卫生体制改革和医保改革都试图建立基层首诊、分级诊疗的体系,特别是 2015 年 9 月国务院办公厅印发《关于推进分级诊疗制度建设的指导意见》,确定了分级诊疗的路径、具体做法和目标,各地也因地制宜采取不同的方式进行探索和实践,但分级诊疗的效果并不明显,分级诊疗体系的运行仍然十分不顺畅,分级诊疗制度仍有待进一步完善。

　　经过分析国内外相关研究和深度思考可以发现,分级诊疗问题是我国医疗保障制度深层次改革困境的外在表现,这一个微小机制的改革困境涉及我国整个医疗保障制度的重构和改革。因此,本书研究的目的是通过国际经验的总结,探讨顺畅的分级诊疗制度需要怎样的社会医疗保障制度设计提供支持,也即讨论分级诊疗顺畅运行所根植的合适土壤。在此思路下,本书希望能够在一个社会医疗保障制度的框架下,不仅仅讨论分级诊疗机制的表面设置,也更多地探讨整个医疗保障制度如何配合和支持分级诊疗的实现,明确实现分级诊疗的体制和机制基础。当然,鉴于当前我国仍缺乏有效运行分级诊疗的典型地区案例,本书更多的关注国际典型国家的经验,希望通过学习和总结国际经验的方式,为我国建立和完善分级诊疗机制提供有效的借鉴和改革思路。

本书研究使用的分析框架将依照 Kutzin 分析框架和我国本土化的"医、保、患"三方结构模型构建,主要关注与分级诊疗直接相关的医疗保障系统内部各项体制和机制设计对于分级诊疗机制的支持。使用的样本国家在考虑典型性和资料可及性的基础上,选择了英国、荷兰、法国和俄罗斯四国。英国是国家卫生服务制度实现分级诊疗的典型国家;荷兰是在社会医疗保险制度中应用强制守门人机制的典型国家,也是当前欧洲守门人机制最为古老和完善的社会医疗保险制度国家;法国是在社会医疗保险制度中应用经济激励型的软性守门人机制的典型国家;俄罗斯则作为转型国家的典型,主要考察其苏联时期和俄罗斯时期的分级诊疗制度。国际经验归纳发现守门人机制有效运行需符合如下条件:第一,医疗服务购买者经济激励的有效传导。第二,全科医疗服务提供者和二、三级医疗服务提供者之间是有限资源的竞争关系。第三,参保者信任全科医学服务提供者(守门人),这要求全科医生医疗技术水平值得信任,收入水平适宜并与被保障人群之间人际关系顺畅。第四,按人头付费为主的付费方式组合是重要条件。第五,参保者可自由选择和更换"守门人",并享有相对自由的选择二、三级医疗服务提供者的权利。第六,参保者是否首诊的医疗保障待遇差异程度足够大。第七,全科医学服务和专科医疗服务之间的不可替代性。

对比分析发现,我国医疗保障制度影响分级诊疗机制建立和完善的原因包括以下五个方面:第一,医疗服务市场结构不适应分级诊疗制度,表现为医疗服务市场的"再行政化"改革,基层医疗机构和二、三级医疗机构之间的定位不清,基层医疗机构和二、三级医疗机构之间缺乏利益争夺关系等。第二,医疗服务购买者的购买能力亟待加强,一是购买力分散在多个部门的购买者手中,难以形成合力;二是医疗服务购买者经办能力的限制。第三,医疗服务购买者和服务者之间的关系与分级诊疗制度不适应,表现为协商谈判环节设置的不适应,这一行政协议的购买协议,反映的是行政体系内的博弈结果,而非市场谈判的结果;在医保总额费用分配协商时,基层医疗机构与二、三级医疗机构之间并未形成牵制关系;支付环节设计的不适应表现为付费方式的经济激励难以有效传递给医疗机构,医疗机构内部对医务人员的分配方式再次扭曲了医保付费方式的经济激励,按服务项目为主导的付费方式更不利于分级诊疗制度的建立。第四,参保者和医疗服务提供者之间的关系难以支持分级诊疗制度,参保者对于基层医疗机构缺乏足够信任,且大部分统筹地区参保者门诊统筹待遇有限、对参保者吸引力有限,依托此建立的分级诊疗机制难以发挥效果,绝大多数统筹地区都未在住院服务领域设立分级转诊机制。第五,参保者和购买者之间的关系设置难以有效适应分级诊疗机制。

因此可以看出,改革和完善分级诊疗制度的思路实际对应着不同的医疗保障体系的改革方向。选择守门人机制就是选择整个医疗保障体系的去行政化改革方向,选择行政化分级诊疗体系实际就是强化政府管制建立完全行政化的医疗服务体系,重建计划经济时期的分级诊疗体系,即重塑苏联模式。但国际经验表明,即便转型国家也难以找出重建行政化分级诊疗机制的成功改革思路和案例。反而,逐步引入市场机制,建立医疗服务购买者和提供者分离结构是国际医疗保障体系改革的重要趋势,更被世界卫生组织视为改善医疗保障体系绩效的重要手段之一。所以,我国的分级诊疗机制应是更多利用市场机制的守门人机制,且需要"分阶段""分制度""分医疗类型"逐步建立。近期内,城乡居民医疗保险制度可对参保者采取较为严格的分级诊疗机制设计,其中门诊服务可采取强制首诊方式,住院服务则采取经济激励方式,且应采取经济处罚方式并鼓励基层医疗机构承担慢性病管理职责;城镇职工医疗保险制度短期内应通过经济奖励方式引导基层首诊,可同时应用在门诊和住院服务之中。长期看,随着各项配套改革政策的推进,逐步将强制守门人机制推广到全体参保人。

当然,全面提升我国分级诊疗服务能力需要整个医疗保障系统改革的系统协同推进。在分级诊疗机制本身的改革方面,需要结合本地医疗资源的丰富程度赋予参保者自主选择基层"守门人"的权利;统筹基本医疗保险和补充医疗保险待遇设计以适应分级诊疗机制需要;科学设计基层医疗机构(医务人员)的付费方式;强制守门人机制下,不限制参保者的二、三级医疗机构自由选择权;建立医疗机构信息公开平台,帮助参保者进行医疗机构选择。在医疗服务市场的配套改革方面,主要目标是形成基层医疗机构负责全科医学服务,二、三级医疗机构负责专科医学服务难以互相替代的格局。具体改革路径为,二、三级医疗机构逐步剥离全科医疗服务,明确专科医疗服务机构的定位;基层医疗机构服务逐步全科化,并逐步放开行政管制,允许私营部门进入;医务人员逐步去编制化,实现自由执业,鼓励全科医生个体执业;公立医院去行政化,落实法人化改革;组建市场条件下的医联体,取消行政化、地域性垄断的医联体;控制医疗机构的无序扩张,特别是公立医疗机构的扩张。在医疗服务购买者市场的配套改革方面需要采取如下措施,一是医疗服务购买者整合投向医疗机构的各项资金,形成绝对购买力;二是医疗服务购买时给予公立和私立医疗机构同等待遇;三是经办机构在条件具备后,可逐步转为市场主体;四是应用选择性合同,应对医疗服务市场的快速扩大;五是允许参保者自由选择医疗服务购买者。同时必须完善医疗服务购买者和提供者之间协商购买环节和医疗保险付费方式组合的机制设计。

李　蔚

2019 年 9 月

绪　　论

本部分主要介绍研究问题提出的背景,研究所涉及的概念,研究的结构和内容以及研究的创新和不足。

一、问题的提出

(一)我国新一轮医改取得了令人瞩目的成绩

"看病难、看病贵"以及"因病致贫、返贫"问题使缺乏医疗保障制度成为威胁社会安定的重要挑战,使医药卫生体制改革成为政府和社会普遍关注的重要民生问题之一。为了有效缓解人民群众的"看病难、看病贵"问题,我国自 2009 年开始了新一轮的医药卫生体制改革。新医改 8 年以来,我国取得了巨大的成绩,但也面临着诸多挑战。

按照国务院医改办孙志刚主任总结,截至 2013 年,我国医改取得了阶段性成效,建立了一个世界上覆盖人口最多的全民医疗保障制度框架,重新构建了一个新的基层医疗卫生服务平台和运行机制(中国新闻网,2013)。其中,最为重要的成就,也是被外国专家和政府最为称道的成就是 2011 年实现的 95%的医保覆盖(Liang,Langenbrunner,2012),也即实现了医保全民覆盖。但是,自 2009 年新医改启动开始,就出现了关于医改进入深水区的说法(央视《新闻周刊》,2009)。随着改革的逐步深入,各种深层次问题开始凸显出来,改革进入深水区的判断逐步被各界所认可。

《"十三五"深化医药卫生体制改革规划》提出，"十三五"期间医药卫生体制改革的主要任务是要在分级诊疗、现代医院管理、全民医保、药品供应保障、综合监管等5项制度建设上取得新突破，同时统筹推进相关领域改革。

表1　基本医疗保险制度的覆盖人数　（单位：亿人）

年份	职工医保	居民医保	新农合	合计
1998	0.19			0.19
1999	0.21			0.21
2000	0.38			0.38
2001	0.73			0.73
2002	0.94			0.94
2003	1.09			1.09
2004	1.24			1.24
2005	1.38		1.79	3.17
2006	1.57		4.10	5.67
2007	1.80	0.43	7.26	9.49
2008	2.00	1.18	8.15	11.33
2009	2.19	1.82	8.33	12.34
2010	2.37	1.95	8.36	12.69
2011	2.52	2.21	8.32	13.05
2012	2.65	2.72	8.05	13.41
2013	2.74	2.96	8.02	13.73

资料来源：人力资源和社会保障部：《中国劳动和社会保障统计年鉴（2008）》，中国劳动社会保障出版社2008年版；人力资源和社会保障部：《中国人力资源和社会保障年鉴（2014）》，中国人事出版社、中国劳动社会保障出版社2014年版。

（二）"看病贵"问题有所缓解，"看病难"问题凸显

在医疗保障制度快速发展、民众"看病贵"问题得到缓解的背

景下,"看病难"问题仍然十分突出。自 2009 年新医改开始,政府不断追加医疗卫生的投入,但是"看病难"问题并未得到有效缓解,反而呈现出有所加剧的态势,表现为"大医院人满为患、一号难求",而与此同时,基层医疗机构"门可罗雀"的现象普遍。2013年,我国卫生机构总诊疗人次达到 731401 万人次,医院和基层医疗机构分别占 37.49% 和 59.12%,其中一级、二级、三级医疗机构诊疗人次分别占医院总诊疗人次的 6.4%、39.82% 和 45.16%;医院与基层医疗卫生机构入院人数比为 4.47∶1,病床使用率分别为 89.0% 和 61.9%,一级、二级、三级医院病床使用率分别为 60.9%、89.5% 和 102.9%(王虎峰,2015)。特别是待遇优厚的城镇职工医疗保险的患者,这一趋势更加明显。根据人力资源和社会保障部社会保险中心相关数据,2012 年职工医保就诊人次的48% 患者在三级医院就诊,37.2% 在二级医院,基层医疗机构仅有不足 15.3%(人社部社保中心,2013)。习近平总书记在镇江视察时将这一情况称为"三级医院处于战时状态"。习近平总书记指出,没有全民健康,就没有全面小康,要推动医疗卫生工作重心下移、医疗卫生资源下沉,为群众提供安全有效方便价廉的公共卫生和基本医疗服务。李克强总理多次召开国务院常务会议部署医改重点工作,要求着力建设覆盖城乡居民的基本医疗卫生制度。

(三)不合理的医疗服务体系导致看病矛盾日益尖锐

这一表象既源自我国居民向上就医的习惯,也源自我国医疗资源配置的结构以及医疗保险政策的设计。首先,我国医疗资源分布呈现"倒金字塔"架构,优质资源都集中在高级别的公立医疗机构,导致医疗服务市场发展呈现强者愈强的马太效应,优质医疗资源不断向上集中。其次,我国缺乏公平、透明的医院绩效披露制度,对于缺乏医学专业知识和健康素养的居民而言,选择高级别的医院就医是最优选择。

由于医疗服务供给模式导致的看病矛盾日益尖锐:第一,对患者而言,"看病难"问题日益严重,挂号、住院、检查等"一票难求"现象普遍。第二,医疗资源分布的结构性问题仍未缓解,影响了医疗机构的合理分工、发展和运行。大量高级别医疗机构"门庭若市",把大量优质的医务人员湮没在诊疗日常疾病或慢性病药品开药的工作当中,弱化和干扰了医学中心处置疑难杂症的能力,与此同时基层卫生医疗机构"门可罗雀",导致已投入的基层医疗设备闲置,无法有效提高基本医疗服务供给能力。第三,降低了医疗保险基金和政府医疗卫生投入的使用效率。经济学常识告诉我们,不同级别医疗机构提供医疗服务的成本不同,级别越高的医疗机构,诊疗疾病的成本也就越高。因此,大量的越级就医现象导致了医疗保险基金和政府医疗卫生资金这类稀缺资源的浪费,同时基层卫生医疗资源也未得到充分有效的利用,其根本问题在于居民的就医需求缺乏合理的制度引导。也正是由于医疗服务体系中有序就医、分级诊疗机制的缺失,削弱了新医改以来推出的相关政策的正效应。

需特别注意的是,在我国医疗卫生投入总体绝对值不足的情况下,这种缺乏引导的就医行为,加剧了医疗保险基金和政府医疗卫生资金这些稀缺资源的浪费,从而引发了诸多问题,其中最为明显的表现即为"看病难"问题。

(四)建立分级诊疗制度的尝试并不顺利

为了缓解这一问题,当前医改的一个重要议题就是改变参保者的就医习惯,实现基层首诊,建立合理的参保者就医路径(Patient Pathway)。习近平总书记在视察镇江医疗服务机构后,提出要推动医疗卫生工作重心下移、医疗卫生资源下沉,要切实解决大医院始终处于战时状态的局面。

但是,我国历次试图帮助患者建立合理化就医路径的努力都收效甚微,始终没有真正解决基层首诊、双向转诊存在的"玻璃门"等问题。早在 1996 年《深圳市劳务工医疗保险暂行办法》就实行了"绑定社区"式的就医方式,不允许参保患者未经转诊直接到非结算医院治疗。进入 2000 年以来,最早的类似尝试是 2006 年《国务院关于发展城市社区卫生服务的指导意见》所提出的"建立分级医疗和双向转诊制度,探索开展社区首诊制试点";随后的尝试是 2007 年城镇居民医保试点时,部分地区提出要结合"社区首诊"制度建立门诊统筹;2009 年新医改以来,城镇职工医保和城乡居民医保建立门诊统筹方案时,也要求进行社区首诊。但是,无论是卫生部门强制实行的"社区首诊、双向转诊"机制,抑或是医保制度所使用的经济激励首诊机制,这些尝试的效果都不尽理想。民众对于基层医疗机构的不信任程度仍然较高,医疗资源配置"倒金字塔"的架构也并未弱化反而更加强化。根据 2017 年卫生计生统计公报的数据,全国医疗卫生机构的总诊疗人次逐年增加,但增长率已趋于稳定。在 2017 年综合医院门诊量占门诊总量的比重由 2016 年的 41.2%提高到 42.1%,说明越来越多的患者看病首先选择去医院而不是基层医疗机构;基层医疗机构门诊量所占比重由 2015 年的 55.1%下降到 2016 年的 54.2%,基层就医的比重下降,患者基层首诊率依旧不高,说明分级诊疗制度还未充分发挥其作用,反映了分级诊疗制度实施阻力大和效果仍然不佳。

需要注意的是,现实中重建分级转诊机制一直存在两种路线。一种路线是卫生部门主导的、希望通过行政化方式建立的分级诊疗体系,其核心就是试图将医院和基层医疗机构整合在一个行政体系内,从而形成不同层级医疗机构的合理分布,进而实现分级转诊。当然也有更加简单粗放的方式,即通过行政强制命令方式强制个人必须进行社区首诊。另一种路线是人力资源和社会保障部门使用的,更多强调医保待遇报销上的倾斜和支付方式方面的引导。部分地区也将两者结合使用。就城镇基本医疗保险而言,自2009年人力资源和社会保障部等多部委颁布《关于开展城镇居民基本医疗保险门诊统筹的指导意见》(人社部发〔2009〕66号)后,人力资源和社会保障部历年关于做好城镇居民医疗保险工作的通知中都强调要推进城镇居民医疗保险门诊统筹制度。就城镇居民医疗保险制度而言,大部分地区的门诊统筹制度基本上都建立了以经济激励的方式引导患者基层首诊的机制,部分地区(如珠海、东莞等地)甚至建立了与西方发达国家基本一致的"按人头付费""经济激励和引导"的门诊统筹制度。但是,即便如此,这些地区的分级诊疗机制的运行仍然不顺畅,甚至流于形式。这其中就引发一个重要的思考,为什么我国基本医疗保险在克隆国外分级诊疗运行的医疗保险制度设计时会出现问题?是否存在更深层次的体制机制设计无法支持实现分级诊疗的机制运行问题?国际上分级诊疗制度运行较好的国家是一个怎样的机制在支撑着分级诊疗的有效运行。在当前基本医疗保险的经济激励手段基本用尽的情况下,分级诊疗实现的支撑机制成为研究的重点。

从更深层次上看,分级诊疗实际上触及了整个医疗保障体系的深层次改革问题,是一个微小机制改革下隐藏的整个医疗保障制度的重构和改革问题。我国难以形成有效的分级诊疗是我国深层次医疗保障制度亟须改革的重要外在表现。

因此,本书希望能够在一个社会医疗保障制度的框架下,不再仅仅讨论分级诊疗的表面制度设置,而是探讨整个医疗保障制度如何适应和配合分级诊疗的实现,了解分级诊疗制度的支撑机制和机理。同时,由于我国缺乏有效运行分级诊疗制度的典型地区,因此本研究更多的关注国际典型国家的经验。希望能够通过学习和总结国际经验的方式,厘清分级诊疗形成和有效运行的支撑机制,为我国建立和完善分级诊疗制度提供有效的思路和借鉴。

二、研究涉及的相关概念

(一)分级诊疗

分级诊疗或分级转诊这一概念最早在 2006 年《国务院关于发展城市社区卫生服务的指导意见》(国发〔2006〕10 号)中提出,要求"实行社区卫生服务机构与大中型医院多种形式的联合与合作,建立分级医疗和双向转诊制度,探索开展社区首诊制试点,由社区卫生服务机构逐步承担大中型医院的一般门诊、康复和护理等服务"。但从学术界文献看,尽管这一概念经常出现,却尚未有公认的定义。从 2014 年政府工作报告中所提"健全分级诊疗体系"看,这一概念的落脚点应是整个医疗服务体系中不同医疗机构定位的明确,即吕键(2014)所提的按照疾病的"轻重缓急"及治疗的难易程度进行分级,不同级别医疗机构承担不同疾病的治疗,各有所长,逐步实现从全科到专业化的医疗过程,形成"健康进家庭、小病在基层、大病到医院、康复回基层"的新格局。这一概念实际包含了基层社区首诊、分级就医、双向转诊等要求(方少华,2014)。分级诊疗是由一系列制度规章、人才技术和激励约束机制做保障的,不同层级不同类别医疗机构之间在医疗服务上面的一种分工合作的状态,可以有多种实现形式,其实质是一种基于医疗服务需求的逐级筛选诊治过程以及医疗资源配置和使用效率最大化、患者管理服务精细化的医疗服务形态(王虎峰,2014)。2015 年《国务院办公厅关于推进分级诊疗制度建设的指导意见》

提出,到 2020 年,分级诊疗服务能力全面提升,保障机制逐步健全,布局合理、规模适当、层级优化、职责明晰、功能完善、富有效率的医疗服务体系基本构建,基层首诊、双向转诊、急慢分治、上下联动的分级诊疗模式逐步形成,基本建立符合国情的分级诊疗制度。

需要注意的是,分级诊疗与以下概念息息相关,很大程度上存在融合。特别是双向转诊(Vertical Intergaration)和守门人机制(Gate Keeper)。在欧美文献中,并未发现直接用于表示分级诊疗制度、体系或机制的概念,较为类似的概念就是垂直整合和守门人机制,其中守门人表述为"Gatekeeping""Gatekeeper""First contact""Self—referral"等。其中,守门人机制这一概念更多强调初级医疗保健医生(一般为全科医生)作为守门人在整个医疗服务体系中的核心作用,由其通过引导等方式来帮助参保者实现合理的就医路径,实现有序就医,同时保证参保者医疗服务的连续性和经济性。

由此可见,守门人机制与分级诊疗的目的和效果是一致的。因此,本书在后面的研究中,将分级诊疗机制和守门人机制的概念等同。

(二)医疗保障制度

医疗保障制度从本源上被认为是一个从资金筹集到医疗服务供给的完整环节,是通过互助共济方式进行筹资,并将资金转变为参保者所需医疗服务的资源转换机制。当然,这一概念有狭义和广义两个不同的口径。狭义概念,如我国,医疗保障制度主要强调医疗筹资端,并且仅将 1883 年的德国社会医疗保险制度之后的制度视为医疗保障制度。广义的医疗保障制度则是国外文献所提的医疗服务系统(Health Care System),强调整个医疗服务系统。本书沿用我国较为狭义的医疗保障制度概念,将医疗保障制度分为社会医疗保险（Social Health Insurance, SHI）、国家卫生服务（National Health Service, NHS）、国家医疗保险和私营医疗保险（Private Health Insurance, PHI）四种类型。

社会医疗保险制度，也即德国模式或以德国模式主要制度内容为主、采取社会医疗保险费方式筹资、以劳动人群为基础保障对象的强制医疗保险制度，由医疗保险基金向医疗服务提供者购买医疗服务。国家卫生服务制度，也即英国模式，指医疗服务供给者属于国家公务人员，资金以财政预算方式拨付，国民免费获得所需的医疗服务，在这种体系下，医疗服务购买者和提供者归属在一个行政体系内，医疗服务网络具有浓重的行政色彩。国家医疗保险则是特指苏联等中东欧曾经实行过的制度模式，实际上这一制度模式的英文表述与国家卫生服务制度一致，都为"National Health Service"，实际上是一种依托于社会主义的国家卫生服务制度。当然如果深究历史根源，英国模式实际上是苏联模式，也即国家卫生服务应该为苏联模式的称呼。私营医疗保险的最大特点是指政府并未强制参保、制度的运营主体为私营医疗保险机构，又被称为美国模式。

（三）医疗服务市场

医疗服务市场指提供医疗服务的供给主体的市场，即医疗服务提供者。在我国，医疗服务市场通常按照医疗机构所属的层级分为基层医疗机构、二级医疗机构和三级医疗机构。或者是按照运营机构的属性分为公立医疗机构和私立（私营）医疗机构。我国从基层到二、三级医疗服务市场提供的医疗服务缺乏差异性，仅仅是病例复杂程度上的差异。

而在国际上，医疗服务市场分为提供全科医学服务为主的初级医疗保健服务市场和二、三级专科医疗服务市场两类（两个层次)。两个市场提供的服务不具有同质性,可替代性较差。

（四）医疗服务购买

医疗服务购买是自 20 世纪 80 年代末开始在社会医疗保障制度中兴起的一种新的改革趋势。这一改革趋势的主要特点是基于医疗服务购买者和医疗服务市场分离的结构,由医疗服务购买者代表参保人群向医疗服务提供者购买医疗服务。实质是增加社会医疗保障制度中的市场机制成分。这一机制在 2000 年被世界卫生组织(World Health Organization,简称 WHO)称为改善医疗保障体系绩效的重要工具之一。

按照赵斌(2014)归纳,医疗服务购买在实际运行中可分为两个环节。一个是医疗服务购买者和谈判者之间确定购买协议和合同的协商谈判购买的环节;另一个是医疗服务提供者提供了相应服务后发生的医疗服务购买者的费用支付环节。即医疗服务购买可分为医疗服务购买协商谈判和医疗服务费用支付两个环节。

三、研究思路和研究方法及创新

（一）研究思路

本书以分级诊疗制度的文献整理和分析为研究的基础和出发点。

首先进行文献综述,了解当前国内外相关研究现状;同时,收集和整理国际相关国家分级诊疗制度的文献,在考察资料可及性和典型性的基础上遴选和确定本书的典型样本国家。随后,本书在综合前人研究分析框架的基础上,综合研究目标建立本研究的分析框架。

在此基础上,本书使用建立的分析框架进行典型国家的案例研究,并进行典型国家之间的比较研究,提出保证分级诊疗制度顺畅运行的体制和机制基础条件。

在总结国际经验的基础上,本书还梳理了我国分级诊疗制度发展的历史沿革和现状,并套用国际案例分析框架分析我国分级诊疗制度的支持机制和体制,归纳影响我国分级诊疗制度建立和完善的原因。

最后,在总结国际经验、参照国内分级诊疗制度发展现状和支持体制机制的基础上,提出建立和完善我国分级诊疗制度的相关思路和建议。

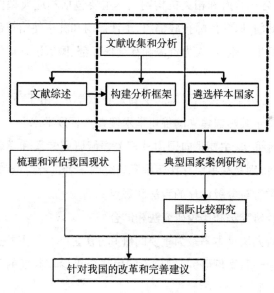

图1　研究思路

(二)研究方法

1.文献研究法和专家咨询法相结合

本书以文献研究法为主,结合专家咨询法。

文献研究法是本书最为重要的研究方法。本书所依赖的文献主要有如下几个来源。

第一，各类国际组织的相关出版物和研究报告。这些国际组织包括世界银行、世界卫生组织、经济合作与发展组织等。其中，世界卫生组织欧洲办公室所出版的《医疗保障体系和政策研究欧洲观察》相关研究报告和经济合作与发展组织（OECD）的相关国别研究材料，是典型国家案例研究主要参考的国别材料。

第二，各类数据库，包括 PubMed、Elsevier、John Wiley、BMJ、Jstor、CNKI 等，其中以 PubMed 和 CNKI 为最主要的参考数据库。

第三，各国政府和相关机构网站。主要包括相应典型国家的卫生行政部门、医疗保障行政部门、统计部门和驻华使馆等部门网站。我国卫生计生委、人力资源和社会保障部、国家统计局等部门网站。

第四，各类学术搜索引擎。主要是谷歌学术（由于不稳定，更多的使用基于其影像建立的谷粉学术搜索）、百度学术。

专家咨询法，主要是向国内外相关领域研究专家和学者进行专家咨询，特别是从事医疗保障国际研究的学者进行讨论和学习，了解专家学者对分级诊疗的看法和观点。

2. 案例研究法和比较研究法相结合

案例研究法是本书最为重要的研究方法之一。本书共选定四个典型国家进行案例研究，剖析不同模式分级诊疗制度的具体设计和支持机制。

比较研究法则分为国际间比较研究和国际情况与国内情况的比较研究两类。国际间比较研究主要比较英国、法国、荷兰、俄罗斯四国的分级诊疗制度设计和支持机制；国际情况和国内情况的比较研究，则是对比国际和我国分级诊疗制度的相关设计，从而了解两者之间的差异。

（三）研究创新

本书的创新点包括：

第一，本书以社会医疗保障制度分级诊疗制度为研究对象，采取典型国家案例研究为主的方式，分析分级诊疗制度的具体设计和支持机制的设计。相关支持机制以社会医疗保险三方关系为基础，讨论"医、保、患"三个市场设计和两两之间关系的相关设置对分级诊疗制度的支持。与国内相关研究仅注重分级诊疗制度本身设计相比，本书关注其背后的支持机制，在研究内容和主题方面有重要创新。

第二，本书对国际上典型国家分级诊疗制度设计和相应支持机制进行了详细描述和分析研究，对我国当前推进分级诊疗制度改革具有重要的借鉴价值，也是对我国当前法定医疗保险改革知识的有益补充。

第三，本书对比不同国家的分级诊疗制度，特别是市场机制下的守门人机制和政府体制内分级诊疗制度的对比研究，对完善我国分级诊疗制度，特别是明确分级诊疗制度的未来发展思路具有重要的启示意义。

第四，本书对国内部分典型地区进行了调研，取得了这些地区的一手资料，对这些典型地区的具体做法进行了描述和分析，指出了当前我国重建分级诊疗制度中存在的问题，为下一步改革提供参考。

第五，本书将讨论分级诊疗制度的本身设计，延伸到整个医药卫生体制改革层面，提出分级诊疗制度的困境实质是整个医药卫生体制改革的困境的外在表现，提出在建立分级诊疗制度的同时，通过改革外围支持机制来完善分级诊疗制度。

四、研究综述

本部分主要进行国内和国际相关研究的综述,并从理论上说明分级诊疗的合理性。

(一)国内研究综述

我国相关研究综述,可归纳为基于三个概念体系的相关研究。从文献数量看,研究双向转诊的文献最多,分级诊疗和社区首诊的相关研究较少。

1. 双向转诊机制

(1)双向转诊的概念

双向转诊是分级诊疗制度内的重要概念。国内研究通常将双向转诊这一概念,定义为不同层级和专业的医疗机构之间根据罹患疾病者的病情和治疗需要,而进行的上下级医疗服务机构间、专科医院间、综合医院与专科医院间的转院(转诊)机制,其目的是提高有限医疗资源的使用效率(陈倩,2008;谢祖理、夏自蓉、陈小军等,2007;林小慧、冯泽永,2012)。

部分学者将这一概念结合我国医改困境,提出双向转诊指在城乡基层医疗机构首诊的危重和疑难病症患者,即时转至具有相应诊疗条件的医院,并将经医院诊疗病情已稳定需要康复的病人和被确诊需要长期治疗的慢性病病人及时转基层,从而实现"小病在基层,大病进医院"的目标,以改善基层病人门可罗雀,而医院病人人满为患现象(熊茂友、甘筱青,2012);双向转诊是政府牵头调配城市医疗资源,实现医疗资源优化整合的一种医改尝试,目的是实现"小病在社区,大病到医院,康复回社区"的目标。

学者强调,双向转诊的实质是卫生部门内部形成、不同医疗机构间分工协作的一种方式(方法)。在这一不同医疗机构的分工协作机制下,依据患者病情进行转诊和转院,这种转诊既可以发生在三级医院间,也可发生在县级和城市医院间,更可以在急救中心和医疗机构间,当然也可以发生在社区医疗机构和医院之间(杜学礼、鲍勇,2010)。因此,强调双向转诊机制实现的核心是不同医疗机构都有明确的各自职能和定位,形成互为补充的体系(陈倩,2008)。因此,陈倩(2008)归纳双向转诊的目的认为包含以下几个方面:一是优化卫生资源配置,形成合理就医模式。二是降低医疗费用,节约并有效利用医疗卫生资源;促使医疗机构职能分明,加强各级间医疗协作;促进社区卫生服务发展,体现社区卫生服务特色。此外,还需要保证不同需求的参保者能够获得有效、便捷、及时、经济的医疗和健康服务(谢祖理、夏自蓉、陈小军等,2007;周向红、王仁元,2008)。

从双向转诊类型看,可分为纵向转诊和横向转诊两类,其中同级医疗机构、综合医院及专科医院之间为横向转诊,社区卫生服务机构与二、三级医院之间为纵向转诊(刘亚军、冯志兰、李楠等,2009;柏涌海、陆莉、刘宇等,2013)。

总结起来,简言之,双向转诊机制就是基层医疗机构接诊病人后,根据患者病情需要,将超出其诊疗能力的患者,根据病情需要将其转到条件便利且具备相应诊疗条件的医疗机构中,这些医疗机构待到患者病情稳定至可以在基层医疗机构进行后续治疗和康复时再将其转回基层医疗机构。

(2)双向转诊的效果

①正面效果

部分实证研究证明了双向转诊能有效降低医疗费用,是合理利用卫生资源的重要措施。谢祖理、夏自蓉、陈小军等(2007)通过分析2001年到2006年间社区卫生服务中心与锦江区医院、锦江区医院与其他综合医院之间双向转诊的128个案例后,发现不同级别医院的日均诊疗费用存在不同,三甲医院最高,即治疗同种疾病级别越高的医院费用越高,因此提出双向转诊机制的建立和运行可以有效降低医疗费用。庞伦祥、赖远全、梁永华等(2012)以 2010 年 3 月 1 日到 2011 年 9 月 30 日间,瑞康医院所属社区服务中心转诊至医院的 60 例高血压患者(实验组)以及同期到医院就诊 60 例高血压患者(对照组)进行对比研究后,发现经转诊人群的再次就诊率相对较低,双向转诊对高血压患者的再次就诊率、首次就诊时间、住院时间、医疗费用及患者的满意度等均有影响,社会效果和经济效益较好。

②存在的问题

第一,"上转容易、下转难"问题。即患者从下级医疗机构转向上级医疗机构容易,上级医疗机构下转困难(杜学礼、鲍勇,2010)。如陈倩(2008)对广州市、成都市等数家医院的跟踪研究发现,随着改革的推进自 2001 年起这些医院的双向转诊机制中上转情况普遍有所好转,但是下转率仍非常低。从数量上看,下转病人大约仅为上转病人的 5%(周瑞敏、刘姿、方艳兵,2005)。王辉、季和平、孙滨(2011)随机抽取了北京市某一社区中 18 岁及以上的 2183 名居民进行问卷调查,发现社区机构上转患者中仅 5.2%持单转回社区;另有 4.35%的居民口头转诊回社区。曹晓娜、赵亚利、周琨等(2011)根据对北京 8 个区 43 个社区医疗中心 255 名医生的问卷调查,发现 85.9%的医生曾接诊上转患者,仅 29.4%医生曾接诊下转患者。钦嫣、吴琢、卢建华(2012)以南京市某区卫生局数据,分析基本药物制度下双向转诊的实施情况,发现每个社区卫生服务中心平均上转患者为 483 人次,上级医院转回社区的患者数仅为 99 人次,很多地区甚至为 0。刘军卫、唐本雄、梅文华等(2009)研究珠海市双向转诊情况后,提出尽管合作协议转诊模式中,上转病人数量逐渐增多,但上、下转病人数量间存在较大差距。刘亚军、冯志兰、李楠等(2009)收集了北京市2008年3月到9月18个县区2082家社区医疗机构的数据,发现目前北京市的双向转诊机制,仅是社区医疗机构单向向上的转诊,且城区和城郊区医疗资源的差距并非造成这一结果的主要原因。

第二,社区医疗机构服务量虽快速上升,但是二、三级综合医院的门诊量增长更快。李萍、李勃(2008)研究上海浦东新区双向转诊制度时,发现尽管2007年浦东新区社区机构门诊量上升了17%,但同期综合医院门诊量上升更快。这既源自病人盲目要求转诊,也源自社区医生转诊不及时,同时上级医院接待转诊的医生资质不够。

第三,基层首诊难以落实,参保者不愿到社区医疗机构首诊,对转回社区就医也不积极。杨国平、陈敏生、赖伟(2010)随机抽取了上海松江区社区卫生中心二、三级医院各一所,并对各400名患者及医务人员进行了问卷调查,57.6%的患者在病情稳定后不愿回到社区机构治疗。闻振宇、沈文礼、任建萍(2009)对浙江杭州、宁波两个城市的社区居民及在社区机构就医的患者进行问卷调查后,发现仅22.1%的居民选择社区机构就医,愿意回社区康复的病人比例为70.5%,居民对双向转诊制度满意度不高。王辉、季和平、孙滨(2010)随机抽取18岁及以上的2183名居民进行问卷调查,发现仅53.09%的被调查对象优先选择社区医疗机构就诊。

(3)双向转诊效果差的原因

相关研究中认为造成这一情况的原因在于如下几个方面:

第一,双向转诊制度的居民知晓度低。闻振宇、沈文礼、任建萍(2009)在浙江杭州和宁波的研究发现,仅37.1%的居民知晓双向转诊制度。杜学礼、鲍勇(2010)的研究也发现双向转诊的知晓度不高。杨国平、陈敏生、赖伟(2010)研究上海松江区双向转诊时,也发现这一问题,认为医务人员和患者对双向转诊缺乏认识是双向转诊制度的重要障碍。

第二,参保者对于基层医疗机构不信任。王辉、季和平、孙滨(2010)的研究发现参保者更倾向于自由转诊,自由转诊意愿的比例高达65.69%。李萍、李勃(2008)分析上海浦东新区情况时,发现病人并不信任社区医疗机构,更倾向于直接到综合医院就诊,使社区医生就诊病人减少,诊疗能力进一步下降。杜学礼、鲍勇(2010),刘倩(2008),熊茂友、甘筱青(2012),丁书琴、林崇健、刘秋生等(2007)的研究也认为社区医疗机构医疗条件差,人员水平低,社区医疗机构普遍存在能力不足的问题。林小慧、冯泽永(2012)提出基层医疗机构人力资源的素质不高,导致患者对其缺乏信任,且难以把握转诊指证,同时人力资源数量也不足。刘军卫、唐本雄、梅文华等(2009)研究珠海市情况时,发现由于基层医疗机构技术条件不足,患者上转成为必然。钦嫣、吴琢、卢建华(2012)强调社区医生素质较差,医学教育、岗位制度培训等不达标,导致患者不愿意下转。杜学礼、鲍勇(2010)则认为这是患者就医观念的误区所导致。

第三,不同层级医疗机构之间难以形成合理分工和转诊秩序。

一是上级医疗机构不信任基层医疗机构的分诊能力,同时上级医疗机构也可能因为业务繁忙不愿意接纳转诊病人。如李萍、李勃(2008)对上海浦东新区的研究,就发现上级医院医生认为社区医生分诊能力不足,对转诊病人接诊的积极性不足。曹晓娜、赵亚利、周琨等(2011)对北京8个区(县)43个社区卫生服务中心的255名医生进行问卷调查,发现上转的主要原因是社区无条件检查,其次为诊断不明需要上级医院进一步明确诊断,下转的主要原因则是需要继续管理已明确诊断的慢性病患者。

二是不同医疗机构之间的经济利益冲突是导致双向转诊不畅的关键因素。杨国平、陈敏生、赖伟(2010)研究上海松江区情况时,发现社区医疗机构、二、三级医疗机构之间的经济利益驱动是双向转诊的重要阻碍。熊茂友、甘筱青(2012)提出医院和基层医疗机构有着各自的利益诉求,是各自独立的利益主体。在缺乏有效的激励和约束机制的情况下,医院与基层机构仅靠简单书面协议无法约束双方转诊行为。胡小璞、税章林、李春燕(2008)提出社区卫生服务机构与上级医疗机构经济利益存在对立,表现为争抢病源的情况。丁书琴、林崇健、刘秋生等(2007)将其归结为不同层级医疗机构之间的利益驱动和利益争夺。刘军卫、唐本雄、梅文华等(2009)研究珠海市合作协议转诊模式时,在向下转诊过程中,大医院由于业务量大,医务人员少,粗略估计90%以上的医生有下转意愿,但考虑自身、科室和医院利益截留了患者。对口支援的双向转诊模式中,这一问题也十分普遍。张国红、张向东、刘亚军等(2010)总结北京市大医院对口支援社区卫生服务情况时,收集了北京2009年18个社区卫生服务机构的对口支援数据,发现大多数大医院医生门诊业务量大,医务人员数量有限,难以长期连续安排人员对口支援;支援医务人员更换频繁,影响支援连续性;支援医生作为专科医生,缺乏全科系统思维方式和服务理念,缺乏有效的沟通技巧,同时难以应对社区的大量慢性病和常见病;社区医疗机构缺乏大型设备、药品配备有限等问题,患者仍需到大医院就医;医院随意调整支援专家和支援时间,导致社区被动。

三是社区机构和上级医院之间信息无法共享(杜学礼、鲍勇,2010)。

第四,医疗保险制度的障碍。王辉、季和平、孙滨(2010)分析北京市 2183 名居民问卷后,发现 11.91%的居民不愿意下转社区机构的主要原因是费用不能报销;胡小璞、税章林、李春燕(2008)提出双向转诊困境形成的主要原因是转诊制度及医保政策难以确定。

第五,缺乏可供掌握的、统一的转诊标准及相应的配套措施。杜学礼、鲍勇(2010)提出双向转诊难的原因是缺乏统一的转诊标准、激励和约束机制及监管制度。刘倩(2008)则认为原因是缺乏行之有效的转诊流程和网络支持平台。

第六,缺乏政府的监管和政策引导。如刘倩(2008)就提出双向转诊的问题在于政策导向不足,政府的监管和政策引导是关键所在。

第七,基本药物制度的影响。2009 年推行的基本药物制度也是希望能够通过零差率销售、高报销比例的药品将患者留在基层,形成双向转诊的格局。但效果并不理想。雷明明、冯泽永(2011)在研究基本药物目录对双向转诊制的影响时,提出基本药物目录可以有效降低医疗费,吸引病人到基层首诊和转诊;基本药物的医保报销待遇高于非基本药物,从而产生积极引导病人到基层首诊和转诊的效应。但基本药物也有对双向转诊的不利影响,基本药物制度存在药物配备种类和量不足的问题,这将导致病人的流失,也导致了下转难度的增大,加剧了"上转"和"下转"失衡的局面。钦嫣、吴琢、卢建华(2012)以南京市某区卫生局数据为基础,分析基本药物制度下双向转诊的实施情况,发现下转情况稀有,并提出这一原因在于:强制推行的基本药物制度,药物配备种类有限,无法满足基层医疗机构需求,增加了患者下转的困难,社区医生不能充分发挥作用。

此外,胡小璞、税章林、李春燕(2008)还将双向转诊难以实现归结于医务人员对双向转诊认识不清及患者信息的缺乏。张亚兰、王雷、徐超等(2010)分析影响北京朝阳区"双诊制"的因素时，发现二、三级医院有下转经历的医生比例显著低于社区有向上转诊经历的医生比例。社区机构的技术、设备条件限制和社区不能确诊的疑难复杂病例是双向转诊的主要原因，影响双向转诊制的主要因素是医疗机构缺乏信息沟通、没有统一的转诊制度和标准、患者不理解双向转诊制度和患者不相信社区的医疗水平。社区医生认为首诊存在困难的原因是：社区机构整体水平有限，难以承担首诊责任；社区医疗机构和医院之间的转诊不够顺畅。

(4)现实中改善和实现双向转诊的尝试

自 20 世纪 80 年代中期，我国就开始了各种双向转诊的改革尝试。特别是近期，双向转诊成为医改重要内容。

实践中，各地有不同做法。如杨华杰、周志衡、李芳健等(2011)讨论了"院办院管"及"统一管理"两种社区卫生服务发展模式，其中"院办院管"以深圳和中山为典型；"统一管理"以东莞为典型,院办院管的优势在于有利于基层社区卫生机构快速布点建设；有利于尽快提高社区卫生机构服务能力；有利于向社区卫生服务中心提供成熟的业务管理和后勤保障。但随之带来的是社区卫生服务公益性的淡化；社区卫生机构对服务目标定位的不明确，服务对象的边缘化；社区卫生机构活力不足，效率不高,缺乏现代管理制度；无法平衡社区医疗机构间的均衡和协调发展；导致社区卫生服务观念与服务方式相对落后；解决不了社区卫生服务"低资源配置"与权重"日益增长的健康需求"的矛盾；导致社区卫生服务中心存在一定"等、靠、要""在政府保护下生存"的思想观念，缺乏与市场接轨的活力。"统一管理"模式的优势是可以进一步明确社区卫生服务的公益性质,明确目标定位；有利于政府宏观调控职能的发挥,有利于卫生资源的合理分配;进一步强化了监督管理职能,完善了社区卫生服务的内涵和功能的发挥;有利于科学规划社区卫生服务发展,实现社区卫生服务的良性发展;有利于推进社区卫生服务机构各项制度措施的建立和完善;可进一步强化社区卫生服务团体建设和文化建设,实现社区卫生服务的可持续发展。这一模式的主要问题是不利于上下级医疗资源的有效整合和合理分享,导致行政机构灵活性不足,导致社区卫生服务机构受当地政府财政能力影响较大,导致双向转诊渠道不通畅。

从转诊制度实施模式方面看,赵阳、李潇、张亚超等(2010)采取系统综述的研究方法,对我国双向转诊制度发展情况进行了全面阐述,并将我国现有双向转诊模式归为四种。一是深圳、大庆市为代表的"院办院管"模式,优点是患者就医程序比较简便,医院资源得以更有效的利用,社区医疗机构医生更容易获得上级医院多种形式业务指导。缺点是病人转向上级医院比较容易,但从上级转至下级非常困难,同时社区医护人员培训不到位,考核指标不成体系,公共卫生职能淡化。二是北京、上海为代表的医院与社区医疗机构协议合作模式,其优点是加强了医院与社区之间合作,提升社区医生业务水平,提高了转诊医院的知名度。缺点是缺乏有效制度约束和激励机制,缺乏规范的转诊标准。政府缺乏对医疗机构的监管,难以保障双向转诊的持续性。三是武汉、唐山为代表的医院"托管"模式,其优点在于集团内部形成较好的医疗网,利于大医院利用自身技术、管理、人才优势帮助成员医院提升医疗水平,提高了社区工作能力,实现了患者合理分流,集团内部收益增加,内部重组和外部托管相结合,形成比较健全的医疗服务网络。缺点是集团内对隶属关系不同的医院托管管理难度比较大,保证合理下转,而不是仅仅限于内部下转。四是多数地区实施的医院和社区医疗机构以利益为导向的松散式模式,其优点为医院与社区签订合作协议,政府相关政策支持和鼓励社区卫生服务机构与医院之初双向转诊得以有效运行。缺点是只重视经济利益,忽视社会效益,缺乏双向转诊的长期目标和合作意识。

部分地区为实现双向转诊采取了大医院支援社区医疗机构的方式。张国红、张向东、刘亚军等(2010)在总结北京市大医院对口支援社区卫生服务的现状时,将北京市大医院对口支援社区卫生服务工作的方式分为如下几种:一是大医院主办,有大医院直接主办社区卫生服务机构并作为大医院的组成部分,由政府购买药品差价补贴和公共卫生服务,最典型的为西城区复兴医院月坛社区卫生服务中心。二是医疗共同体,由一家大型医院通过信息平台紧密联合一到多家社区卫生服务机构,大医院加强对基本医疗工作的支持与指导,如人民医院与德胜社区卫生服务中心、展览路社区卫生服务中心之间的关系。三是大医院管理,指由政府先期完成社区卫生服务机构的硬件基础设施建设后,交大医院负责日常运营管理,如安贞医院负责管理朝阳区大屯社区卫生服务中心。四是医疗协作,指由县区政府采取招标、指定等方式将原有社区卫生服务机构的经营管理权转交给大医院负责,但是社区医疗机构运行机制、性质和功能不变,大医院可在其他领域加强统筹协调。五是普通对口支援。

杜学礼、鲍勇(2010)归纳了上海模式(县区范围定点模式),这一模式是上海市为了促进常见病、多发病和诊断明确的慢性病门诊下沉到社区,在2007年颁布的《本市市民社区就诊和定向转诊普通门(急)诊诊查费减免试行办法》以及《上海市社区卫生服务中心定向转诊管理规定(试行)》明确,上海市民可以选择一个县(区)作为约定服务的区域(县、区),就诊时,在这个县区的任何一个社区卫生服务中心都可享受优惠,即参保市民与社区医疗中心签约,即可减免7元诊疗费;定向转诊到二、三级医院的,第一次诊查费减免50%。同时,在社区建立首席医师制度,首席医师由二、三级医院派出的医务人员,或是社区医疗中心中具有本科以上学历和主治医师以上人员组成。首席医师定期坐诊,开展业务培训,指导全科医生工作,并负责转诊。

刘军卫、唐本雄、梅文华等(2009)调查珠海市双向转诊现状时,总结珠海市的两种双向转诊合作形式。一是合作协议模式,即社区卫生服务中心与制定的综合医院签订双向转诊合作协议,患者在合作医疗机构之间实行转诊。二是委托管理模式,综合医院受托管理社区卫生服务机构的全面工作。委托管理模式在2007年和2008年的转诊情况较好,慢性病患者下转率近100%,标本联检或委托检查人次明显优于合作协议模式。原因是医务所医务人员本身归属人民医院管理或本身是医院的外派医生,信任度较高。

(5)完善双向转诊的建议

第一,建议建立可操作的配套措施和合理的补偿机制(杨国平、陈敏生、赖伟,2010);第二,建立对全科医师的激励保障政策;第三,实现不同医疗机构之间的信息共享以及基于信息进行监管;第四,建立按人头付费机制和全科医生准入体系(李彬、杨洁敏,2009;雷明明、冯泽永,2011);第五,完善对于首诊和转诊的法律保障;第六,完善基本药物制度,疏通双向转诊渠道(雷明明、冯泽永,2011);第七,通过加强在职培训等措施,提高社区医务人员的业务能力(王辉、季和平、孙滨,2010);第八,建立转诊平台及双方医疗机构之间的协调保障工作,可建立转诊公共信息平台(王辉、季和平、孙滨,2010;雷明明、冯泽永,2011;刘倩,2008);第九,加强制度宣传(雷明明、冯泽永,2011);第十,加强监督管理,政府、卫生局等统一规划,建立合理的区域卫生规划和卫生机构设置规划,形成适宜的卫生服务体系;第十一,运用价格杠杆,适当拉大各级医疗机构间的收费差距和个人自付比例,强制转诊;第十二,建立医疗集团;第十三,确定全科医生首诊制;第十四,建立健全转诊制度,规范转诊流程(刘倩,2008)。林小慧、冯泽永(2012)认为医师多点执业可以促进双向转诊。

匡莉、甘远洪、吴颖芳(2012)认为医疗服务系统的整合模式是实现双向转诊的重要工具。研究将整合分为如下几类:一是医疗服务筹资与提供部门的整合,如美国的老兵医疗服务体系和各国改革之前的国家卫生服务体系;二是卫生服务体系的整合;三是公共卫生服务体系的整合;四是医疗服务提供体系的整合,国外由初级卫生保健、家庭医生、专科医生、医院、康复中心、护理院等不同层次和类型的医疗机构整合在一起,国内则指三级医院、二级医院和一级医院组成的医疗集团或医疗服务协作体等;五是功能整合;六是临床整合。

朱有为、柏涌海、陆莉等(2013)分析了DRGs与双向转诊之间的关系,认为应用DRGs的原理和方法,构建规范、通用的双向转诊指标体系,可为合理高效开展双向转诊提供技术支持;指标体系与医疗机构绩效管理、考核相结合,可以更好监督、评价双向转诊;指标体系与医院管理结合,有助于卫生管理部门综合评价医疗机构水平,合理配置医疗资源,最终实现患者就医的合理分流,最大限度促进医疗服务的高效运转。

吕键(2014)建议建立全科医生为专业背景、家庭医生为执业方式的基层社区医生服务新模式,是实现分级诊疗的组织基础;建立与社区医生服务新模式相配套的医保支付制度,是实现分级诊疗的动力基础。

2. 分级诊疗

分级诊疗这一概念是最近被媒体热炒的一种提法,特别是李克强总理在十二届全国人大二次会议政府工作报告中提出"健全分级诊疗体系"后,这一概念被更加热烈的讨论。数据库中的文献搜索也显示了这一情况,关于分级诊疗的研究主要在 2014 年大量出现,且主要为新闻性质的报道,因此也就缺乏对分级诊疗制度的完善定义。

从新闻和通讯性质的文献中看,描述比较多的是通过医联体形式实现分级诊疗的机制。如北京市朝阳医院医疗联盟等医联体被视为北京正在推行的分级诊疗体系,这是以一家三级甲等医院(朝阳医院)为核心,与区域内基层医院(三家)、社区卫生服务中心(七家)组成联盟,实现双向转诊、网上会诊、统筹病床等协作。

实际上,以医联体形式形成分级诊疗体系的方式可以追溯到改革开放之初。从文献看,在医疗服务市场化改革的推动下,我国最早在 20 世纪 80 年代就出现了医疗联合体,这是医疗机构对于 1985 年医疗机构放权让利市场改革的应对,这被视为是重建分级诊疗体制的一种市场化尝试。但当时这类改革和尝试范围较小,且并未持续。20 世纪 90 年代初期,随着我国区域卫生规划和医疗机构改革的深化,不少地区开始再次自发探索医疗机构兼并、重组,如南京鼓楼医院,这主要是大医院与有实力医院之间的强强联合,是共建、合作、合并或委托管理,很少有大医院和基层医疗机构之间的联合。2000 年开始,部分地区开始探索大型医院与社区医疗机构之间的联合,纵向的医联体开始出现,如深圳、武汉、上海市。

但是,当前研究对于分级诊疗体系的定义并不明确。从字面看,"健全分级诊疗体系"的提法,分级诊疗概念主要指医疗服务供给体系的功能机构。因此,余红星,姚岚、李莹等(2014)从不同医疗机构之间的分工协作角度定义分级诊疗概念,提出分级诊疗和分工协作互为前提、互为因果,及医疗机构的分工协作主要遵循不重复原则,尽量形成有层次的医疗服务体系,即分级诊疗模式。不同层级的医疗机构提供不同类型(层次)的医疗卫生服务,并进行有效的协作。吕键(2014)认为分级诊疗是指按照疾病的"轻重缓急"及治疗的难易程度进行分级,不同级别的医疗机构承担不同疾病的治理,各有所长,逐步实现从全科到专业化的医疗过程。在分级诊疗体系下,应将大中型医院承担的一般性门诊、康复和护理等分流到基层医疗机构,形成"健康进家庭、小病在基层、大病到医院、康复回基层"的新格局。方少华(2014)则提出"分级诊疗"是一种重要的控费手段,其主要目的是引导医疗合理消费、促进就医秩序规范,认为分级诊疗是一项包含了基层社区首诊、分级就诊、双向转诊等就医流程的制度性要求。

从文献看,学者基本认为从当前情况看,分级诊疗制度难以实现。刘倩(2008)认为医疗机构收入直接取决于病人和服务项目多少的情况下,医疗机构之间的利益冲突使分级转诊难以实现。

吕键(2014)则提出如下原因:各类医疗机构提供的医疗服务难以同质化;医疗资源缺乏整合,未形成有效衔接的联动机制;分级诊疗体系尚未建立。他总结当前分级转诊的困境包括:基层医院首诊制刚性不足;医疗机构间双向转诊协作欠缺;分级诊疗组织松散;公立医疗机构改革尚未完成建立分级诊疗体系。

这些障碍源自以下原因:一是社保部门将参保人员自由就医视作其工作成就之一,而分级诊疗与此逻辑相悖,在"控费压力"未凸显情况下,医保部门不会主动拿自己改革成果开刀,且参保者已将自由就医视为一种权益;二是当前卫生部门无法决定支付政策设计,且当前基层医疗机构水平都不能适应分级诊疗制度要求,卫生行政部门不敢贸然推动;三是患者对基层医疗水平缺乏信任基础。

3. 社区首诊机制

社区首诊是分级诊疗的一个重要环节,许多学者以社区首诊机制为研究对象进行相关研究。这些研究普遍表明社区首诊的效果并不佳,这些研究多在探讨社区首诊效果不佳的原因。

王玲智、王艳妮(2014)提出社区首诊制度,指规定居民在患病时,须首先到社区卫生机构接收全科医生诊疗的一种制度。李成山(2009)指规定居民在患病就诊时,需要首先到社区卫生机构接收全科医生诊疗的一种制度。除非急诊,居民若要去医院寻求专科医学服务,必须要经过社区全科医生的转诊。

王玲智、王艳妮(2014)提出发展社区首诊的主要阻碍,一是人民群众对社区医疗机构认识不足;二是社区卫生服务机构自身存在不足;三是基本医疗保险制度设计。

陈思洁、李宁秀(2013)在考察成都市居民首诊机构选择情况及其影响因素时,发现首诊选择基层医疗机构的居民占52.3%,其中农村居民选择基层医疗机构的占70.7%,城市居民选择基层医疗机构的占31.9%。且居民的经济收入是影响基层首诊成功与否的主要因素。王亚东、关静、李航等(2006)在全国调查时,仅10.85%的受访人群选择基层医疗机构首诊。王川、张蕾(2009)提出建立社区首诊制是发展社区卫生服务的内在要求,能够有效降低医疗保险支出,是优化卫生资源配置的重要途径,能使居民获得连续、稳定、廉价的医疗服务,能加强对流动人口的管理。在实现上,存在政府、社区卫生服务机构及居民三方面的问题:政府方面,医疗资源配置不合理,社区医疗机构筹资和补偿机制不到位,配套政策还不完善;社区卫生服务机构方面,缺乏必要的人才及设备,服务质量差强人意,信息化建设滞后;居民方面,对于社区卫生服务机构的医疗条件和医生技术水平持怀疑态度。

4. 对双向转诊、分级诊疗和社区首诊机制研究的评价

第一,分级诊疗制度概念涵盖了社区首诊和双向转诊,是更为宽泛的概念。尽管关于分级诊疗、双向转诊、社区首诊的相关研究众多,但如果忽略当前众多的研究方向和关注点。仅就三个概念之间的关系看,分级诊疗制度是一个内涵更加丰富的概念,实际涵盖了社区首诊和双向转诊的概念,社区首诊和双向转诊概念实际仅是分级诊疗制度的重要组成部分之一,甚至是这一制度的目标。从研究者的文献中,也可以发现这一问题,这些学者所研究的范畴实际就是分级诊疗制度。

第二,国内研究缺乏对建立分级诊疗制度的全面认识和政策建议,更缺乏相应的思路和措施。当前研究主要集中于各个研究点上,相关研究提出的建议也仅关注一些政策点,缺乏对分级诊疗制度的政策研究,特别是缺乏相关的国际经验研究。

(二)国外研究综述

国外研究主要集中在守门人机制的相关研究中,也缺乏对应分级诊疗的相关英文翻译,本部分将守门人机制和苏联模式研究中的行政管制患者就诊路径纳入研究范畴。

1. 守门人机制的概念

Garrido、Zentner、Busse(2011)曾经就守门人机制能否有效控制医疗费用增长、改善医疗服务质量和效果问题进行系统综述,发现"Gatekeeping""Gatekeeper""First Contact""Self—referral"都被用来表示守门人机制。在这一综述中,守门人被定义为获得专科医学服务之前,必须到全科医生、家庭医生、全科内科医生、全科儿

科医生处获得转诊许可。

Starfield、Shi、Macinko(2005)提出一个医疗服务供给系统致力于强化初级医疗保健可以提高医疗服务的连续性和协作性,更可以减少不必要的专科医疗服务并促进人群健康。初级医疗保障为基础的医疗系统的最主要的特点是要求首先拜访初级医疗保健医生已决定能否享受专科医学服务,初级医疗保健医生(全科医生)扮演守门人和医疗服务的连续者。而守门人机制是实现强化初级医疗保健的必要途径。国外学者大多支持这一观点,认为守门人机制是强化初级医疗保健服务的关键,也是保证医疗服务连续性的关键(Starfield,1994;Moore、Martin、Richardson,1983;Bodenheimer、Casalino,1999)。

因此,守门人机制是欧美国家设置在全科医学服务和专科医学服务之间的"守门人",参保者如要获得医疗保障制度补偿的医疗服务必须通过"守门人"首诊,"守门人"扮演初级医疗服务提供者、分诊者、医疗服务连续提供的核心环节。从当前国际实践看,在欧洲几乎所有基于税收的医疗保障体系大都建立了守门人机制,部分社会医疗保险制度的医疗保障体系也建立了守门人机制。

2. 美国研究集中在初级卫生保健和专科医疗服务间的替代关系

理论研究中,守门人机制下初级卫生保健和二级医疗服务之间的关系是重要研究内容。这方面的研究主要集中于初级卫生保健服务提供和医疗费用这一主题。相关研究主要以美国为样本。大多数研究使用美国数据来研究这一问题。如 Baicker and Chandra(2004)、Chernew 等(2009)使用美国数据发现市场中的初级保健医生的比例与医疗照顾计划(Medicare)的人均偿付金额成反比,表现出初级保健医生对于医疗费用的控制作用,也即初级医疗保健医生(美国的"守门人")表现出良好的费用控制效果。Chernew 等(2009)强调初级医疗保健医生数量的增长与医疗照顾计划支出的增长没有直接关系,同时初级医疗保健服务和住院服务之间是相互替代的关系,这是导致专科医学费用支出下降的主要原因。Wright、Ricketts(2010)使用区域层面的数据,发现在一个地理区域内,初级保健医生的密度越高,住院治疗和急诊服务的使用率越低。Fortney 等(2005)利用美国老兵医疗保障体系进行改革的时机,设计了自然科学实验,将老兵医疗保障体系增加了初级医疗保健服务设施的地区和没有增加初级医疗保健服务设施的地区分为两组,使用双重差分模型进行分析,发现随着初级医疗保健门诊服务使用量的增加,专科医学服务的使用量随之下降。因此,他提出初级医疗保健服务与专科服务之间是互相替代的关系。Atella and Deb(2008)使用个体患者数据研究初级医疗保健医生与二级专科医生之间是互相替代关系还是补充关系,研究使用结构联立方程预测到不同类型医生的行为是内生性的,发现初级医疗保健医生与专科医生之间是替代关系。

因此,守门人机制的核心效果是通过增加初级医疗保健服务的提供,减少成本高昂的专科医疗服务的供给量,从而更有效使用有限的医疗资源。

3. 以国家为样本的对比研究

以其他国家为样本的研究,主要通过对比某一国家引入守门人机制前后的制度效果,同时分析国际不同制度模式之间的差异。大致关注于如下几点:

(1)对于医疗费用的影响

按照现有研究,大部分学者认为应用守门人机制的主要目的是控制医疗费用的增长,从而优化有限的医疗资源配置,并将守门人机制视为解决医疗费用快速上涨的核心工具(Delnoij、Van Merode、Paulus 等,2000;Gerdtham、Jönsson,2000;Forrest,2003)。这实际默认守门人机制能够有效防止不合理(即诱导消费产生的)专科医学服务需求,同时专科医学服务的成本高于全科医学服务。但从当前情况看,暂未找到明确的实证文献表明专科医生确实存在诱导患者过度消费专科医学服务,也即不合理的医疗服务需求难以量化研究。

当然,大部分相关研究支持双向转诊机制可以降低医疗服务消费,进而降低医疗费用支持。Garrido、Zentner、Busse(2011)在归纳分析 12 个相关研究时,发现绝大多数的研究关注守门人机制的应用对总医疗费用和住院(二、三级)医疗费用的影响,5 个研究关注守门人机制对专科门诊费用的影响,3 个研究关注守门人机制对药品费用的影响。绝大多数的这类研究支持守门人机制可以有效降低医疗费用的结论,这既包括总费用,也包括分项费用(专科服务费用和药品费用等)。但是这些研究的问题是,缺乏统计意义上的显著性。Gerdtham、Jönsson、MacFarlan 等(1998)年使用混合横截面时间序列模型,提出分级转诊机制(守门人机制)与较低的医疗费用具有相关性。Delnoij、Van Merode、Paulus 等(2000)的研究也支持了这一结论。

Garrido、Zentner、Busse(2011)的系统综述研究发现,双向转诊(守门人机制)主要通过增加全科医学服务供给,减少了住院医疗量,降低了专科门诊和急诊室服务量。部分国别的对比研究从实证角度支持了这一问题。Linden、Gothe、Ormel(2003)以同为社会医疗保险制度且制度内部设计相近的德国(没有守门人机制)和荷兰(建有守门人机制)为样本,以精神病患者(心理问题)就医情况为研究对象,发现建有分级诊疗制度(守门人机制)的荷兰精神疾病患者的专科医生就诊率和药品使用量更低,全科医生就诊率更高。Reibling、Wendt(2008)以欧洲 11 国为样本,将国家归为建有守门人机制和未建有守门人机制两类,对比这些国家中慢性病患者和未患慢性病患者的就医频率和次数,发现未建立守门人机制的国家中,慢性病患者和没有慢性病的患者之间就医行为非常类似,如德国、法国;而在建立守门人机制的国家,慢性病患者有着更高的就医频率和次数。Le Fur、Yilmaz(2008)研究 2006 年法国引入守门人机制(优选医生计划)前后的变化,发现建立守门人机制后,法国皮肤病和耳鼻喉专科医生的服务量明显下降。

(2)参保者满意度的变化

对于传统上建有守门人机制的国家,以及已经将守门人机制融入改革医疗保障制度文化的国家中,分级诊疗(通过守门人就诊、转诊)是一种习惯,而被视为理所当然,因此并不会引发参保者满意度的变化。

通常认为对于长期自由就医的国家,引入守门人机制或分级转诊机制限制就医自由往往会引发民众反对。但是,实证研究发现对于欧美国家的实证研究发现这类反对并不明显,且不满仅集中在少部分人身上。这可能与欧美国家虽然没有守门人机制但普遍拥有自己熟识和信任的家庭医生有关。这些假想被诸多研究所验证,如德国、法国、美国的访谈和问卷调查发现,这些国家的受访者并不反对将其自己的家庭医生转为守门人,并限定为首诊单位(Himmel、Dieterich、Kochen,2000;Dourgnon、Naiditch,2010)。当然,德国的受访者希望能够通过建立守门人来降低保费水平,并且要求必须能够自由选择全科医生(Himmel 等,2000)。当然,更多的研究发现参保者希望全科医生作为首诊人的同时,还必须能够有效衔接各类医疗服务,提高医疗服务的连续性。Delnoij、Van Merode、Paulus 等(2000)通过分析国际经验发现,由全科医生扮演守门人这一机制,降低了门诊医疗费用支出,但是这导致患者无法直接获得专科医疗服务,这种不变带来了民众的反对,但这一反对程度并不如预想的强烈。

(3)对医疗服务质量的影响

从已有文献看,关于分级转诊和守门人机制对医疗服务质量的相关研究比较缺乏。van den Brink—Muinen、Verhaak、Bensing 等(2003);Kroneman、Maarse、Zee(2006)对比建有守门人机制和未实现守门人机制的不同国家的情况,发现这些国家在平均住院床日数、诊疗市场绩效、医患沟通效果、患者满意度之间并没有显著的差异。Garrido 等(2011)的系统性综述发现,四个研究守门人机制对医疗服务质量影响的研究中,有两个认为守门人机制改善了医疗服务质量,一是一个研究发现守门人机制的国家黑色素瘤确诊比没有建立守门人机制的自由就医国家更快;另外一个研究表明守门人机制可以更好地向胸痛患者提供诊疗服务。Franks、Clancy、Nutting(1992)的研究以美国的管理式医疗服务体系为例,发现守门人机制作为管理式服务机构的基本设计,是这一服务形式存在医疗服务延迟提供、不利于医疗服务可及性、医疗服务缺乏连续性一系列问题。

4.守门人机制的各国实践

各国在讨论守门人机制实践时,美国的健康维护组织(HMOs)、英国和北欧的国家卫生服务制度最常被作为典型制度进行讨论(Ferris 等,2001),也是各类政策研究建议各国建立守门人机制的基础和起源。国际文献中,建议社会医疗保险制度国家引入守门人机制最主要的理由有两个:一个是守门人机制可以减少不必要的医疗服务消费,进而控制医疗服务费用支出;另一个则是认为与患者相比,其所注册的全科医生对于医疗服务质量和供给方式有着更好、更全面的认识,可以提高二、三级医疗服务的质量和效率(Scott,2000)。

而在现实中,以欧洲建立守门人机制的国家经验的研究中,国际比较研究发现缺乏直接享受专科医疗服务的渠道与门诊医疗费用支出水平较低紧密相关(Delnoij、Van Merode、Paulus 等,2000)。同时,20 世纪 90 年代推出的完善全科医生守门人机制的改革中,改革的倾向更多是赋予参保者更多的选择权。在美国,应用最为严苛的守门人机制的健康维护组织形式的医疗保险计划的份额不断下降,反而放松管制的各类保险产品销售量增长迅速,如优选服务者组织(PPOs)形式的产品(Gabel、Ermann,1985;Sultz、Young,2006)。在荷兰,更多的初级医疗保健服务中的专科医疗服务提供者被获准参保者不需经过全科医生"守门人"的转诊就可直接就诊(Schäfer、Kroneman、Boerma 等,2009)。这说明理论研究和现实实践之间存在差异。

同时,另一个不可忽略分级诊疗的改革实践是转型国家的情况。在苏东时期,计划经济下的转型国家所使用的苏联模式的医疗保障制度的核心就是分级转诊的医疗服务体系,国民罹患疾病后需要到其所属级别医疗机构首诊,随后按照病情层层转诊。因此,在那个年代,几乎所有的遵循苏联模式设计的国家都建有相应的基于行政管理层次的分级诊疗制度(Rowland、Telyukov,1991)。但是,在苏东剧变,经济转型后,为适应经济社会变化,部分转型国家选择将制度转为社会医疗保险制度,或者在原有制度基础上引入社会医疗保险制度作为补充筹资来源(Lewis,2007)。大部分国家在制度设计时选择克隆德国模式的社会医疗保险经典设计,引入社会医疗保险的自由选择就医传统,取消了分级转诊机制(Wagstaff,2010)。但是,自由就医后引发的一个重要问题就是医疗费用支出的快速增长和医疗服务供给过于专科化的倾向难以扭转,导致医疗保障制度的筹资压力不断增加(Kutzin、Cashin、Jakab,2010)。转型国家纷纷重建分级诊疗制度,或者尝试建立守门人机制,但是从实施效果看,因循旧有苏联体系重建的分级转诊体系的效果不佳,基本等于虚设;尝试的守门人机制中,扮演守门人角色的医务人员沦为名义上的守门人,实际上更多的扮演转诊人的角色(Kutzin、Cashin、Jakab,2010)。

特别是初级医疗保健服务领域没有完成私有化,仍由政府所有初级医疗保健机构扮演守门人的国家中,这一问题更加严重。如匈牙利虽然重建分级转诊机制,但1990年到2008年间未经诊断转诊的数目上升了4倍,家庭医生人均转诊患者数上升了78%(Gaál、Szigeti、Csere 等,2011)。罗马尼亚虽有守门人机制,但1994年到2003年全科医生转诊量仍上升了25%(Vlǎdescu、Scîntee、Olsavszky 等,2008)。这源自公立初级医疗服务机构的体制缺陷,其对有限行政资源争夺能力的不足导致了这些问题,在公立体系下,优秀的医生倾向于向上级医疗机构流动,初级医疗保健医生被标记为素质较差的医务人员,民众缺乏信任。

5. 对守门人机制相关研究的总结

国外对于分级诊疗制度的研究,主要以守门人机制为研究对象,当然少数研究也以苏联时期的行政化分级诊疗体系为研究对象。这些研究更多集中在分级诊疗(守门人)机制的现实效果方面,主要集中于分析守门人机制的相应改革效果,如对医疗服务费用支出的影响、对医疗服务质量的影响、对参保者满意度的影响等几个方面。其资料主要基于各国的数据库,关注于某一疾病或特定人群的变化情况。当然,也有通过国际比较的研究,但数量较少,这类研究主要对比一国引入守门人机制前后的变化,或将不同国家分为建有守门人机制和未建立守门人机制的两类国家。关注于守门人机制完善的研究相对较少。关注完善守门人机制的研究,主要针对没有建立守门人机制的社会医疗保险国家和守门人机制运行效果不佳的转型国家。

（三）分级诊疗的合理性分析

1.临床医学和社会医学为分级诊疗提供了科学依据

给定特定的医疗服务需求,其医疗方案存在非常重大的差异,不同的医疗方案之间,不仅医疗服务的质量和效果存在不同,其经济负担也存在明显的差异。分级诊疗按照医疗服务的特点、服务利用的频率、服务人口的数量等因素将医疗服务按层次进行分级,不同层级的医疗服务机构提供不同级别的医疗服务。疾病前端的健康服务和医疗服务应该由社区卫生机构来提供,而那些在医学上发病率低、复杂的、成本昂贵的医疗服务则可集中于医院来提供。

1993 年世界医学教育高峰会议(爱丁堡会议)提到关于专科医生和全科医生在医疗服务提供体系中的作用[1],指出专科医生和全科医生应达到一种平衡。会议提出:"一个效率高、成本效益好的卫生体系必须由全科医生对患者进行筛选,解决大多数患者的健康问题,而只把很少一部分患者转诊给专科医生。"

分级诊疗制度使不同层次的卫生服务机构之间相互合作,医院与社区卫生机构各司其职,实现分级转诊卫生服务的功能。不同级别医疗机构需明确各自的职责,扮演不同的卫生服务角色,提

---

[1]　董哲、韩黎丽:《世界医学教育高峰会议公报》,《医学教育》1994 年第 9 期。

供不间断的医疗服务。其宗旨是根据科学对人体生命与疾病本质的深入研究来认识与对抗疾病①。

2. 医疗服务市场的特性

卫生经济学的一个基础即为医疗服务市场存在严重的信息不对称。信息不对称最早由阿克洛夫在讨论旧车市场（柠檬市场）时提出，即消费者和服务提供者之间存在信息不对称现象，卖者比买者拥有更多的信息。这一情况在医疗服务市场非常普遍，由于医疗服务的高度专业化，消费者与医疗服务提供者存在极大的信息不对称。给定特定的医疗服务需求，其医疗方案存在非常重大的差异。所以，在不同的医疗方案之间，不仅医疗服务的质量和效果存在不同，其经济负担也存在明显的差异，在不同的方案之间无法利用边际替代率进行市场性比较。特别是随着医学技术的快速发展，高度专业化的诊疗服务进一步强化了这一情况。正如费尔普斯②所言，医疗市场同时具备不确定性、信息不对称性、外部性、非营利性等特点，这些特点基本上都契合了有管理竞争的理由。

在理论界，这种消费者的弱势是第三方支付者出现的重要原因，也即通过第三方支付者的能力来弱化医疗服务提供者和消费者之间的信息不对称。这一结构大大改变了医疗服务市场，一是帮助参保者克服医疗服务的高度专业化的信息优势，弱化了信息不对称现象，形成了医疗服务提供者通过经济杠杆控制医疗机构（个人）的行为平台；二是帮助参保者之间通过风险分担方式，分散医疗费用财务风险的重要平台，有效缓解了灾难性卫生费用支

---

① 王虎峰：《探索构建新型分级诊疗制度研究报告》，中国人民大学医改研究中心，2015年。

② Garber A.M., Phelps C.E., "Economic foundations of cost-effectiveness analysis", *Journal of Health Economics*, 1997. Vol.16, Iss.1, pp.1–31.

出的出现。与此同时,第三方支付平台也使得消费者无法感受到完整的价格信号,也即对于医疗服务消费成本的降低释放了参保者的医疗服务需求,包括不合理的医疗服务需求。

那么,在参保者缺乏医疗服务信号的情况下,如何抑制医疗服务市场的过量消费现象成为重要的理论问题。在实践中,分级诊疗机制的出现破解了这一问题。

3. 医疗资源的有效利用

经济学中的市场主要通过价格信号来调整资源配置,而第三方支付者的出现,严重弱化了这一信号。通过参保者之间的互助共济机制,参保者能够享受远超过其个人承受能力的医疗服务。这也改变了参保者的医疗服务消费习惯,从追求医疗服务的数量转为追求医疗服务的质量。对于参保者而言,由于选择医疗机构就医存在搜寻成本,对于个人而言最为经济的选择,也即是使用已有评价标准选择就医机构,考虑疾病对生命的威胁以及重复检查的情况,在缺乏医疗服务提供者信息的情况下,选择高级别医疗机构就医对患者而言是最经济的行为。这意味着在缺乏信息的医疗服务市场,参保者天然具有倾向到高级别医疗机构等优质医疗服务提供者处就医的倾向,这也引发了医疗资源分布的进一步畸形化,形成强者愈强的局面,这也是医疗资源不断向上级医疗机构和东部发达地区集中的一个重要原因,造成了高级别医院始终处于"战时状态"的结果。

因此,分级诊疗制度的建立实际包含多重目的,其中最重要的两个:一是减缓医疗费用的增长;二是调整医疗服务市场的资源配置。这些目的的实现要求必须实现参保者就医的有序性,即分级诊疗制度的根本目的即为实现参保者的有序就医,引导患者合理、有效的利用医疗资源。

4.分级诊疗的内涵和外延

另一个不容回避的理论问题是分级诊疗是什么？解释这一问题,必须首先将医疗服务提供者进一步细化,按照西方国家(不含苏东国家)典型的医疗服务市场结构,将其分为初级医疗保健市场、专科门诊医疗服务市场和医院服务市场。三者之间分工明确,初级医疗保健市场负责提供全科医学服务等初级医疗保健服务,专科门诊医疗服务市场负责提供不需要住院治疗的专科医学服务,医院提供需要住院治疗的专科医学服务。而所谓分级诊疗就是指参保者能够依据自身情况到所属医疗服务层级的机构进行治疗。分级诊疗制度就是为实现分级诊疗目标的一系列制度设计。从狭义角度理解,仅包括实现分级诊疗的最简单的机制设计,也即"社区首诊、双向转诊"机制或欧美国家的守门人机制。从广义角度理解,这里面则增加了相应的守门人(通常欧洲为全科医生、美国为初级医疗保健医生)的付费机制设计。从更为宏观的角度理解,应该包括各类医疗服务提供者的相互关系、相关医疗服务购买和支付机制、保险人的机构和属性等一系列与医疗服务提供和购买市场直接相关的关系。从最为宏观的层面看,还需要包括分级诊疗实现政治、经济和社会文化环境。从当前文献情况看,集中于狭义和广义的研究非常多,但是对于相对宏观层面的研究比较匮乏。

第一章　分析框架的建立和
样本国家遴选

本章主要用于归纳分级诊疗机制发展的历史进程,并建立本研究用分析框架,选定本研究的样本国家。

第一节　分级诊疗机制发展的历史沿革

一、现代社会保障建立到苏联模式诞生前缺乏"分级诊疗"机制

1883年德国《疾病社会保险法》建立的社会医疗保险制度被视为世界上第一个现代医疗保障制度。这一制度脱胎于之前的"吉尔特"等社会互助组织中的医疗保障功能。按照德国社会保险法的规定,疾病基金需提供免费门诊、药品和医疗器械等服务以及相当于个人收入50%的疾病津贴待遇(Bärnighausen、Sauerborn,2002),当然疾病基金也可以选择提供住院服务等待遇。需要明确的是,德国社会医疗保险制度最初仅是一个医疗费用筹资机制,并不限制参保者的就医自由,参保者可以自由选择疾病基金签约的医生和机构就医。这与社会医疗保险制度早期的财务补偿功能定位息息相关。

德国的社会医疗保险制度建立后,这种致力于缓解劳资矛盾的重要手段在全球的工业化国家中快速扩散。许多早期资本主义

国家纷纷参照德国模式建立了本国的社会医疗保险制度。在欧洲以德国为中心,应用社会医疗保险制度的地域范围快速拓展,1887/1888 年的奥匈帝国,1892 年的丹麦,1901 年的卢森堡,1903 年的比利时,1904 年的意大利,1912 年的俄国都根据德国模式建立了各自的社会医疗保险制度(Donatini、Giuseppina、Ambrosio 等,2001;Tragakes、Lessof,2003;Busse、Riesberg,2004;Corens、2007;Strandberg—Larsen 等,2007)。在美洲,1923 年在巴西,1924 年在智利,1935 年在厄瓜多尔,1936 年在秘鲁,1938 年在哥伦比亚也都建立了依据德国模式设计的社会医疗保险制度(SSA,2009)。在亚洲,日本也在 1922 年通过了社会医疗保险立法,同期中国大陆 1926 年国民党第二次全国代表大会宣布制定劳工保险(Arai、Ikegami,1998;饶东辉,1998)。

从这些国家的制度设计上看,这些制度主要参照德国社会医疗保险制度设计经验,将社会医疗保险制度定位为一个医疗服务和疾病津贴的筹资和财务补偿机制,并未主动介入医疗服务供给市场管理之中,当然也未形成对参保者诊疗行为的管理。同时,这一制度的现代医疗保障方式非常单一,仅为社会医疗保险。因此,这一时期现代医疗保障制度并未建立所谓的守门人(Gate keeper)机制,更未建立所谓的双向转诊制度。因此,由于早期社会医疗保险制度的发展特点,直到 20 世纪 90 年代没有守门人机制、不限制患者就医自由还被认为是社会医疗保险制度的典型特征。

需要注意的是,在实践中,20 世纪初的美国实际上已经有了守门人机制和分级诊疗机制的萌芽。在早期的管理式医疗服务体系的萌芽中,这一机制就已经出现。如 1929 年在洛杉矶水利电力部门建立的第一个健康维护组织计划中就引入了守门人概念(Kongstvedt,2011)。当然,当时这一模式并未形成主流,美国早期更多的是自由就医的医疗保障计划,如随后兴起的各种多个医院和医生联合发起的"蓝盾"和"蓝十字"计划。

二、苏联模式的诞生标志着分级转诊机制的出现

制度化、大规模应用分级诊疗的现代社会医疗保障制度,可能还需追溯到 20 世纪 20 年代苏联模式的社会医疗保障制度的建立时期。当时,俄国刚刚经历过革命时期的饥荒和战争。这一时期的饥荒和战争导致沙俄时期建立的以社会医疗保险为主的医疗保障体系失灵,使约 300 万人死于斑疹伤寒(Popovich、Potapchik、Shishkin 等,2011)。因此,当时苏联卫生委员会主席尼古拉·谢马什科在重建医疗保障体系时,建立了一个高度中央计划、行政管制、分级诊疗、全面免费的国家医疗保险制度。这一制度强调医疗保障是政府责任,政府提供全民免费的医疗服务,注重社会性疾病(Social Disease)预防,强调就医行为管理。按照当时计划经济的特点,新规划的医疗服务体系按行政级别分层级建立,每一行政层级的医疗机构都有明确的定位,苏联居民就医时必须按照这一行政层级化的医疗服务体系逐级转诊就医。同时,为了配合计划经济时期的管制型社会体系,苏联居民也逐步形成了逐级就医、分级转诊的习惯。这一模式被我国学者称为国家医疗保险模式。

苏联的国家医疗保险模式在二战前和二战后快速在欧洲、亚洲、美洲、非洲等地区扩展。在二战之前,随着苏联领土的扩张逐步扩大覆盖的地域范围。1939 年随着苏德"莫洛托夫与里宾特洛甫密约(Molotov—Ribbentrop—Pact)"的签订,沙皇俄国解体时独立的拉脱维亚、爱沙尼亚、立陶宛三国重新被纳入苏联,随着这些国家计划经济体制的建立,其医疗保障制度也转为苏联的国家医疗保险模式(Tragakes、Brigis、Karaskevica,2008;Koppel、Kahur、

Habicht 等,2008)。二战后,随着苏军逐渐解放东中欧国家,这些国家的政治、经济和社会体制都逐步苏联化,相应的医疗保障制度也由社会医疗保险制度逐步转为国家医疗保险制度,如 1945 年的波兰、1948 年的捷克斯洛伐克、1949 年的匈牙利和罗马尼亚、1950 年的保加利亚、1955 年的斯洛文尼亚等国都经历了类似的进程(Kuszewski、Gericke,2005;Georgieva、Salchev、Dimitrova 等,2007;Gaál,2004;Vlǎdescu、Scîntee、Olsavszky 等,2008;Hlavačka、Wágner、Riesberg 等,2004;Albreht、Cesen、Hindle 等,2002)。在亚洲、非洲和美洲(主要是拉丁美洲),随着共产主义思想的涌入,特别是部分国家的共产主义政党取得了政权后,这些国家大都借鉴苏联模式,建立了类似的医疗保障制度。这些医疗保障制度也遵循了分级诊疗体系设计。

总结起来,苏联模式的分级转诊体系大致具有如下几个特点:第一,依托于社会主义资源分配方式,高度中央计划的分配资源,从而使医疗服务机构按照行政层级划分归属,医疗机构的分布行政层级化、地域性覆盖色彩浓厚;第二,严格的患者就医管理,患者就医选择自主权低(甚至没有选择权)、实行严格的分级诊疗、逐级转诊机制;第三,绝大多数的医疗服务机构(甚至整个供给体系)①都是行政化、分行政层级管理的公立医疗机构,是完全的预算制单位,部分国家具有行政级别,医务人员为公共部门雇员。

三、国家卫生服务制度使分级诊疗体系在资本主义国家中实现

随着应用苏联医疗保障制度模式的国家快速增加,以及苏联

---

① 少部分国家的基层医疗服务还有部分私营执业医生,但是大部分国家已经没有了私营执业医生和医疗机构。

医疗保障制度模式在战后重建中所表现出的优良绩效。加之,在二战时,许多国家通过管制医疗服务市场所表现的资源动员能力和保障能力①。为此,英国在 1948 年建立了国家卫生服务制度(National Health Service,NHS),这一制度既源自外部社会主义国家的竞争压力,也源自二战时期医疗服务市场行政管制的相关经验。

从设计上看,国家卫生服务制度与苏联模式的国家医疗保险制度非常类似,被认为是在市场经济体制中嵌入了一个相对计划的医疗服务市场部分。需要注意的是,这种制度与苏联模式的类似在英国仅指医院服务领域,门诊服务领域仍然是一个自由执业者为主的市场。英国的国家卫生服务制度中,全科医生和门诊专科医生仍然为自由执业者的市场,但是英国公民必须到一个全科医生处注册,参保者罹患疾病后必须到该医生处首诊,如果该首诊医生认为参保者确需专科医疗服务,由其为参保者转诊,参保者不可直接享受专科医学服务;而住院服务则讲究行政层级和逐级转诊,专科住院医疗机构按照行政级别建立和分布。国家卫生服务制度由于其更加公平的特点,在 20 世纪后半叶被诸多国家选择使用,如 1967 年的挪威、1970 年的瑞典、1972 年的芬兰、1973 年的丹麦都学习并发展了国家卫生服务制度,形成了独具特色的国家卫生服务制度北欧模式(Magnussen、Vrangbæk、Saltman 等,2009)。这一模式被英联邦国家或受英国影响较强的国家克隆和学习,如印度、新加坡、中国香港等国家和地区的医疗保障制度都有一定的国家卫生服务制度色彩,加拿大在 1984 年也建立了类似的国家卫

---

① 在二战时,许多国家通过管制方式,将宗教所属医疗机构转为政府管控医疗机构以适应战时医疗服务需要。

生服务制度(SSA,2011)。

需要注意的是,部分国家卫生服务制度国家比英国走得更远,其社区医疗机构(基层医疗机构)也为公立机构,形成与苏联模式极为类似的机构,如西班牙和葡萄牙等国的国家卫生服务制度设计。

总结起来,对于大多数国家卫生服务制度国家的分级诊疗制度具有如下的特点:第一,该国的绝大多数(甚至全部)二、三级医疗机构呈现行政层级化分布的特点,且按照覆盖的地域范围有着不同的覆盖范围分工,专科医生为国家雇员。第二,参保者需要经过全科医生等初级医疗保健医生的转诊才可以享受国家卫生服务提供的专科医疗服务,专科医疗服务的供给也层级化,需要依据病情逐级转诊。第三,个人拥有私营医疗保险或愿意自付费用的时候,可以不经全科医生转诊直接获得专科医疗服务。第四,绝大多数国家的初级医疗保健市场为自由执业的市场。

需要说明这一时期,一部分欧美国家由于医疗费用快速增长的压力,尝试在各自医疗保障制度内建立相应的分级诊疗(守门人)机制。如荷兰由于制度设计问题,社会医疗保险基金支出压力较大,所以在战后不久就开始建立社会医疗保险的守门人机制;美国的部分保险机构也开始尝试引入这一机制(Schäfer、Kroneman、Boerma 等,2010)。

四、20 世纪 70 年代经济滞胀引发对分级诊疗制度应用的讨论

自 20 世纪 70 年代开始,随着石油危机引发的经济滞胀,欧美等发达国家的社会医疗保障制度大多遭遇了筹资能力障碍,经济和财政能力的下滑降低了社会医疗保障制度的筹资能力。在这之前,由于医疗费用本身基数小,加之经济的高速发展,医疗保障制

度筹资能力强,各国普遍未将应对过快增加的医疗费用纳入议程。但是,从 20 世纪 70 年代石油危机开始,欧美发达国家经济开始陷入滞胀,医疗费用的增速却并未减缓,医保筹资能力与医疗费用支出需求之间的差异问题开始出现,各国普遍开始推行以控费为主要目标的改革。

经济的滞胀,一方面,导致社会医疗保险向国家卫生服务制度转型停止;另一方面,也使传统社会医疗保险制度国家开始考虑运用各种医疗费用控制工具(赵斌,2014)。其中,对参保者进行就医行为管理就成为重要的改革选择之一。因为循证医学和统计学研究表明,专科医学服务的成本高于全科医学,且专科医学治疗不宜于全科医学形成注重预防保健等服务倾向,并不经济。为此,有许多学者建议社会医疗保险制度学习国家卫生服务制度,引入守门人机制,从而有效控制医疗费用的增长。如韩国学术界普遍认为缺乏守门人机制是韩国社会医疗保障制度的重要缺陷,特别是配合按服务项目付费,最终导致了医疗费用增长的失控(Chun、Kim、Lee 等,2009);日本也曾在 1985 年提出建立社会医疗保险的守门人机制以控制医疗费用的增长,但由于日本医学会(Japan Medical Association)的反对而流产(Tatara、Okamoto,2009)。这一历史时期内,关于守门人机制的研究和讨论快速增加。

而在美国,守门人机制作为限制患者就医行为的重要工具之一,被认为是克服医疗费用过快增长的重要工具。因此,20 世纪 70 年代美国的"健康维护组织法案"所推行的健康维护组织,其最重要的设计就是对参保者的就医行为进行管理,其中初级医疗保健医生(Primary Care Physician,PCP)就扮演重要的守门人角色。为了鼓励这一建有守门人机制的医疗保障组织模式的发展,1973 年的"健康维护组织法案"为这一类组织提供了各种优惠措施

（Mayer,1985）。

这一时期,分级诊疗或者说守门人机制主要作为医疗费用的控制工具被提出。分级诊疗制度在绝大多数的社会医疗保险国家仅仅局限于学者之间的讨论,并没有变成现实中的政策设计。但是,在美国私营医疗保险市场中,这一守门人机制却被大量应用,这表现为管理式医疗保障组织的快速扩张。

五、20世纪90年代后分级转诊机制的引入和发展

到20世纪90年代初,应用社会医疗保险制度的国家数量快速增加。很多苏东国家在经济转型后,纷纷在医疗保障领域引入了社会医疗保险制度①。这些国家在引入社会医疗保险制度的同时,也普遍引入了社会医疗保险制度的自由就医设计。同时,随着这些国家经济转型后出现的经济困难,这些国家普遍存在医疗保障制度筹资不足的问题,非正式付费(红包)普遍存在,导致部分国家即使残留分级诊疗体系,但效果较差,越级诊疗现象普遍(Ensor,2004)。特别是社会医疗保险制度自由就医带来的医疗费用快速增长,使这些国家也纷纷致力于重建有效的守门人机制。

同时,传统社会医疗保险国家也仍然被医疗保险支出的过快增长问题所困扰。在这些国家中,控制医疗费用的增长成为优先的、重要的政策选择,而从国家卫生服务制度国家的相关经验和管理式医疗保障组织形式看,守门人机制是有效的费用控制工具之一,因此引入守门人机制成为大多数国家学者所推崇的改革政策之一(Gerdtham、Jönsson,2000)。按照传统的社会医疗保险定义,

---

① 不同国家应用社会医疗保险国家的原因不同,靠近西欧的国家,如捷克、斯洛伐克等国是因为旧有苏联模式难以适应新的医疗服务市场和经济机构;部分国家,特别是中亚国家将其作为一个补充的筹资来源。

守门人机制并非必要设计。荷兰完善的全科医生制度在 20 世纪 80 年代至 90 年代之前曾是社会医疗保险国家中的异数(Linden、Gothe、Ormel,2003)。当然,由于社会医疗保险制度中存在疾病基金(健康保险公司)签约医疗机构的问题,这种自由选择限定在签约机构(签约机构为绝大多数医疗机构)中。当然,部分国家的患者也允许选择未签约的医疗服务提供者,如法国、瑞士、比利时等国,只需患者自付一定费用(WHO, 1999;Chevreul 等,2010;Gerkens、Merkur,2010)。但是,自 20 世纪 80 年代至 90 年代开始,这一自由就医的社会医疗保险传统开始松动,部分实行社会医疗保险制度的国家开始建立或尝试建立守门人机制(赵斌,2013),如奥地利已建立守门人机制,法国和土耳其在 2004 年、2007 年分别建立了经济激励方式的软性守门人机制;2004 年开始,德国和瑞士在部分的疾病基金中尝试建立守门人机制。

同时,美国私营医疗保险市场在 20 世纪 70 年代至 80 年代的管理式医疗实践中发现,管理式医疗组织形式是有效应对医疗费用增长的工具,特别是其中的守门人机制(在美国被称为初级医疗服务医生);但需要注意,这种守门人机制引入的同时,也侵蚀了患者就医自主权,并导致一系列不良影响,这些问题被主政者发现和关注(Gold,1991)。因此,为了适应市场需求,管制相对较为宽松的优选者服务组织(Preferred Provider Organization,PPO)等纷纷出现,放松了强制的守门人机制。同时,管理式医疗在美国快速发展,各种形式的健康维护组织和优选者服务组织的参保者从 1984 年的 1510 万人上涨到 1999 年的 10460 万人;其中,管制较为宽松的 PPO 等形式的管理式医疗形式发展速度更快(Sekhri,2000),这些组织形式的特点是守门人机制相对软性,更多是有限的经济惩罚方式。

原本,在传统的国家卫生服务制度中,患者仅有非常有限的就医选择权。参保者只能按照地理区域规定其首诊医疗服务机构,而且需要严格按照所处区域范围逐级就医。但是,由于不同地区医疗服务丰富程度不同,参保者对于这种逐级就医导致的各地医疗服务等待时间的差异存在不满(Mooney,1983;O' Donnell、Propper,1991)。为更有效地提高医疗资源使用效率,部分国家的国家卫生服务制度放松了患者经过守门人医务人员转诊后对专科医疗机构的选择权,患者对专科医疗机构从有限选择转为自由选择。当然,这一专科医疗服务提供者的自由选择是守门人机制规范下的自由选择。如英国首都伦敦在2000年的患者选择项目(London Patient Choice Project)中对于部分类型的专科医疗服务试点给予患者自由选择权,2003年英国对于全国的外科手术等待时间超过6个月的患者给予全国范围内专科医疗机构的自主选择权。为保证自由选择权的有效实现,国家卫生服务在2007年专门建立网站(披露相关信息)帮助患者更好地自主选择专科医疗机构。

表1—1 分级诊疗制度的发展历程

时 间	特 征
1883 年	社会医疗保险制度出现,但并未建立分级诊疗体系
1920—1929 年	苏联式医疗保障体系出现,行政化分级诊疗体系出现
1948 年	英国国家卫生服务体系出现,分级诊疗体系在资本主义国家实现
1970—1979 年	经济滞胀,医保筹资能力下降引发分级诊疗体系的大讨论
1990—1999 年	守门人机制的引入和发展

第二节　本研究的分析框架

一、研究社会医疗保障制度使用的分析框架

在国际文献中,分析整个社会医疗保障制度时往往采用Kutzin(2001;2008)所建立的概念性分析框架。这一框架的核心是医疗保障的筹资系统,将筹资系统分为医保资金的筹集、资金的归集、医疗服务购买和提供服务四个环节。同时,医疗筹资系统与资源代际分配系统、医疗服务供给系统之间产生了互动。国际文献通常结合世界卫生组织2000年报告(The World Health Report,2000)所提医疗保障制度目标,分析各个环节的绩效,是医疗保障绩效评估体系的基础。

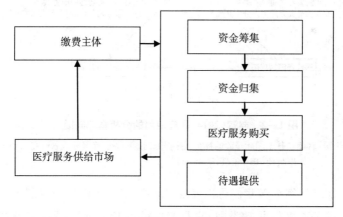

图 1—1　Kutzin 所用分析框架

资料来源:Kutzin J.,"Health financing policy:a guide for decision—makers",*Health financing policy paper*,Copenhagen,WHO Regional Office for Europe,2008,p.10.

注:本图根据 Kutzin(2008)图表调整做成。

而在国内研究中,社会医疗保障制度通常被分为医、保、患三方,分析整个医疗保障体系时也通常分析三方的问题或仅就一方入手。较为典型的这一框架描述是赵斌(2014)的描述,尽管这一研究依据国际经验调整了这一经典的三方结构模型。但是,这一研究在最初的描述时还是重点描述了这一三方结构模型,提出社会医疗保障购买服务机制实际是依照医疗服务购买理念重构和改进社会医疗保障制度,其分析框架与社会医疗保障制度的三方结构模型密切相关,关注点也即为医、保、患三方主体及两两之间关系的变化。这些主体包括购买者、被保障群体、服务提供者三方及两两之间的关系。

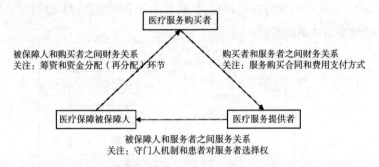

图1—2 赵斌(2014)研究使用的分析框架简图

资料来源:赵斌:《基于国际经验的社会医疗保障制度购买医疗服务机制研究》,中国言实出版社2014年版,第40页。

如果仔细推敲我们可以发现,Kutzin的分析框架与我国国内研究的分析框架非常类似,只是我国的医疗服务购买者市场被按照医疗服务购买者所扮演的功能具体化为若干个环节。但从本源上看,Kutzin的分析框架也是一个三方结构模型。为此,本研究的分析框架将依照我国本土化的医、保、患三方结构模型予以构建。

二、分级诊疗机制的外围支持环境

从表面看,分级诊疗制度仅是整个医疗保障制度中参保者和医疗服务提供者之间的一个微小环节。但是,这一微小环节设计的实现无法离开整个医疗保障体系的支持。

分级诊疗制度作为医疗保障系统(Health Care System)中的一个有机组成部分,其设计和运行实际受到诸多因素的影响。从最宏观层面,政治、经济、文化、技术、社会等方面都对医疗保障制度产生着各种影响。但由于这些宏观因素主要通过影响医疗保障体系设计的方式间接影响分级诊疗体系,故本研究不做主要讨论。

本研究主要关注与分级诊疗制度直接相关的医疗保障系统的各项内部设计对于守门人机制的影响和支持。医疗保障制度从本质上看,实际是一个筹集相关资源(财力、人力、物力)并将这些资源进行有效配置,从而将其转换为被保障人群所需医疗服务的机制。整个系统输入的是财力、人力、物力,直接产出为参保者所需的医疗服务,间接产出为被保障人群的健康。其中,物力、人力的配置更多与政府医疗资源规划体系紧密相关,并不属于我国①所称的相对狭义的医疗保障体系概念,因此本研究不涉及。

按照我国的医疗保障制度概念,医疗保障制度实际涉及三个主体,即医疗服务购买者(Purchaser/Payer)、医疗服务提供者(Provider)、医疗服务享有者(Population/Patient)。这就是医疗保险学中所称的传统意义上的三方结构。这个三方结构直接支持着分级诊疗制度,是分级诊疗制度的运行基础,这三个主体的相应设计以及两两之间的设计,直接决定了这一机制的设计和运行效果。

---

① 我国的医疗保障概念实际仅指筹资和医疗服务供给两个体系。

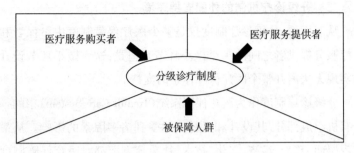

图1—3　分级诊疗制度的支持体系

具体而言,医疗服务购买者(医疗保险经办主体)方面,这一主体作为分级转诊机制中所涉及医疗费用的主要支付者,医疗服务购买者的市场机构、机构属性、所持基金的宽裕程度等都决定了其对与分级转诊机制的支持和配合程度。历史经验表明,购买者在其所持医疗保险基金紧张时倾向于建立分级转诊机制,以控制医疗费用的增长;而在基金支付压力较低、资金充沛的情况下,极少涉及建立分级转诊机制的讨论。如日本、韩国关于分级转诊机制的讨论就源自20世纪80年代至90年代医疗保险基金支付压力膨胀的时期;法国、土耳其的守门人机制也建立于基金支付压力较大的21世纪前十年中(Tatara、Okamoto,2009;Chun、Kim、Lee等,2009;Chevreul、Durand—Zaleski、Bahrami 等,2010;Tatar、Molla-haliloğlu、Şahin 等,2011)。同时,不能忽略医疗服务购买者的属性,部分国家的政府性质的医疗服务购买者与部分国家私营机构的购买者相比,其对双向转诊机制设计的倾向也极为不同,如在部分中东欧国家中,由于其购买者主要为政府机构,其分级转诊机构也主要依赖政府命令方式推动,而较少使用市场化的购买服务机制。同时,医疗保险经办市场的市场集中度也对守门人机制产生了影响。

医疗服务提供者方面,医疗服务市场的内部结构(初级医疗保健服务与专科医学服务之间的关系)、初级医疗保健服务市场的结构(供给主体的属性)、专科医疗服务市场的结构都对双向转诊机制的设计产生了绝大的影响。显然,对于以私人执业为主的初级医疗保健市场和以政府机构为主的初级医疗保健市场不宜采用同样的双向转诊设计,其机制的效果也会有所不同,如英国与西班牙的分级诊疗制度就存在些许不同。同时,对初级医疗保健服务与医疗机构同属公立医疗机构,和初级医疗保健服务和医疗机构属私营执业个人和机构的情况下,显然不应采用同样的设计,如荷兰、瑞典之间的分级诊疗制度设计就存在不同。以初级医疗保健提供者为例,如果采取南欧模式的政府国有的、按照地域分布的初级医疗保健机构,其与政府拥有的公立医疗机构相配合,实际上形成了一个行政体系内完整的分级诊疗网络,可以通过按地域分布层层转诊方式实现分级诊疗。但是,对绝大多数国家而言,甚至大多数国家卫生服务国家,一个自由执业的初级医疗保健服务市场实际与政府所有的公立医疗机构之间是一个利益争夺体,而非利益共同体,这在分级诊疗的设计上必须有所考虑。

医疗保障制度被保障人方面,医疗保障的覆盖范围、能够提供的待遇水平(各项待遇)、个人的收入程度、是否个人缴费等都对分级诊疗制度的设计产生影响。以医疗保障制度覆盖范围而言,有研究认为全民覆盖是实现分级转诊机制的重要条件,在覆盖人群有限的情况下不易建设分级诊疗制度,也不具备建立分级诊疗制度的基础条件。同时,医疗保障制度提供的保障待遇水平也决定了分级诊疗体系能否顺畅运行,如部分中亚、东欧转型国家医疗保障制度所能提供的保障水平较差,这些国家的参保者多选择自主就医,而不是严格遵循分级转诊,如匈牙利虽然建立了分级转诊机制,但从 1990 年到 2008 年未经守门人机制自主转诊量上升了 4 倍,家庭医生人均转诊数上升了 78%(Gaál、Szigeti、Csere 等, 2011);罗马尼亚虽有分级诊疗制度,但 1994 年至 2003 年全科医生人均转诊量仍上升了 25%(Vlădescu、Scîntee、Olsavszky 等, 2008)。

医疗服务购买者和医疗服务提供者之间的互动关系也是分级诊疗制度设计和运行的重要决定因素。这两个主体的互动是医疗保障制度通过经济杠杆撬动医疗机构的核心环节。这一关系按照时间发生先后可分为两个子环节,即医疗服务购买合同协议谈判子环节和费用支付子环节。在医疗服务购买协议谈判环节中,不同卫生服务提供者代表的利益团体,以及这些团体之间的结构,医疗服务购买协议的形式及形成机制等都对分级诊疗制度产生影响。在支付环节,作为主要经济激励形式,医疗服务购买者对不同医疗服务机构的费用支付机制对分级治疗体系产生着重要影响,特别是针对初级医疗保健服务提供者(如全科医生)、专科医生、专科住院医疗机构等不同医疗保险付费方式,例如英国曾在基层实行过的持资全科医生(Fund Holding GP)制度配合按人头付费就对分级转诊机制产生了重要的影响。

被保障人群和医疗服务提供者之间的关系,也是分级诊疗制度设计的重要基础条件,更是分级诊疗制度的外在表现。被保障人群与初级医疗保健服务提供者之间的关系,在一定程度上决定着分级诊疗制度的设计。在部分国家,初级医疗卫生服务提供者为行政色彩浓厚的公立医疗机构,被保障人群往往没有相应选择医疗机构的权利,也缺乏对其绩效改进的督促机制,往往绩效较差;在部分国家,往往采取允许参保者自主选择首诊医疗机构(医生),通过以脚投票的方式激励守门人互相竞争。同时,对专科医疗机构(个人)的选择上,自由选择、首诊后指派、首诊后自由选择都是分级诊疗体系的可选择性,具体选择与该国参保者的就医选择权的设计相关。

被保障人群与医疗保障制度经办机构之间的关系,部分国家采取自由竞争的医疗保险经办服务市场,市场中的医保经办机构相互竞争,参保者被赋予采取以脚投票方式选择经办机构的权利,这种体系对参保者就医自主权的保护最为强烈,较少应用分级诊疗制度,即便采用也选择首诊后自由选择方式。

同时,按照历史制度主义的分析框架,相关制度和市场曾经的历史状态是不可忽略的事实,往往也是制度改革和形成的重要因素,因此还需要关注相关制度的发展演进。

当然,一个国家制度的历史惯性也是一个需要讨论的问题。之前的设计也将对整个守门人机制的设计产生重要影响。因此,本研究也将追溯样本国家医疗保障制度的发展和演进历程。

三、分析框架

总结起来,本研究使用的分析框架遵循社会医疗保障制度的医、保、患三方关系框架,关注分级转诊机制运行的支持机制。

其中,对医疗服务购买者主要考察购买者的市场结构、机构属性(治理结构)、所持基金的宽裕程度;对于医疗服务提供者,主要关注医疗服务市场内部结构(初级医疗保健服务与专科医学服务之间的关系)、初级医疗保健服务市场结构(供给主体的属性和特点)、专科医疗服务市场结构(供给主体属性和特点);被保障人群则主要关注医疗保障制度覆盖范围、待遇水平(各项待遇)、个人收入程度、是否个人缴费等一系列设计。

医疗服务购买者和提供者之间的关系方面,则主要关注购买者对不同类型医疗服务提供者的协商谈判方式和相关主体的设置、服务购买者对医疗服务提供者的费用支付方式设计等;被保障人群和医疗服务提供者之间的关系,则主要讨论分级转诊机制的本身设计,如参保者对初级医疗保健医生的选择方式,是按地域分配还是允许患者自主选择;患者对专科医生的选择方式,是自主选择、首诊后指派或是首诊后自由选择等。被保障人群与医疗保障制度经办机构之间的关系,则主要关注参保者是否可以自主选择医疗保障经办机构。

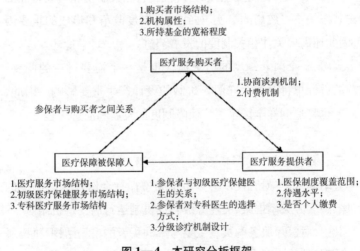

图1—4 本研究分析框架

第三节 样本国家的选择

一、现代社会医疗保障制度的定义和主要形式

现代社会医疗保障制度可追溯到中世纪后期的吉尔特形式互助组织,这被视为现代社会医疗保障制度的萌芽。而1883年德国

建立的社会医疗保险制度被视为首个现代社会医疗保障制度。随着历史的发展和制度的演进,当前世界各国的医疗保障制度设计各异。但是,依照经典教材的分类,当前世界各国成型的现代医疗保障制度大致可分为以下几类:

第一,社会医疗保险制度(Social Health Insurance,SHI),又称德国模式或俾斯麦模式,指以与工资相关的社会医疗保险缴费为主要筹资手段,劳动关联的医疗保障制度为主,筹资方(付费方)与医疗服务提供主体分离,主要采用购买服务方式的政府强制(或近乎强制)参加的医疗保障制度。

第二,国家卫生服务制度(National Health Service,NHS),又称英国模式或贝弗利奇模式,指主要依赖普通税收方式筹资,以全面参保覆盖为基础,在行政体系内整合医疗服务提供者(医疗机构或医务人员)和购买者(卫生部门或财政部门),通过行政命令方式调配资源,并向全体国民(公民)①提供待遇全面的医疗服务供给。

第三,国家医疗保险制度,又称苏联模式或谢马申科模式,是20世纪20年代中期,苏联创造的基于社会主义政治经济体系的医疗保障制度模式,在西方的研究中,这一制度模式的英文表述仍然为National Health Service,仅仅强调其所依附的制度不同。这一制度的最大特点是中央计划,通过严密组织的政府范围内的医疗服务体系向全体国民提供慷慨的医疗服务。

第四,私营医疗保险制度,又称美国模式,指一个国家中国民获得医疗保障的主要形式为私营医疗保险,也是缺乏政府强制医疗保障计划国家的典型状态。但需要注意,这种形态的医疗保险

---

① 大部分情况下,对旅居该国达到一定时间长度的外国公民也提供相应保障。

制度主要通过团体险形态的私营医疗保险提供服务,并且医疗保险机构的主要形式为非营利机构,而非商业保险机构。而在部分研究中,商业保险机构的介入,正使这类私营医疗保险制度难以为继,不得不增加公立医疗保障计划的重要原因。

而部分国内学者所归纳的医疗保险个人账户模式,实际上仅仅是医疗保障制度中的一个非主流保障产品形式,且在实践中应用的范围非常有限。当前强制性的医疗个人账户(国际称为医疗储蓄账户,Medical Savings Accounts,MSAs)仅在中国和新加坡建立,但都作为统账结合模式的重要补充部分;自愿参加的医疗个人账户,又被称为健康储蓄账户(Health Savings Accounts,HSAs),仅在美国和南非有非常小范围的建立。因此,本研究并不将其列入医疗保障制度的模式。

社会医疗保障制度强调政府干预的色彩,因此社会医疗保险制度仅涵盖社会医疗保险制度、国家卫生服务制度、国家医疗保险制度三个类型。私营医疗保险制度因过度依赖私营医疗保险机构的自主保障行为,不被纳入社会医疗保障制度的分类之中。

二、实践中,分级诊疗模式的类型

当前研究中,缺乏对各国所应用的分级诊疗模式的总结。本研究依据相应分级诊疗制度所依附的医疗保障制度,将分级诊疗制度的模式大概归纳为如下三类:

第一,国家卫生服务制度下运行的分级诊疗制度。这种制度的最大特点是专科医学服务是层级化的管理和分布,是一个由行政体系管理的专科医疗服务供给体系,专科医学服务供给遵循按层级转诊的原则,如针对英国患者的专科医学服务就医分为社区医院、地区医院、教学医院的几个层次结构。这一模式下专科医学服务供给量不足是一种常态。对于初级医疗保健服务供给主体,则可以是私人执业的全科医生体系,也可以是政府办的社区卫生服务机构。这类模式中最典型的国家为英国。

第二,社会医疗保险制度下运行的分级诊疗模式。必须说明,分级诊疗模式并非社会医疗保险制度最初的和典型的特点。但随着社会医疗保险基金支付压力的不断增加,特别是专科医学服务存在滥用,部分社会医疗保险国家开始探索建立这一机制的可能性。付诸实践的分级诊疗模式分为两种:一是法国、土耳其所建立的软性、经济激励形态的分级诊疗制度(赵斌,2014);二是荷兰、奥地利等国所应用的硬性限制的守门人机制。

第三,国家医疗保险模式残留的分级诊疗模式。究其根源,苏联模式是分级诊疗制度发明的开端,这源自其科层制、严格层级的社会和资源的管制体系。随着苏东剧变后相关国家的经济和社会转型,这些分级转诊机制仅或多或少的残留在这些国家中。当然,部分国家转型为社会医疗保险制度后,其医疗费用的快速发展和初级卫生保健的不发达,使其再次开始重建现代的分级转诊机制。①

因此,本研究选择的典型国家必须包含上述三种典型类型。由于社会医疗保险制度中有两种分级诊疗制度,因此应选择四个典型国家。

---

① 部分研究提出,中东欧国家在从国家医疗保险转型到社会医疗保险后,再次重建的守门人机制或分级转诊机制与其苏联时代的不同,是一种更现代化的分级转诊机制。

三、研究选定的样本国家

本书着眼于与我国医疗保障制度相近的背景国家,以期得出直接的有现实指导意义的结论,因此选择有浓厚政府介入和政府强制参加的社会医疗保障制度国家为研究对象,具体包括社会医疗保险、国家卫生服务和国家医疗保险制度三种模式。其中,社会医疗保险制度也即德国模式,或以德国模式制度内容为主、采取社会医疗保险费方式筹资、以劳动人群为基础保障对象的强制医疗保险制度,由医疗保险基金向医疗服务提供者购买医疗服务。国家卫生服务制度,即英国模式,即医疗服务供给者属于国家所属医疗机构和公务人员,资金由财政预算方式拨付,国民免费获得所需的医疗服务,这一体系内医疗服务购买者和提供者归属在一个行政体系内,医疗服务体系具有浓重的行政色彩。国家医疗保险制度,则特指苏联等中东欧国家曾经实行过的模式,实际上这一模式的英文表述与国家卫生服务制度一致,都为"National Health Service",也是一种依托于社会主义经济基础的国家卫生服务制度。当然如果深究历史根源,实际苏联模式早于英国模式,也即国家卫生服务应该为苏联模式的称呼。

因此,考虑样本国家的典型性,本书选择如下国家作为样本国家:英国、荷兰、法国、俄罗斯。其中,英国是国家卫生服务制度分级诊疗制度的典型国家;荷兰是社会医疗保险制度中应用强制守门人计划的典型国家,也是当前欧洲守门人机制最为古老和完善的社会医疗保险制度国家;法国作为社会医疗保险制度中应用经济激励形态守门人机制的典型国家;俄罗斯则作为转型国家的典型,主要考察其苏联时期和制度转型后的分级诊疗制度。

表 1—2 典型国家和考察的分级诊疗制度

国　家	制度类型	考察的分级诊疗制度
英　国	国家卫生服务	强制的守门人机制
荷　兰	社会医疗保险	强制的守门人机制
法　国	社会医疗保险	经济激励的守门人机制
俄罗斯	国家医疗保险（苏联时期）	强制的分级诊疗制度
	社会医疗保险（俄罗斯时期）	强制的守门人机制

第二章　英国的分级诊疗机制
及其支持系统

英国是典型的依靠国家普通税筹资的国家卫生服务制度国家,也是这一类型制度的起源。研究英国的分级诊疗体系,有助于描述和分析国家卫生服务制度下分级诊疗制度的设计及相应的支持系统。

英国位于欧洲西北部,全称为大不列颠及北爱尔兰联合王国,由英格兰、苏格兰、威尔士、北爱尔兰四个王国联合组成。英国是世界上第一个工业化国家,国土面积约 24.2 万平方公里,2012 年人口为 6304.7 万人(World Bank,2014)。其中,英格兰分 43 个郡,苏格兰设 29 个区和 3 个特别管辖区,北爱尔兰设 26 个区,威尔士设 22 个区。英国的人口密度为 246 人/平方公里,居世界第 48 位,男女比例为 0.98∶1。英国人口的年龄结构为 0 岁—14 岁人口占人口总数的 17.3%,15 岁—64 岁人口占 66.2%,65 岁以上人口占 16.5%。人口年龄的中位数为 40 岁。在英国影响国民健康的主要疾病为高血压、糖尿病、肥胖症等疾病。2012 年人均GDP 达到 34773 美元,经济实际增长率为 0.3%(OECD,2014)。2010 年失业率为 7.7%,低于欧盟的平均水平 9.7%。2011 年人类发展指数(HDI)高达 0.863,在世界上位列第 28。2005 年基尼系数 0.34。2012 年英国男性、女性人口期望寿命为 78.05 岁和 82.4岁,新生儿死亡率 2010 年为 4.6‰,在世界卫生组织的卫生医疗服务公平性排名中,英国排在第 18 位。

第一节　英国医疗保障体系的发展和演变

回顾历史,英国的现代医疗保障制度可追溯到 1906 年的自由党政府时期。当时,受德国 1883 年建立社会医疗保险制度的影响,英国自由党政府在 1906 年至 1914 年间引入了英国版的社会医疗保险计划,即 1911 年的国家保险法(1911 National Insurance Act)。这一计划采取雇主和雇员缴费、国家财政分担方式筹集资金,从而保障雇员本人的医疗保障待遇,但并不保障家属。该计划仅提供免费的全科医学服务、药品和肺结核治疗服务,并不提供住院医疗服务(Rivett,1998;Lister,2008)。后来,这一制度并未进一步得到发展。

英国现行的医疗保障制度可追溯到二战期间英国经济学家威廉·贝弗里奇在研究和考察德国社会福利制度后所撰写的《贝弗里奇报告》(*Beveridge Report*)。这一报告的核心建议是将社会福利定义为一项政府责任,改变了英国传统济贫法的选择性原则,提倡普遍性原则,即建立人人享有的福利制度。英国工党政府依据报告精神,于 1948 年通过国家卫生服务法(National Health Service Act),建立了国家卫生服务制度(National Health Service,NHS)。随后,依此法案,英国 90% 的医院逐步实现国有化,成为国家卫生服务所属的医疗机构(高连克、杨淑琴,2005)。

英国的国家卫生服务制度模式自建立之日起就不断进行着改革。在 20 世纪 50 年代至 60 年代,国家卫生服务制度运行基本顺畅,但也暴露出一些问题。一是医疗费用的快速上升,导致财政支出压力过大,英国 1965 年至 1975 年的十年间医疗费用增长速度超过了欧共体的平均水平;二是专科医疗服务供给系统效率低下;三是国家卫生部对地方政府管理的医疗机构缺乏有效监管。

因此,1968 年至 1974 年间英国国家卫生服务制度开始了首次改革。1973 年,议会通过国家卫生服务制度重组法(National Health Service Reorganisation Act,1973)。这一法案按照地域原则将整合的急性病治疗服务、社区和预防服务提供者整合到 90 个地区卫生局之中,同时还建立了 90 个全科医生委员会(Family Practitioner Committees)负责购买全科医生、牙科医生、药剂师等服务,地区医院理事会则被 14 个地区卫生机构所取代(Levitt,1976)。

20 世纪 70 年代石油危机后的经济滞胀,降低了发达国家医疗保障制度的筹资能力。到 20 世纪 80 年代,英国国家卫生服务制度的筹资压力日益明显,财务紧缺使国家卫生服务体系的弊端不断凸显,医疗费用控制不佳、专科医疗服务供给总量不足、医疗质量与体系的效率不足等问题被各界所关注(Enthoven,1991)。1989 年至 1997 年,国民卫生服务制度内开始了新的一轮改革,1990 年国家卫生服务和社区护理服务法案(National Health Service and Community Care Act,1990)标志着这一改革的正式开始。这一改革最为重要的内容是引入了内部市场(Internal Market),实现了医疗服务购买者和提供者的分离。一是以地区卫生局(District Health Authorities)和持资全科医生(Fund Holding GP)作为医疗服务购买者,前者负责为一定地理区域内人群购买服务,后者在提供全科医学服务的同时,负责购买一定的医疗服务;二是医院和社区及精神病服务机构,不再直接受卫生局控制,而是转变为准独立的、非营利的国家卫生服务信托机构(NHS Trusts)。这些改革的主要目的是通过引入竞争机制提高医疗服务质量和效率,并逐步降低医疗服务价格(Maynard,1994)。

1997 年工党竞选获胜后,又对国家卫生服务制度进行了进一步改革。尽管工党反对保守党采取的内部市场机制,但现实中其所采取的改革措施基本遵循了保守党政府改革内部市场机制的方法:一是将更多的选择权交给初级卫生保健医生;二是设立初级医疗保健组(Primary Care Group),由全科医生提供基本医疗服务,同时在全国范围内设置初级卫生保健信托基金(Primary Care Trust,PCT)负责代替持资全科医生购买医疗服务[1];三是建立国家卫生医疗质量标准署(National Institute for Health and Clinical Excellence,NICE)和健康促进委员会(Commission of Health Improvement,CHI)负责制定全国性标准体系和责任框架(Ham,2004)。

2000 年,工党政府发布了国家卫生服务规划(NHS Plan)。这一规划的主要内容包括:第一,增加财政投入,在 5 年内计划增加三分之一的财政投入量;第二,在 2002 年将区域卫生局合并为战略卫生署(Strategic Health Authorities,SHA),负责进行卫生规划并管理医疗服务绩效;第三,改变财政投入方式,将预算直接分配给初级卫生保健托管局(PCT),通过购买方式分配财政资金;第四,提高卫生服务可及性,开设便捷门诊(Walk in Center)、开启 24 小时的国家卫生服务热线电话(NHS direct)、开通网上服务平台、建设社区药师服务制度等。

改革后,英国国家卫生服务资金由卫生部分别直接下拨给战略卫生署(SHA)和初级卫生保健托管局(PCT),再通过 PCT

---

[1]　由于实行持资全科医生计划后,一些未取得基金持有权的全科医生在安排自己的病人进入医院接受治疗上处于弱势,产生了卫生服务不均等现象,违背了国民健康保障体系的原则,因此国民健康保障体系取消了持资全科医生计划,并将其进一步强化为初级医疗保健基金会。

向医院购买医疗服务。如今通过 PCT 执行的经费约达 NHS 年度经费的 80%。

表 2—1　英国国家卫生服务制度的改革历程

时　间	特　征
1911 年	建立反保障雇员的社会医疗保险制度
1948 年	建立国家卫生服务制度
1973 年	依《国家卫生服务制度重组法》进行改革
1990 年	内部市场改革
1997 年	工党改革
2000—2002 年	管理体制改革

第二节　医疗服务提供者

英国的医疗服务提供市场可分为初级医疗保健服务（Primary Care）、二、三级专科服务（Secondary and Tertiary Care）两个层次的市场。

一、初级医疗保健服务市场

在英国,初级医疗保健服务主要指在医院设施之外获得医疗服务,主要指由国民家庭附近的全科医生提供的全科医疗服务。

（一）全科医生是最主要的初级医疗保健服务提供者

当然,初级医疗保健服务可以由一系列的初级医疗保健服务提供者提供。其中,全科医生是最主要的提供者。英国的初级医疗保健信托基金（PCTs）负责初级医疗保健服务的整合和提供。

初级医疗保健信托基金负责与相应的医疗服务提供者签约,购买并监督相应服务的提供。

全科医生作为最主要的初级医疗保健服务的提供者,负责提供预防保健、诊断和初级医疗保健急症服务。同时,全科医生负责提供患者首诊服务并扮演二、三级医疗服务的守门人。当然,患者也可以直接去急诊部门获得专科医疗服务。

全科医生提供初级医疗保健服务往往采取医务小组的形式,通常包括医生、护士、理疗医师、健康顾问、言语治疗师和行政管理人员等。绝大多数全科医生是独立的自雇形态的执业者,多数全科医生与初级医疗保健信托基金签订全科服务和个人医疗服务合同。此外,替代性医疗服务提供者服务合同(Alternative Provider Medical Services Contracts)允许初级医疗保健信托与全科医生以外的医疗服务者签约,由其提供全科医学服务。

2009 年,英国共有 40269 名全科医生在 8228 个全科医生执业中心执业。英国全科医生主要采取团体执业的方式。其中,71%的全科医生与初级医疗保健信托基金签约,18%是全科医学中心的雇员,11%在全科医学中心培训,5%的全科医生个人执业(Boyle,2011)。当然他们也会雇佣一些支付工资的全科医生或全科医生实习生。此外,还有 21935 名全科执业护士(Information Centre,2010)。全科医生除了接诊国家卫生服务体制付费的患者外,也接诊一些私人病人,2007 年这一数字约占全科医生服务量的 3%(ONS,2009)。

具体而言,全科医生负责提供一系列的诊断服务、一些小型的手术和家庭健康计划,以及对慢性和急性病人的治疗服务,以及临终关怀服务。儿科服务、产科服务、新生儿服务也都由全科医生提供。同时,全科医生还提供诸如疫苗接种、计划免疫、癌症筛查、健

康生活建议、戒烟门诊等。全科医生常常开具处方由药剂师分发
药物,在部分情况下全科医生自己也分发药品。此外,社区医院员
工和小型外伤服务也是全科医学服务的重要组成部分,特别是在
农村地区。

工作时间以外提供全科服务(即早 8 点到晚 6 点半之外时
间),已经不再是单个全科医生的责任,而通常由一个全科医生群
体负责提供或私营部门医疗服务提供者提供。

表 2—2 英国全科医生和助产士的配置情况

项目　　　　年份	2000	2001	2002	2003	2004	2005	2006
每十万人全科医生数	64.5	65.26	66	68.3	70.44	72.31	72.51
每十万人助产士数	48.19	49.05	49.13	50.33	51.7	51.42	50.56
项目　　　　年份	2007	2008	2009	2010	2011	2012	—
每十万人全科医生数	73.47	75.5	79.24	79.62	81.57	81.22	—
每十万人助产士数	50.89	51.96	52.8	52.78	49.82	50.15	—

资料来源:欧洲全民健康数据库(HFA—DB)。

(二)其他初级医疗保健服务提供者

当然,初级医疗保健服务还可以由全科医生以外的其他机构
提供。这些机构包括初级医疗保健信托直接提供的社区医疗服
务、国家卫生服务指导中心(NHS Direct)提供的电话和网络服务、
未预约者诊疗中心(Walk—in Centre)、牙医、眼镜商和社区药剂师
提供的相关服务。

国家卫生服务指导中心(NHS Direct)是一个电话和网络为基
础的帮助热线,1998 年建立,提供 24 小时的护士建议和健康信息
服务。这一机构作为许多人寻求帮助的电话,2008—2009 年共处
理 500 万次呼叫。

国家卫生服务未预约者诊疗中心（NHS Walk—in Centre）在 2000 年引入,当前全英格兰共有 90 家。原定主要负责处理小型外伤,但是从当前看更多负责提供全科医学服务。这些机构绝大多数由初级医疗保健信托基金负责管理运营,主要是护士服务为主。当前,主要提供小伤和小病的治疗,如感染和皮疹、骨折和撕裂伤、肠胃不适、割伤和挫伤、烧伤和拉伤等。英国的 90 个未预约者诊疗中心有 7 个建立在以火车站为主的交通枢纽中,通常是与卫生署签订合同提供服务的私营部门机构。这 90 家机构每年诊疗 300 万左右的病人（NHS Choices,2009）。

二、二级和三级医疗服务提供市场

在英国,二级和三级医疗服务通常由医院提供,主要由专科医生和一系列辅助医务人员（护士、治疗师、诊断专家）联合提供。这些服务包括医院的住院治疗服务,也包括日间专科门诊。当然,大部分的这类服务由国家卫生服务制度所属医疗机构提供,也有部分私营医疗机构负责提供这类服务。

在英国,享受专科医学服务必须经过全科医生的转诊,或者由急诊部门收治。除此之外,则只能通过自付费用或私营医疗保险付费。

（一）二级医疗服务提供市场

1.国家卫生服务制度所属医疗机构

国家卫生服务制度供给的二级医疗服务主要由领取工资的专科医生、实习医生、护士和其他专业医疗技术人员负责提供,这些人员在政府所有的医院中执业。英国的公立医院主要采取信托基金（Trust）的模式。信托基金可以由一个或多个医院组成,是一个独立公共服务组织,并且由地方政府控制和运行,拥有一定的财务和人事方面的管理自主权。

普通急症信托基金（General Acute Trust）负责提供急症医院服务以及大多数的专科医学服务。当然，部分医疗机构是专科医疗机构，仅能提供某一专业的专科医学服务（如骨科、儿童、癌症等专科）。这类机构通常为地区和国家层面的医学中心。部分信托基金是大学所属的医疗机构，这些医疗机构负责培训医学专业人才，即教学医院和大学医院。急症信托基金也通过所属健康中心和分支诊所提供社区专科医学服务。2009—2010 年，以英格兰为例，共有 146 个急症信托基金、20 个独立专科医学信托基金、55 个精神病和学习障碍信托基金、10 个照料信托基金（Boyle，2011）。

无论采取国家卫生服务信托基金（NHS Trust）抑或是基础信托基金（FTs），相关医务人员和工作人员都是这些医疗卫生机构的雇员。大部分的普通急症医院按照专业设置科室，三分之二的医务人员在外科、内科、精神科和麻醉科工作。这些医院负责提供急诊和择期医疗服务。但是，自 2002 年开始，NHS 尝试引入治疗中心（Treatment Centre）概念，从而实现急诊服务和择期医疗服务的分离，这一机构负责提供择期手术和诊断服务。

孕妇和儿童服务，则主要由国家卫生服务信托基金会医院中的妇产科和儿科提供。2007 年，148 个国家卫生服务信托基金会提供这类服务。

需注意的是，国家卫生服务所示医疗机构也提供私营医疗服务。这些医疗服务以国家卫生服务付费床位（NHS"pay—beds"）和国家卫生服务舒适床位（NHS"amenity—beds"）两种形式存在。这两种形式仅仅是因为床位或房间的舒适程度超过国家卫生服务标准，收费仅仅在于床位费和房间费，而不可以增加诊疗的付费。

2007 年至 2008 年国家卫生服务所属医疗机构从这两类形式中获得额外收入共有 4. 3 亿元(Monitor,2008;NAO,2008)。

2. 私营医疗机构

除了国家卫生服务制度所属公立医院外,英国还有一小部分私营医疗机构提供二级医疗服务,这些服务主要由私营医疗保险、患者自付方式直接支付。私营医疗机构主要提供急症择期治疗服务。与国家卫生服务承诺的服务相比,这些服务获取速度更快、服务质量也相对更高。

当然,国家卫生服务的部分专科医疗服务也由私营医疗机构提供。公共部门往往向私营医疗服务提供者购买一些择期医疗服务和诊断服务。这些服务由初级医疗保健信托基金、国家卫生服务信托基金和卫生署代表国家卫生服务制度付费购买。2008 年至 2009 年初级医疗保健信托基金会共向非国家卫生服务的医疗机构支付了 64 亿英镑费用(Boyle,2011)。

(二)三级医疗服务提供市场

三级医疗服务也同样由国家卫生服务制度所属医疗机构提供,这类医疗机构的治理结构往往为信托基金会。英国的三级医疗服务主要应对更为复杂和稀有的疾病,提供这些服务的医学中心通常服务近百万人。当然,能够提供这类服务的医学中心分布并不均匀,主要集中于伦敦、伯明翰、曼彻斯特(Carter,2006)。这些国家卫生服务信托基金所属医院往往与医学院或教学医院关系紧密,通常还提供本科和研究生医学教育,以及一些相关领域的医学科研工作。患者通常被二级医疗机构转诊到三级医疗机构,当然也可由全科医生直接转诊到三级医院。

三级医疗服务包括如下专业服务:整形外科、整形手术和烧伤处理中心、神经病科、心外科、器官移植、妇科、儿科、精神科和精神手术、眼科、风湿病学、牙科和耳科、鼻喉科、肾脏移植服务、血友病治疗、非常稀有的癌症治疗服务等。这些服务提供医院可以为专科医院、也可以为普通全科医院,且通常也提供二级医疗服务。同时,这些医学中心也提供由个人自付费用或私营医疗保险付费的私人医疗服务。

第三节　医疗服务购买者

一、英国医疗服务购买者的演变

在英国,医疗服务购买者概念可追溯到 20 世纪 90 年代国家卫生服务制度进行的内部市场(Intern Market)改革。在这之前,英国的国家卫生服务制度并未实现医疗服务购买者和提供者之间的分立,医疗服务购买者和提供者被整合在一个行政管理的官僚系统内。地方卫生局(Health Authorities)负责特定地理区域内所有居民的医疗服务保障,相应医疗服务由卫生局所属医疗机构负责提供,医务人员为政府公务人员,领取政府工资,医疗机构资金来源于政府财政。

1991 年,国家卫生服务体系的内部市场改革开始,英国政府试图在卫生部门内部构建出一个近似市场机制(Quasi—market),在卫生行政部门内部形成购买者和提供者的分立结构。新的管理体制内,医疗服务购买者为地方卫生局和新成立的持资全科医生(Fund Holding GP),医疗服务提供者则为公立医院改革转型所组成的新的国家卫生服务信托基金(NHS Trust),公立医院管理自主权有所扩大,从原本预算管理单位转为准独立的非营利组织。持资全科医生和卫生局以协议形式购买服务。卫生局负责代表其地理辖区内公民向公立医院购买大部分专科医院医学服务,持资全科医生则代表在其处注册的患者购买一部分的专科医学服务,并提供相应初级卫生保健服务。在20世纪90年代工党政府取消持资全科医生政策时,大约50%的全科医生为这一类型医生(Propper、Croxton、Shearer,2002)。

1997年之后,工党政府出于竞选目的提出停止内部市场改革,但实际改革中仍然遵循了医疗服务购买者和提供者分开(Purchaser/Provider Spilt)的思路。1999年英国卫生署开始引入初级医疗保健组(Primary Care Group)用来替代全科医生。这一概念在现实操作中由全科医生和相关专业医务人员组成小组,负责为其所签约的居民购买专科医疗服务,并提供初级医疗保健服务,是卫生局下属的一个相对独立的委员会。这一机构最终在2001年被改组为初级医疗保健信托基金(Primary Care Trust,PCT)。初级医疗保健信托机构负责代替卫生局来使用国家卫生服务系统资金,作为购买者购买专科医疗服务,并负责提供初级医疗保健服务(Boyle,2011)。

初级医疗保健信托基金是国家卫生服务制度所属机构,负责代表一定地理区域内的人群购买所需的医疗服务。初级医疗保健信托基金与国家卫生服务制度所属医疗机构以及部分私营医疗机构签约购买相关服务,当然自己也直接提供部分医疗服务。这一基金掌握80%的国家卫生服务制度预算。这一机构由地区健康策略局(SHA)负责监督,并最终对卫生部部长负责。这一机构的核心工作是通过与其他健康和社会服务组织及地方当局合作,以购买服务的方式来满足民众的健康需求。

2012年,英国为进一步完善国家卫生服务体系提高制度运行绩效,也为了更好地运行医疗服务购买机制,提高医疗服务和社会服务之间的协作,出台了卫生和社会护理法案(Health and Social

Care Act,2012)。这一法案带来了英国国家卫生服务自1948年以来最大的结构性变化,是一个国家卫生服务内部结构的重构。这一法案废除了初级医疗保健信托基金会和战略健康局(SHA),将初级医疗保健信托基金所掌握的委托管理基金转交给新成立的几百个临床委托组(Clinical Commissioning Groups)。这一改革预计可以减少国家卫生服务中10亿欧元的成本和接近21000名雇员。

二、临床委托组是当前英国体系内的医疗服务购买者

临床委托组一定程度上由全科医生自发组成,在现实中包含了一定地理区域内的全部全科医生,是一个地区内全部全科医生资金的持有者。英国的全科医生必须属于一个临床委托组。临床委托组由国家卫生服务在各个王国的办公机构负责监管。每一个临床委托组都有各自的章程,并且有相应的运营团队。每一个临床委托组设有一个管理负责人,负责临床委托组的职责、功能、资金运行和治理。最初,大多数临床委托组的负责人都是原来初级医疗保健信托基金会的管理人员。依照2014年的数据,只有不到四分之一的负责人是全科医生,但是这些机构80%的专业业务主任都是全科医生。临床委托组代表组内所有全科医生所注册的患者购买医疗服务。按照新法案,临床委托组的定位是通过与患者、专业医学人士、社区服务提供者以及当局的相互合作,更加有效地提供医疗服务和护理服务。临床委托组的管理组织,除了有全科医生外,还有至少一名注册护士和一名提供二级专科服务的医生。临床委托组除了为所属全科医生注册患者购买一般的医疗服务外,还安排其负责区域内的急诊和紧急治疗服务。

第四节　被保障人群

英国的国家卫生服务制度,由于其待遇慷慨、报销水平高,又被称为免费医疗体系。这一制度为全体英国公民提供从"摇篮到坟墓"的医疗服务。由于遵循贝弗里奇报告精神,英国国家卫生服务制度强调公民权利,强调健康面前人人平等。英国所有的纳税人和在英国有居住权的人都有免费使用该体系服务的权利。国民卫生服务制度的服务原则是:不论个人收入如何,只依据个人需要,为人们提供全面、免费的医疗服务。国家卫生服务提供的保障范围包括预防、诊断、治疗、药品在内等一系列服务。

需特别注意,这一免费服务并不意味着个人完全不需要自付费用。在英国,国家卫生服务制度下被保障人群就医时,需要个人付费的项目包括定额付费、牙科服务和眼科服务。定额付费虽有统一的标准,但是各个地区之间存在一定差异,如英格兰每次的定额付费为 6.4 英镑/次,威尔士则为约 6 英镑/次。但 16 岁以下的儿童、19 岁以下的学生、60 岁以上的人口、享受社会保障待遇、因战争患病并领取抚恤金的退伍军人、孕妇和不满周岁婴儿的母亲、身体残疾或无自理能力人群、特殊疾病人群、住院患者可以豁免。

除上述豁免人员外,牙科和眼科相关服务需要个人承担自付费用。眼科检查费用为 10 到 20 英镑/次,牙科检查费用为 4.76 英镑/次;患者还需支付 80%的牙科诊疗费用,但国家卫生服务制度规定了自付上限(354 英镑)。国家卫生服务制度待遇享有者到全科医生处就诊免费,转诊到国家卫生服务付费的相关医院也可以享受免费服务。当然,如果患者选择要求更好的住院条件,则需要自己为此付费。需要注意,与医疗服务几近免费不同,英国的药品费用保险比例相对低些,约80%—85%的水平。

表2—3　英国医疗保障制度药品费用的报销比例

年　份	2003	2004	2005	2006	2007	2008
报销比例(%)	82.4	82.8	83.3	84.4	83.6	84.7

资料来源:欧洲全民健康数据库(HFA—DB)。

第五节　医疗服务购买者和 提供者之间的关系

一、不同类型医疗服务提供者的协商方式和相关主体

随着英国改革的深化,医疗服务购买者和提供者分离的结构逐步建立,英国开始由初级医疗保健信托基金会采取基于协议(合同)方式购买相应医疗服务。当前,相关医疗服务的购买以集体协商谈判方式为主,合同也主要是集体合同形式。

从英国医疗服务购买合同(协议)形式的演变看,最初的初级医疗保健信托基金会购买信托基金会医院的服务合同是一种缺乏强制法律约束力的双方协议,而非法律意义上的购买合同。这一协议仅仅明确了医疗服务量和成本,更大程度上是一种复杂的服务总量协议而并非法律意义上的合同。合同规定的医疗服务量主要基于历史数据,同时结合购买者和提供者之间的协商谈判方式予以确定。由于协议缺乏法律效力,医疗服务购买者和提供者之间的争议,由英国卫生署负责协调。

为解决这一问题,自2003年起英国卫生署共开发了四种标准

合同,分别用于初级医疗保健信托基金向国家卫生服务信托基金(NHS Trust)、基础信托基金会、私营医疗机构等医疗服务提供者购买医疗服务。新的购买合同取代了旧协议,合同争议仅能通过法律手段解决,不再由卫生署负责协调。这些国家制定的标准合同自2010年正式实施。这一体系下,初级医疗保健信托基金仅有有限的协商谈判权力,仅可在标准合同、支付框架、质量和创新指标体系下进一步进行协商谈判。

(一)全科医学服务的购买协商主体和谈判过程

2003年,英国引入新的全科医学服务购买合同之后,全科医学服务主要通过集体合同方式协商购买。在协商谈判中,英国医学会的全科医师协会作为全科医生的协商谈判代表,国家卫生服务联盟所属雇主委员会作为购买者代表。两者通过协商谈判方式确定集体合同,双方商定的合同内容为标准框架合同内容。

具体而言,适用于全科医生的购买合同有四种。一是全科医学服务合同(General Medical Services Contract),这一合同通过国家层面的集体协商方式确定,覆盖约50%的全科医生;二是个体合同,主要由初级医疗保健信托基金与全科医生在标准框架合同的基础上,进一步谈判确定内容的合同,覆盖约45%的全科医生;三是购买替代医疗服务者医学服务的合同,主要由初级医疗保健信托基金购买全科医学服务替代供给者的相关服务;四是用于购买初级医疗保健信托基金所属医务人员提供的初级医疗保健服务的合同。

(二)私营执业专科医生服务的购买协商主体

初级医疗保健信托基金会(PCT)购买私营执业专科医生服务的合同也是集体合同。这一合同协商谈判的医疗服务提供方代表为英国医学会专科医生委员会,医疗服务购买者代表为国家卫生服务联盟,双方通过协商谈判方式确定集体合同内容,以约束购买者和提供者行为。

(三)二级及三级专科医疗服务的购买协商主体

二、三级医疗服务主要指初级医疗保健信托基金向国家卫生服务信托基金会、基础信托基金会、私营服务机构(个人)购买的急症医院诊疗服务、精神病和学习障碍诊疗服务、社区卫生服务和专科门诊服务。这一合同由初级医疗保健信托基金与相应医疗服务提供机构通过个体协商谈判的方式确定,双方签订的个体合同约束双方权利和义务。

二、对于不同服务提供者的医疗费用支付方式

(一)全科医学服务付费方式设计

英国国家卫生服务制度对全科医生提供的服务,采取按人头付费为主、按服务项目付费和按绩效付费相结合的组合付费方式。

依照 2004 年版本的国家合同,全科医生服务的付费方式按照其所提供的服务内容不同而有所不同。全科医生所提供的服务可分为基本服务(Essential Services)、增强服务(Enhanced Services)、工作时间外服务(Out—of—hours Care)三部分。在此基础上,综合一个质量和产出标准框架(Quality and Outcomes Framework, QOF)衡量的绩效进行付费。

国家卫生服务制度付费时,对于全科医生提供的基本服务采取调整的人头费方式。每一个注册患者所对应的人头费按照卡瑞—赫尔(Carr—Hill)计算模型计算。这一模型的基本思路是通过模型预测每一位注册患者可能的医疗服务需求,人头费的调整因素主要考虑全科医生注册患者的年龄、性别、地区死亡率、新注

册患者导致的首年医疗费用增长额、护理员和居家护理产生的额外费用、不同地区间的医疗和生活费用差异等。同时，全科医生提供基本服务的总收入额由其注册的患者对应的人头费加总得来。为防止全科医生收入不足，这一部分服务方面还建有最低收入补贴机制，如果全科医生注册者不能为全科医生提供足够的收入，政府提供额外的补贴来保证全科医生的收入水平。2010 年至 2011年领取最低收入补贴的医生占到了全科医生的 61%（NHS Employers，2010）。

国家卫生服务制度对于全科医生提供的增强服务、工作时间外服务采取有总额限制的按服务项目付费（Capped Fee for Services）方式付费。

质量和产出标准框架则是一个绩效评估体系，全科医生的相关评估指标达到相应标准可获得额外支付。这一支付是一种按绩效付费（Pay for Performance，P4P）。质量和产出框架有一系列指标，国家卫生服务制度按照这些指标的完成程度决定支付。指标包括四个大类，其中临床标准大约有 86 个指标，覆盖 20 个临床领域[1]；组织标准大约有 36 个指标[2]；患者就医体验大约有 3 个指标[3]；补充医疗服务大约有 9 个指标[4]。

---

[1]　包括冠心病、中风、高血压、糖尿病、慢性阻塞性肺病、癫痫、癌症、精神健康、甲状腺功能减退、哮喘等内容。2009—2010 年全部分数约占 69.7%。

[2]　包括患者的档案和信息，教育和训练，临床管理和药品管理等方面内容。2009—2010 年全部分数约占 16.8%。

[3]　覆盖医疗服务的提供，怎样提供和患者在服务发展计划中的参与程度等方面。2009—2010 年全部分数约占 9.2%。

[4]　覆盖四个服务领域，包括宫颈癌筛查、儿童健康、产科和避孕服务等内容。2009—2010 年全部分数约占 4.4%。

（二）对二、三级医疗机构服务的费用支付

当前,英国国家卫生制度对与二、三级医疗机构所提供的服务采取总额预算与疾病诊断相关分组(DRGs)结合的方式付费。

在2003年之前,英国国家卫生服务制度对医院服务采取总额预算方式(Global Budget)付费,又称为年度总合同。这一合同是一个定额包干合同,初级医疗保健信托基金与医院之间约定以一定数额资金购买一定数目的医疗服务,最终支付也为这一数额,并不考虑实际治疗所遭遇的病种和花费的费用。但是,这一总额预算方式存在一些问题,如限于技术方法往往无法精确确定一家医疗机构的预算额,难以有效激励医疗服务提供者改善服务绩效等。因此,在2004年英国引入了新的按结果付费系统(Payment by Results,PbR),鼓励医疗机构改善医疗服务质量。英国的按结果付费系统的主要内容是英国版的疾病诊断相关分组,又称为医疗资源分组(Healthcare Resource Group,HRG)。但当前这一付费方式的应用范围非常有限,精神疾病的治疗、急诊服务、社区服务、专科门诊服务等都未应用这一付费方式。即便急症诊疗服务中也有大量的诊疗服务并未采用这一付费方式,仍然通过总额预算制付费。2009—2010财年,仅有260亿欧元医疗费用采取按医疗资源分组方式支付(Boyle,2011)。精神健康服务、急救服务、社区健康服务、救护车服务等未采用医疗资源分组付费方式的服务内容,仍通过总额预算方式付费。

（三）对专科医生服务的费用支付

需要注意,虽然英国的专科医生作为国家卫生服务制度的雇员领取工资,但由于国家卫生服务制度能够提供的收入相对微薄,国家卫生服务制度允许这些医生进行相应的私营执业活动获得补充收入。这使得国家卫生服务制度所属专科医生的收入实际为按工资付费为主,按服务项目付费为辅的组合状态。

追溯起来,从 1948 年刚刚建立国家卫生服务制度起,就允许英国国家卫生服务制度所属医务人员进行私营执业获取额外收入。当然,为了防止国家卫生制度所属医务人员过多进行私营执业,制度限定了专科医生通过提供私人医疗服务获得收入的数量和比例。全日制服务的专科医生通过私人执业服务获得的收入不得超过其工资的 10%;兼职服务的专科医生,则不受限。据统计,1992 年约 70%的国家卫生服务制度所属专科医生进行私人执业(Competition Commission,1994)。2003 年随着新的医疗服务购买合同的引入,对专科医生私人执业收入的限制被取消。

表 2—4　英国针对不同医疗服务提供者的付费方式

提供者	服务类型	支付方式
全科医生	基本服务	调整的人头费
	增强服务	按服务项目付费
	工作时间外服务	
	质量和产出标准框架评定结果	按绩效付费
二、三级医疗机构	疾病诊断相关分组	——
	总额预算方式	精神健康服务,急救服务,社区健康服务,救护车服务等未纳入疾病诊断相关分组支付方式的服务内容
专科医生	诊疗国家卫生服务制度被保障人群时提供的服务	支付工资
	提供非国家卫生服务补偿的服务	按服务项目付费

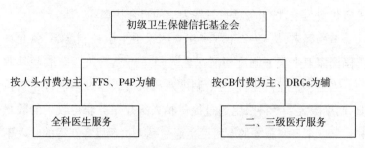

图2—1 不同医疗服务类型的付费方式

注:FFS 表示按服务项目付费;P4P 表示按绩效付费;GB 表示总额预算制;DRGs 表示疾病诊断相关分组,即英国的医疗资源分组。

第六节 被保障人群和医疗保障
提供者之间的关系

在英国,国家卫生服务制度保障人群和全科医生之间很大程度上是一个双向选择的关系。每个英国公民都有权利注册任意一个全科医生,并且这些公民到其所注册全科医生处接受咨询完全免费。当然,在大部分情况下全科医生有权拒绝任何一个公民的申请,但是这一拒绝必须理由充分,且并非由于申请者的种族、性别、社会阶层、年龄、宗教、性取向、外貌、残障和疾病状态等原因(General Practitioners Committee,2004)。但是如果患者是由地方卫生局或初级医疗保健信托基金分配给特定专科医生的,则全科医生不能拒绝为其注册和提供服务。当然,英国公民必须选择一名全科医生注册。

当然,被保障人群注册全科医生后,可以不需要任何理由就更换全科医生。如果全科医生和患者之间发生不可调和的矛盾时(如患者辱骂、羞辱、威胁医生后)或患者居住地变更出全科医生负责的地理区域之外,全科医生有权拒绝相应被保障人群的注册申请。从实际情况上看,2007年至2008年间,只有1142名公民主动要求更换全科医生,但却有75000名公民由其注册全科医生提出为其更换注册医生(Information Centre,2009)。

2009年,英国全科医生人均注册患者数为1420人(Information Centre,2010)。尽管工党政府提出到2004年末,保证国家卫生服务体系中参保者在24小时内获得初级医疗保健专业咨询服务,48小时内获得初级医疗保健医生服务。但是直到2007年至2008年,仅有87%的医疗服务提供达到了这一要求。

英国自20世纪70年代早期开始,许多届政府都试图解决实现建立全科医生转诊到医院最终再回到社区诊疗的设置(Marks,1993),也即我国的"分级诊疗、双向转诊"机制,但是这种下转往往不甚顺畅。

从被保障人群享受服务的角度看,被保障人群罹患疾病后通常需要到其注册的全科医生处首诊,从而处理绝大多数的全科医学问题,同时获得享受更加专科化医疗服务的转诊许可。

全科医生扮演二级医疗服务、专科医疗服务的守门人,这包括非住院医院服务以及以医院为基础的照料服务。当然,如果个人情况足够紧急,个人可以直接到急症医院急诊室就医而不需守门人的转诊(Coleman、Irons、Nicholl,2001)。从效果上看,2009—2010年在英格兰共有1980万人直接到急诊室就诊,比1996—1997年增长了59%(Department of Health,2010)。同时,Lowy、Kohler、Nicholl(1994)的研究发现,英国23%以上的急诊就诊患者并不需要急诊服务,完全可以由全科医生处理。这一滥用急诊服务的情况正随着普通医学服务(急症诊疗服务)等待时间的缩短而有所改善。当前,急诊室的非急症急诊服务的等待时间平均水平为 4 个小时。

最初,英国患者获得全科医生(守门人)的转诊许可后,并没有自由选择二、三级专科医学服务机构的权力。但是,自 2000 年开始的新一轮改革,英国国家卫生服务制度开始逐步赋予患者对二、三级医疗机构的自由选择权,当然这一选择权为经过守门人转诊后的自由选择权。2000 年,英国的伦敦患者选择权项目(London Patient Choice Project)开始试行患者对部分医疗服务的医疗机构选择权。2003 年,随着按结果付费系统的逐步实施,英国开始在全国试行"钱随人走"的患者选择权。2007 年,英国建立了国家卫生服务选择网站(NHS Choices)帮助参保者自主选择专科医疗机构(Jones、Mays,2009)。

英国代表国民购买医疗服务的是初级医疗保健信托基金。英国国民按照其所处地理位置划分所属初级医疗保健信托基金,参保者没有自主选择权。

第七节　总结和讨论

一、英国的分级转诊机制

英国分级转诊制度机制的核心是全科医生,每位英国国民都必须注册 1 名全科医生,这名全科医生负责所注册参保者的首诊、转诊及健康咨询和全科医学服务。在英国,参保者获取国家卫生服务制度提供的专科医学服务必须经过全科医生的转诊,仅有急诊服务可以不经转诊获得。参保者可以自主选择全科医生,全科医生仅可在特定的几个条件下拒绝国民的注册和申请更换注册患者。

全科医生根据患者病情决定是否能够转诊,以及转诊到哪一级别的医疗机构。但是,最终转诊的专科医疗机构由患者自主决定,国家卫生服务制度建有相应的辅助信息平台,帮助参保者选择医疗机构。转诊到二级医疗机构的患者,相应医疗机构根据其所需服务和病情发展,再将其转为接受三级医疗服务(部分医疗机构可以同时提供二级、三级医疗服务)。患者病情稳定后转回基层医疗机构接受康复服务,当然英国下转也并不顺畅。

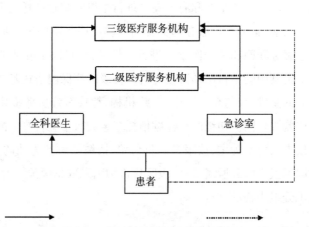

可获得国家卫生服务补偿的就医路径　自付费用或私营医疗保险支付的就医路径

图 2—2　英国的分级诊疗制度的基本设计

二、英国分级转诊机制所依赖的制度基础

英国的医疗服务购买者主要是初级医疗保健信托基金,这一机构归属于国家卫生服务制度,持有国家卫生服务制度 80% 左右的预算。这一机构负责购买全科医生,二、三级医疗服务机构,全科医学服务替代者的相关服务。这一机构为地域性覆盖机构,英国公民按照居住地的地址决定所属初级医疗保健信托基金。国家卫生服务制度为英国国民提供完善而慷慨的医疗待遇,仅药品待

遇稍低。

英国的医疗服务市场主要由私营执业为主的全科医生为主的初级医疗保健服务市场、国家卫生服务所属的二、三级医疗机构组成的医院服务市场两部分组成,有限的私营医疗机构作为有序的补充。国家卫生服务机构所属二、三级医疗机构的管理自主权不断提高,当前公立医院的管理形态主要为有一定管理自主权的国家卫生服务信托基金和有更高管理自主权的基础信托基金。

当前,集体医疗服务购买合同的协商谈判由国家层面的国家卫生服务联盟和英国医学会进行。但是,全科医学服务的谈判服务是由其中的全科医师协会进行。初级医疗保健信托基金在集体合同的基础上,与全科医生、医疗机构、替代医疗服务提供者签订个体购买合同。初级医疗保健信托基金会对于全科医生的支付采取按人头付费为主,按服务项目付费、按绩效付费为辅的结构;对于国家卫生服务所属二、三级医疗机构则采取总额预算为主、医疗资源分组为辅的结构。

三、英国分级诊疗有效运行的内在机理

(一)经济机制设计

英国支撑分级诊疗制度的经济机制主要为一些相互制约、有效传递的经济激励机制。

第一,宏观层面,形成一个一定资源总量约束下,全科医师和专科医学服务提供者之间的资源争夺结构。在每年英国全国层面的医疗保障支出总预算决定后,提供初级医疗卫生服务的全科医生与二、三级医疗机构之间就形成一个有限资源的争夺关系。在最初国家层面的资源分配(划分)环节,英国医师协会就与国家卫生服务联盟之间争夺有限的国家卫生服务预算资金。在临床委托

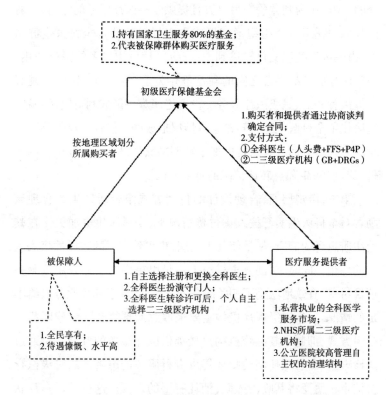

图2—3 英国分级诊疗制度的支持体系

组层面,临床委托组与全科医生和二、三级医疗机构之间签订的个体购买协议(合同)中将再次进行有限资源的争夺,也即两个层次的医疗服务之间更多是资源竞争,而非合作。这也是英国学术界批评医疗服务供给方面存在医疗服务连续性不足的问题的重要原因。

第二,中观层面,全科医生作为守门人,且以临床委托组(全科医生集团)作为相应参保者的持资购买者结构,保证了守门人机制的有效性。在英国,全科医生作为有限国家卫生服务资源争夺的一方,作为利益争夺另一方且提供专科医疗服务的守门人,通过临床委托组这一组织形式形成更大规模的持资全科医生群结构,由临床委托组支付转诊到二、三级医疗机构患者的医疗费用。两类医疗服务提供者之间的利益争夺关系,使得初级医疗保健服务提供者和二、三级医疗服务提供者之间难以形成利益输送关系,这堵住了全科医生随意转诊患者情况形成的可能性。这是英国全科医生首诊方面并未出现类似于转型国家中隶属于行政机构的全科(家庭)医生随意转诊情况的重要原因。

第三,微观层面,合理设计的付费方式组合所产生的合理激励。对全科医生实行按人头付费情况下,全科医生更加关注在其处注册患者的健康,尽量使其少生病,也更致力于防止慢性疾病状态的恶化。同时,对部分全科医生不足以提供的服务采用按服务项目付费,有效地激励了相关服务的提供,缓解了相关服务供给不足的情况。二、三级医疗机构主要采取总额预算和疾病诊断相关分组方式,抑制了其医疗机构过量提供医疗服务的倾向。对通过急诊渠道、非必须住院治疗或提供专科服务的患者,二、三级医疗机构也不愿意将其收治入院,消耗有限的资源。这也是许多症状较轻患者赴急诊就医时,往往被急诊科分诊护士引导到最近的全科医生处就医的重要原因。

(二)社会文化方面的支撑

第一个层次,英国宗教文化的影响。需要特别说明的是,英国的宗教文化对英国民众的影响久远且深刻。早在公元5世纪到6世纪,英国就开始了基督教化进程。在随后的英国历史过程中,宗教都扮演了相当重要的角色,英国的宗教传统也就不可避免地对分级诊疗系统的运行产生了影响。

一是大部分的医学院校和医疗机构都有着悠久的宗教传统,

或者说在历史上都曾经属于某一教会所有,后转交给了世俗管理。这使得这些机构在教学和诊疗行为方面仍然传承之前的宗教精神,更多强调医治疾病,而非通过提供医疗服务获取收入。

二是英国的医务人员中信教者以及出自宗教家庭的比例非常高。这种宗教生活和信教家庭的生活,使其选择医生职业一定程度上是一种帮助他人理念的表现,而非仅仅追逐较高的收入水平。这一情况在与英国医务人员的交流中感受非常普遍,英国医务人员将自己所从事的工作更多的称为服务(Service)而不是商业行为(Business)。"帮助他人解除疾病痛苦",一方面使医务人员的诊疗行为更多的能够从患者角度的出发,同时也使患者能够更加信任医务人员。

三是宗教传统下的相互信任的社会民众关系。在英国,由于绝大多数民众拥有宗教信仰,尽管大家可能所属教派存在差异,但总体上处于一个相互信任的社会关系之中。特别是对于个人所选择的全科医生,绝大多数的参保者对其表现出足够的信任,仅有极少数患者质疑全科医生的诊疗行为。两者之间更多是一种邻里间的互助关系,而非商业行为上的财务交换关系。这是全科医生制度有效运行的重要基础条件。

第二个层次,英国核心价值观的影响。对于英国核心价值观最为完整而系统的阐述是1855年英国《每日电讯报》的《英国认同的核心价值观》一文。该文将英国核心价值观归纳为10个方面:法制,法律面前人人平等,政府也必须受到法律的制约;"王在议会中"的主权,上议院、下议院和君主三者共同构成最高权威;多元化的国家,法律面前人人平等,并且容忍各类不同人群的存在;自由;私有财产;制度和约定俗成的彼此行为的规范;家庭;历史;英语世界;英国性格。表现在分级诊疗体系中即为:

一是医生和患者之间，不同的医生之间是相互平等关系，并非存在诸多的权威，只有专业不同。医患之间平等沟通，专科医生也较少凭借身份蔑视全科医生的服务，医生之间强调协同配合，互相协作；医患之间则强调相互信任、充分沟通。这是全科医生能够获得参保人委托帮助购买专科医学服务的重要原因。

二是强调遵循制度和约定俗成的行为规范。英国国民在选定全科医生后，会自然遵循全科医生的就医建议和安排，也遵循相关制度的安排。经过数十年的运行，英国国民适应了英国国家卫生服务制度下必须到全科医生处首诊的制度规定，并认为这是一种必需的规则。这也是英国对全科医生首诊制的反对主要集中在新移民中的重要原因，各类调查表明新移民是对国家卫生服务分级诊疗机制埋怨最多的群体。

三是因循历史，守旧而不愿接纳新的事物，是英国在1948年建立国家卫生服务制度时，引入守门人机制却未呈现较大反弹的重要原因。1948年之前，尽管没有全科医生守门人机制，但英国民众在就医时就有先到个人医生处获得相关建议的习惯，这一习惯是守门人机制的雏形，也是国家卫生服务制度能够有效引进守门人机制的重要原因之一。

四是崇尚自由和自律，这使英国在国家卫生服务中设置对全科医生"以脚投票"机制并有效运行的重要条件。

（三）技术层面的支撑

第一，医学专业技术方面的分割，专科和全科医学服务之间存在差异。在英国，基层医疗服务提供者（主要指全科医生提供的全科医学服务）和二、三级医疗机构（主要提供专科医学服务）所提供的服务之间存在差异，两者之间是相互补充的关系，而非替代关系。这种结构使两者之间难以相互替代。在英国，全科医生主要提供全科医学服务等初级医疗保健服务,这一初级医疗保健服务并非简化版本的专科医学服务,而是一种异于专科医学服务的一种专科服务。二、三级医疗机构难以提供这类全科医学服务,全科医生也难以替代专科医生提供服务。两个主体之间形成了互补形式的医疗服务,而非相互替代,整个医疗服务的提供需要两者之间的合作。这再配合相应的支付方式在一定程度上杜绝了两类服务提供者之间相互争夺病人的可能。

第二,医疗服务供给市场的组织和治理结构是重要的组织基础。在英国,个人执业状态的全科医生和有一定管理自主权的二、三级医疗机构是重要的组织基础。私营执业的全科医生能够正确应对按人头付费产生的经济激励,比如对全科医学基本服务按人头付费就使其倾向于使用预防性服务、防止注册患者疾病恶化,对增强服务和工作时间外服务采取按服务项目付费,也有效激励了相应服务的供给。二、三级医疗服务的管理自主权,特别是对财务剩余的处置权,使其不愿将急诊渠道的轻症患者收治住院。

第三,国民对于全科医生自由选择的"以脚投票"的机制,加上按服务项目付费的方式,防止了全科医生过度的费用节省动机可能对患者权益的损害。特别是在初级医疗保健这种医患双方信息不对称相对轻微的服务领域,患者可以通过自由选择全科医生的方式防止全科医生的不规范行为,以及发泄对全科医生的不满。

第四,临床委托组作为地区性筹资购买机构的角色。从理论上看,临床委托组是更大规模的持资全科医生的尝试,是一个区域内全部全科医生资金的持资机构。这一组织形式下,由全科医生(也即地区的临床委托组)支付转诊到二、三级医疗机构所产生的医疗费用以及公立性质为主的医院服务供给结构,是英国全科医生守门机制有效运行的重要原因。一方面,公立医院作为预算制单位并不愿过多的提供医疗服务,且在英国有多重机制防止公立医院提供过度医疗,公立医院愿意全科医生将更多的患者留在基层,而不是转诊到医院。同时,全科医生所转诊的患者在医院所产生的医疗费用由其注册的全科医生所管理的基金支付,这与全科医生的收入发生了一定的关联,这导致全科医生也不愿意将不符合转诊的患者转诊到医院,也即推诿病人的情况较为罕见。两者相辅相成,互相配合。当然,英国也有防止全科医生拖延病人转诊的若干制度设计,防止出现医疗服务供给不足的问题。

第五,有效的全科医生培养机制带来民众的信任。在英国成为全科医生至少需要9年的专业医学教育培训,包含至少5年的医学院学习,1年的临床实践(向英国医学会申请医生资格的条件),3年的临床培训(申请皇家全科医生学院考试的条件)。专业和足够的训练使英国的全科医生具有较高的素质,按照部分国内学者的说法,这样培训出来的医生的业务水平相当于我国一般的副主任医师的水平。这为全科医生赢得了专业层面的信任。

第三章　荷兰的分级诊疗机制
及其支持系统

荷兰是欧洲最典型的社会医疗保险制度国家之一,其医疗保障制度建立自二战期间的德占时期,脱胎于典型的德国模式,直到2006年改革之前荷兰仍为典型的德国模式。同时,荷兰还是最早按照有管理的竞争①理论改革医疗保障制度的社会医疗保险国家,这一模式随后被德国等传统社会医疗保险制度国家所学习,是新俾斯麦模式社会医疗保险制度的起源。

同时,荷兰也是最早引入全科医生守门人机制的国家之一,其硬性约束的守门人机制发育非常完善,非常具有典型性。本章所称的分级诊疗制度实际指荷兰社会医疗保险的强制守门人机制。本章描述荷兰守门人机制设计及其支持机制,剖析荷兰守门人机制的运行机理。

---

① 有管理的竞争理论起源于美国,由 Enthoven(1988)在应对私营医疗保险"逆向选择"导致难以全民覆盖问题时提出,理论核心就是建立一个相应的保费分配(再分配)机构,按照相应参保者的风险程度重新分配保费,使保险人能够获得与其承保风险相适应的保费,从而将保险公司从设法排除患病概率大的参保者任务中解放出来,集中精力研究如何控制成本和提高服务质量(赵斌,2014)。

第一节　荷兰医疗保险制度发展历史沿革

一、现代医疗保障制度建立前的医疗保障制度萌芽

荷兰现代医疗保险制度的雏形为 19 世纪前半叶由教堂、慈善机构、医生、药剂师和其他私人举办的互助基金。这被视为荷兰疾病基金的前身。之后，随着经济发展和工业革命的推进，工会等各类机构纷纷学习互助基金的结构和组织形式建立起类似组织。工会建立的组织所提供的保障功能主要通过劳动者之间的互助共济，帮助分散劳动者因罹患疾病导致的收入减少、医疗费用负担和失业风险等。因为荷兰长久以来的政府不干预传统，这段时期内政府很少介入到这些事务当中。

二、荷兰社会医疗保险制度的建立时期

但是，自 20 世纪初开始，荷兰政府逐步改变了旧有"不干预"市场的方式，更多介入解决社会问题的制度建设和运行之中，这包括与疾病相关的保障机制。1901 年政府颁布的《事故法案》(1901 Accident Act, Ongevallenwet) 可视为荷兰建立社会保险制度的开端 (Schäfer、Kroneman、Boerma 等, 2009)。自此，荷兰原本自愿参加、相对碎片化、基于互助组织的医疗保障体系逐步被政府主导的社会医疗保障制度所替代。

1913 年颁布的《疾病法案》(Sickness Act, Ziektewet) 标志着完全自主管理的互助基金模式的终结，也标志着医疗保险部门政府干预的出现。但是，由于多方利益主体的阻挠，1913 年法案直到 1930 年才真正付诸实施。这一法案最终仅覆盖了疾病津贴待遇，不包含医疗费用支出的补偿。由于不同利益主体的阻挠，直到二

战开始,荷兰引入强制社会医疗保险制度的尝试都未能实现。阻力主要来自医疗服务提供方。各方冲突的核心在于是否允许医疗服务提供方代表参加疾病基金理事会,以及允许参加疾病基金所管理计划人群的收入标准为多少合适[①],获得疾病基金报销的医疗服务提供者标准应如何等(Boot、Knapen,2001)。

荷兰社会医疗保险制度的突破性进展发生在1941年德国占领时期。1941年德国占领当局在荷兰强制推行了《疾病基金办法》(Sickness Fund Decree),引入了强制医疗保险计划。这一强制保险计划通过疾病基金保障收入低于一定水平人群的医疗保障待遇。疾病基金受政府监管,采取家庭联保方式,为雇员的直系亲属提供保障。这些疾病基金严格按照地域建立,并非与职业相关的基金。疾病基金提供的福利包内容远远多与战前的疾病基金待遇。缴费采取雇主和雇员分担方式。这一法案为荷兰60%的人口提供了医疗保障待遇。自雇者和退休人群可以自愿参加疾病基金,覆盖这部分自愿参加人群的计划被称为自愿保险(Voluntary Insurance)。其他人群则主要依靠私营医疗保险计划获得医疗保障(Kappelhof,2005;Jackson,1996)。

三、二战后,社会医疗保险制度的改革和完善

二战后,荷兰疾病基金与医生之间的利益冲突再度成为新医疗保险法拖延20年迟迟不能推出的重要原因。医务人员害怕新法案的实行可能导致收入的减少,反对强制医疗保险计划覆盖更多的人口。因此,荷兰直到1964年才成功通过了《疾病基金法

---

① 当时按照荷兰的制度设计,收入高于一定水平的个人可以不参加强制计划,这成为计划讨论时的一个关键问题。

案》(Sickness Fund Act),这又被称为强制医疗保险法(Compulsory Health Insurance Act;Ziekenfondswet,ZFW),这一法案在1966年实施。这一法案维持了1941年法案的基本结构,将整个医疗保险体系分为强制社会医疗保险计划、自愿社会医疗保险计划、私营医疗保险三个部分。在此基础上,荷兰还准备在强制社会医疗保险基础上增加覆盖严重疾病风险的、覆盖全民、依靠收入相关缴费筹资的大病社会医疗保险制度(Algemene Wet Zware Geneeskundige Risico's,AWZ)。但是,由于私营医疗保险基金和疾病基金的强烈反对,这一大病医疗保险制度在1967年被额外医疗支出法案(Exceptional Medical Expenses Act,Algemene Wet Bijzondere Ziektekosten,AWBZ)所替代,新的法案收窄了原有法案所提供的待遇范围,新的待遇仅包括护理院服务、精神病和残疾照护机构的护理服务,转变为一种长期护理保险制度。

荷兰这一医疗保险体系存在一个严重的缺陷,即自愿医疗保险基金中绝大多数人群为不受疾病基金欢迎的高风险人群,且主要是老年人群。这些人群的医疗费用负担逐步成为荷兰医疗保障体系最为严重的财务问题,自愿参保人群的医保基金运行越来越困难。为此,1986年荷兰政府开始逐步废除自愿疾病基金计划,并将这些自愿参保人群分流到强制医疗保险计划或者收入达到一定标准转入私营医疗保险计划。同时,为防止各种不良效应,荷兰还出台了两个法案配合这一改革。第一,为了解决突然加入大量老年人所导致的财务问题,荷兰引入了老年疾病基金待遇领取者联合筹资法案(Act on the Joint Funding of Elderly Sickness Fund Beneficiaries, Wet Medefinanciering Oorvertegenwoordiging Oudere Ziekenfondsverzekerden,MOOZ),参加私营医疗保险(收入高于一定水平的人群)的参保者需要同时额外缴纳部分保费,这一保费拨付给覆盖高风险人群的强制医疗保险计划。第二,为防止私立保险计划拒绝接受高风险人群参保,荷兰新的医疗保险参加法(Medical Insurance Access Act,Wet op de Toegang tot Ziektekosten-verzekeringen,WTZ),要求私营医疗保险必须以一致的固定费率保障高风险人群,即采取社区费率方式提供保险产品,不得使用经验费率方式对高风险人群核定高额保费。

但是,20 世纪 80 年代改革形成的新体系仍存在一些问题,特别是公立疾病基金的运行效率仍有待提升,长时间的服务等待时间有待缩短等问题。为此,荷兰在 2006 年对医疗保险体系进行了根本性的改革。这一次改革依照有管理的竞争理论重塑了荷兰的基本医疗保险制度,废弃了原有公私并立的医疗保险计划,建立了统一的医疗保险计划,所有荷兰人必须参加。社会医疗保险福利包基本部分全国统一,但允许疾病基金在一定范围内提供差异服务。同时,基本保费全国统一,允许疾病基金在一定范围内调整保费。同时,建立保障不同疾病基金获得与参保者风险结构一致保费的风险平准机制。

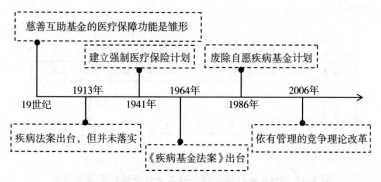

图 3—1　荷兰社会医疗保险制度的改革历程

第二节　被保障人群

当前,荷兰的社会医疗保险制度实现了全民覆盖。荷兰基本医疗保险制度由雇主和雇员分担保费,但是雇主缴费和雇员缴费的缴费渠道存在差异。

其中,雇主缴费比重为雇员收入的 6.9%,有缴费上限约束,年最高缴费额为 2233 欧元(2009 年);自雇者则需要自付雇主缴费部分,缴费额为自雇者收入的 4.8%,年缴费限额最高为 1554 欧元(2009 年),缴费由荷兰税收办公室(Tax Office)征缴。

个人支付的保费称为名义保费(Nominal Premium),这一保费为定额费,并且允许承保的疾病基金(医疗保险公司)在一定范围内调整,这一保费直接由参保者直接交付给参保健康保险公司。2008 年,名义保费一年的个人缴费平均为 1100 欧元,约相当于 6% 的费率。依 2009 年数据,荷兰保险公司的保费水平在 933 欧元到 1150 欧元之间。对于 18 岁以下的儿童,则由政府财政代为缴纳保费。

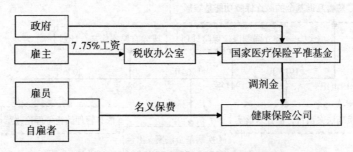

图 3—2　2006 年改革后荷兰基本医疗保险制度资金流向

荷兰基本医疗保险制度待遇以法定福利包所覆盖的内容为

准。基本医疗保险法定福利包是承办基本医疗保险的疾病基金
(医疗保险公司)必须承诺提供的最低水平的福利,荷兰法律允许
相应疾病基金(医疗保险公司)在一定范围内自我完善福利包。
当前看来,政府制定的基本待遇包括:医疗服务、全科医生诊疗
服务、医院护理服务、法定专科护理服务、住院费用、18 岁以下
的牙科服务、急救服务、妇产服务、药品服务、康护服务等。从水
平上看,荷兰基本医疗保险制度的保障水平很高,特别是对于住
院医疗服务费用的补偿方面,住院费用报销比例基本在 98%以
上,其药品费用报销比例相对较低,约为 78%。其中,对于住院
药品报销待遇较高,对于门诊药品则因为种种限制报销待遇相
对较差①。

表 3—1　荷兰社会医疗保险制度费用报销比例(%)

项目 ＼ 年份	2005	2006	2007	2008	2009	2010	2011
住院费用报销比例(%)	86.2	98.1	98.3	98.4	98.7	98.7	98.7
药品费用报销比例(%)	55.2	79.1	79.9	79.8	78.8	78.9	78.4

资料来源:欧洲全民健康数据库(HFA—DB)。

第三节　医疗服务购买者

2006 年改革后,荷兰新的医疗保险公司是荷兰医疗服务的最
主要购买者。当前,荷兰的医疗保险公司主要有两个来源:一个是

----

① 门诊药品由于应用各种需方费用控制工具的原因,门诊药品补偿水平有限。

2006年改革之前负责经办管理强制医疗保险计划的疾病基金,这些疾病基金按照2006年之前法律被定位为公法组织;另一个是2006年改革之前承办私营医疗保险基金的私营医疗保险公司(赵斌,2014)。

按照新的改革法案,从2006年起,所有的医疗保险公司都转由私法规范,并且允许这些医疗保险公司通过经营法定医疗保险盈利并向股东分红。

但是,从当前情况看,医疗保险公司市场中仍然主要由非营利形态的保险人组成。2010年,占荷兰医疗保险市场88%份额的前4大医疗保险公司中,仅有一家(Achmea)为营利公司,其余三家(UVIT、CZ and Menzis)仍旧是非营利性质的保险基金(Schäfer、Kroneman、Boerma 等,2010)。

此外,荷兰医疗保险者联盟(Health Insurers Netherlands,Zorgverzekeraars Nederland,ZN)是荷兰医疗保险公司的代表机构,这一机构还有国家代表、医疗服务提供者国家组织的代表以及患者(消费者)协会的代表。这一机构负责在全国层面代表医疗保险公司的利益与其他利益主体的全国代表机构进行协商谈判。

表3—2　荷兰基本医疗保险承办主体的变化

时　间	提供项目	提供主体	主体属性
2006年之前（改革前）	强制医疗保险	疾病基金	公法组织
	私营医疗保险	私营保险公司	私法组织
2006年之后（改革后）	基本医疗保险	医疗保险公司	

第四节　医疗服务提供者

一、初级医疗保健服务的提供市场

在荷兰,初级医疗保健服务(Primary Health Care)概念中包含的内容较多,提供主体也相对众多,包括全科医生、理疗医生、药剂师、心理医师和助产士等多个主体。当然,荷兰的这种多主体化的初级医疗保健服务供给市场结构,也导致了初级医疗保健服务供给的碎片化问题。因此,荷兰的初级医疗保健领域的改革更多致力于整合初级医疗保健相关服务,提供联合供给的初级医疗保健服务,增强不同服务提供主体之间的合作(Okkes、Polderman、Fryer等,2002;Exter、Hermans、Dosljak等,2004)。

(一)全科医生服务的提供市场

荷兰初级医疗保健服务供给网络,甚至整个医疗服务供给网络的核心都是全科医生。全科医生扮演全科医学服务和专科医学服务之间的守门人。2008年,荷兰共有8783名全科医生(Schäfer、Kroneman、Boerma等,2010);2013年,这一数字变为8865(Wammes、Jeurissen、Wester,2015)。

荷兰多数全科医生采取团体执业的形式。其中,约占36.4%的全科医生在3到7名全科医生组成的群体中进行执业,37.9%全科医生则是两人共同执业,只有25.7%的全科医生独立执业(Wammes、Jeurissen、Wester,2015)。绝大多数全科医生执业团体是个体企业或合伙组织的性质,只有小部分全科医生(11.1%)被其他全科医生所雇佣。

荷兰全科医生主要提供全科医学服务,较少提供手术等治疗服务,主要健康干预手段为咨询和药品,但是药品的使用水平较低,对大约三分之二的就诊病人提供药品治疗。荷兰绝大多数的全科医生是荷兰皇家医学会（Dutch College of General Practitioners, NHG）成员。

荷兰晚上和周末这些法定工作时间外的全科医学服务主要由全科医生服务站（GP Posts）提供。这一服务站是全科医生的合作体。此外,全科医生站还作为急诊服务的守门人。荷兰部分急诊服务由全科医生提供,部分转诊到急诊室。

（二）其他初级医疗保健服务提供者

荷兰其他初级医疗保健服务提供者是理疗医师、牙医、助产士、矫正治疗师、初级医疗保健心理医师。在荷兰,获取牙医和助产士服务不需要全科医生转诊,可以直接就诊。理疗医师自2006年起可以直接就诊,不再要求全科医生转诊,但是仍然有很大比重的患者通过全科医生转诊,只有三分之一的患者直接就诊（Schäfer、Kroneman、Boerma 等,2010）。2008年开始,矫正治疗师也可以直接就诊,不需经全科医生转诊。但是,初级医疗保健心理医师和营养医师服务,仍需全科医生的转诊。

从荷兰初级医疗保健服务市场的发展趋势上看,自20世纪90年代后期起,荷兰初级医疗保健服务供给方面有了诸多改变。尽管全科医生仍然在其中扮演核心角色,但是许多原本归属全科医生的任务被分散给其他初级医疗保健服务提供者。执业护士成为全科医学服务中重要的新提供者,执业护士负责照顾许多特定类型的慢性病患者,特别是罹患糖尿病、慢性阻塞性肺病、心血管疾病等的人群。因此,全科医生并不再作为所有类型医疗服务的守门人。2007年起,专科护士也可以在医生明确诊断的情况下开具处方药。

二、二级医疗服务、专科门诊服务、住院服务的供给市场

在荷兰,接受二级医疗服务、专科门诊服务、住院服务都需要全科医生等守门人的转诊。这些医疗服务主要由医院和精神病医疗机构提供。

（一）医院的情况

荷兰的医院通常拥有住院部、门诊部及 24 小时服务的急诊部。医院的门诊部用于提供入院前和入院后的诊断和随诊服务。

荷兰共有六种不同类型的医疗机构提供专科医学服务和住院服务,分别是普通（综合）医院、学术性（大学）医院、专科医院、独立治疗中心、顶级临床医学中心和创伤中心。

2009 年,荷兰共有 93 家专业管理机构运营的 141 家医院和52 家门诊诊所,这些机构都是私营非营利组织（Deuning,2009）。其中 8 家是大学医院。这些医院提供所有类型的专科门诊服务以及二级住院服务。除非急诊,患者必须经过全科医生转诊才能到医院获得专科医生服务,否则只能个人通过自费方式或私营医疗保险方式支付费用。荷兰大多数的医院都建有 24 小时服务的急诊室。

具体而言,依照 2010 年数据,荷兰共有 98 家专科医院,这些医院专注于提供特定类型护理服务或治疗特定疾病,如哮喘、癫痫、血液透析等。2007 年,荷兰共有超过 120 家独立治疗中心,其服务范围限定在 B 部分（B—segment）。这些并非针对急症的诊疗服务,其服务价格可以由医疗服务提供者和购买者之间自由谈判,并且可在一天内完成治疗。这些机构更类似于日间择期手术和治疗中心。荷兰的大多数高级医学中心都是大学医院的一部分或是许多医院合作共同运营的机构,最典型的是 9 家癌症诊所、19家心脏诊所或器官移植诊所（10 家针对肾移植、3 家针对肺移植、3 家针对心脏移植）,这些机构都是大学医院的一部分。2006 年,

荷兰共有 10 家创伤医学中心,其中大部分归属于大学医院(National Institute for Public Health and the Environment,2009b)。

荷兰绝大多数医院采取法人治理结构。按照荷兰传统,医院是非营利性机构,不允许从事营利性行为。但是,自 2008 年新一轮改革起,荷兰少部分医院的改革试点方案开始允许向投资者支付部分利润,从而鼓励投资者更多投资医院,不断改善医疗服务质量和增加供给数量。当然,政府也严格监控这些改革尝试,且这一改革倾向仍然在热烈的讨论,并非明确的改革倾向。

(二)荷兰的专科医生服务市场

荷兰医院中接近 75% 的专科医生是合伙关系(NIVEL,2009)。这些合伙关系大多是独立的,即专科医生是独立执业者,仅仅是依托于医院提供的辅助医学服务(检验服务、病床服务等)。在主要是大学医院的少部分医院,专科医生是医院雇员。

2005 年,荷兰共有 16156 名注册专科医生,其中精神病医师(2499 名)、内科医师(1782 名)和麻醉医师(1252 名)是三个最大的专业群体。2007 年,41% 的荷兰居民接受过专科医疗服务,人均就诊次数为 1.8 次,11.5% 的人首诊入院。所有在医院就诊的人群中,46% 的人群是一日门诊。近十年内,荷兰接受医院服务的人数快速上升。同时,一日门诊量也快速上升。

(三)荷兰的急诊服务供给市场

荷兰的急诊服务通常是在事故或非常急性的疾病发生时提供的服务。相应的供给主体包括全科医生、急诊室和创伤中心。如果不需要救护车,患者在没有威胁生命的急性疾病或外伤的情况下应首先联系全科医生,全科医生有独立用于急诊的电话,并且负责急诊病人的初步诊疗,如果必要转诊到急诊室,则呼叫救护车。非工作时间,患者可以呼叫全科医生工作站。2005 年荷兰共有

131 个全科医生站负责非工作时间的服务,98.2%的荷兰公民可以在 30 分钟内乘车到达全科医生工作站(Schäfer、Kroneman、Boerma 等,2010)。

2006 年,荷兰共有 107 家急诊室,急诊室都是医院的组成部分。对于非常严重的事故,还有 11 家创伤医学中心。当然,创伤医学中心一般属于医院,按照荷兰规定拥有创伤医学中心的医院必须配备有一个 24 小时服务的急诊室、一个重症监护室、大量专科医生和一个移动医学小组(Mobile Medical Team,MMT)。移动医学小组由一名专科医生(通常是外科医生)、一名司机(飞行员)和一名护士组成。其中,4 家创伤医学中心拥有直升机,同时 2 架德国和 1 架比利时直升机用于边界地区的创伤医学服务,其他创伤医学中心则仅拥有救护车。这一创伤医学服务网络能够为 98.2%的荷兰人提供 30 分钟内可及的创伤医学服务(Schäfer、Kroneman、Boerma 等,2010)。

表 3—3　荷兰的医疗服务供给市场

类型 ＼ 项目	提供服务	提供主体	备　注
初级医疗保健服务市场	全科医学服务	私营执业全科医生	首诊人
		全科医生工作站	
	其他服务	理疗医师	可直接就诊,无须转诊
		牙　医	
		助产士	
		矫正治疗师	
		心理医师	需转诊

续表

项目 类型	提供服务	提供主体	备　注
专科医疗机构 服务市场 （141家医院， 52家门诊诊所）	专科医疗 机构服务	普通医院	需转诊
		大学医院	
		专科医院（98家）	
		独立治疗中心 （120余家）	
		顶级临床医学中心	
		创伤中心（11家）	
专科医生 服务市场	专科医生服务	自雇形态专科医生 （约占75%）	
		医院雇员形态 专科医生	

第五节　医疗服务购买者和
提供者之间的关系

一、医疗服务购买者和提供者之间的协商谈判

在荷兰，医疗保险公司与各种类型医疗服务提供者可通过协商谈判的方式确定部分医疗服务的价格、数量和质量等诸多内容。荷兰医疗服务购买者和提供者之间是一种合同关系，双方的权利与义务关系通过民事合同被予以规范。

荷兰医疗保险机构购买医疗服务时，主要采用两个工具：一是与医疗服务提供者谈判决定医疗服务的数量、质量和价格等；另一个则是选择性合同①。采用这些工具的主要目的是更有效的使用医保基金来购买参保者所需的医疗服务。理论上,这两个工具可帮助医疗服务购买者通过市场机制有效筛除医疗服务质量较差的服务提供者。当然,实践中荷兰的选择性合同仅在非常有限的范围内使用。

(一)与全科医生的协商谈判

在荷兰,医疗保险公司与全科医生之间的协商谈判,一般由医疗保险公司代表与全科医生代表之间进行协商谈判以确定标准合同或框架合同。医疗保险公司与全科医生的协商谈判并非与单个全科医生的个体谈判,而是与全科医生利益代表协商的集体谈判。这一集体谈判中,全科医生的利益代表可以是全科医生国家协会(National Association of General Practitioners,LHV)②,也可以是地区全科医生协会。当然,为了合理化谈判流程、降低协商谈判成本,全科医生的谈判代表只与本地区内最大的医疗保险公司进行谈判,本地区的其他医疗保险公司则同样遵循这一谈判结果。

同时,在特定情况下,医疗保险公司也与单个全科医生签订个人合同。这些个人合同主要针对称为现代化和创新医学服务(Modernization and Innovation,M&I)的临床活动。这些临床活动的主要目标是提高全科医学服务的供给效率,同时减少二、三级医疗服务的供给压力,这些服务包括小型外科手术、心电图诊断、

---

① 选择性合同指单个购买者根据其覆盖人群需求及所确定的提供者筛选标准(包含医疗服务质量、可及性、人员和设备配置等)对提供者进行选择性签约的合同形式,又被称为筛选式合同(赵斌,2014)。

② National Association of General Practitioners,荷兰语为 Landelijke Huisartsen Vereniging。

MRSA 扫描。2006 年,约 50%的全科医生签订了这类医学合同,提供这类服务(Westert 等,2008)。

(二)与其他医疗服务提供者的谈判

在荷兰,医疗保险公司还主要与如下医疗服务提供者代表机构进行集体谈判,确定集体合同规范相应专业医务人员的行为。这些机构主要包括如下组织:

第一,荷兰皇家医学会(KNMG)①。这一机构是 1849 年成立的、负责代表荷兰所有医生利益的非营利组织。这一医学会分为六个主要的专业群组协会。一是专科医生协会(OMS)②;二是国家全科医生协会(LHV);三是领取工资医生的国家组织(LAD)③;四是荷兰职业医学协会(NVAB)④;五是护理院医生和社会照料服务人员专业协会(NVVA)⑤;六是荷兰医学保险协会(NVVG)⑥。

第二,荷兰护士和护理人员协会(V&VN)⑦。这一组织是提供护理和护士服务提供者的专业自治协会。

第三,初级医疗保健医生的专业组织。一是荷兰全科医生

---

① The Royal Dutch Medical Association,荷兰语为 Koninklijke Nederlandsche Maatschappij ter bevordering van de Geneeskunst。

② Association of Medical Specialists,荷兰语为 Orde van Medisch Specialisten。

③ National Organization of Salaried Doctors,荷兰语为 Landelijke Vereniging van Artsen in Dienstverband。

④ Netherlands Society of Occupational Medicine,荷兰语为 Nederlandse Vereniging voor Arbeids-en Bedrijfsgeneeskunde。

⑤ Professional Association of Nursing Home Physicians and Social Geriatrists,荷兰语为 Beroepsvereniging van Verpleeghuisartsen en Sociaal Geriaters。

⑥ Dutch Association for Insurance Medicine,荷兰语为 Nederlandse Vereniging voor Verzekeringsgeneeskunde。

⑦ Nurses and Carers Netherlands,荷兰语为 Verpleegkundigen en Verzorgenden Nederland。

学会(NHG)①,这一组织建立于 1956 年,是荷兰全科医生的科学互助组织,这一组织与国家全科医生协会之间有着非常密切的关系。二是荷兰物理治疗医师皇家协会(KNGF)②,这一组织建立于 1889 年,是物理治疗医师的专业互助组织,共有 20000 名会员,涵盖医学生和非执业的医生。三是皇家助产士协会(KNOV)③。四是皇家药店发展协会(KNMP)④,这一组织建立于 1842 年,是药剂师和药店的代表机构。

第四,专科医生协会(Association of Medical Specialists,OMS),这一机构是最大的二级专科医疗服务提供者的代表互助组织。

第五,荷兰预防医学和健康促进协会(NVPG)⑤是荷兰预防医学领域服务提供者代表的自治组织。

第六,国家医院协会(NVZ)⑥,是负责代表医院、精神病医疗服务雇主、医疗服务联盟利益的自治组织。

二、对各种医疗服务提供者的费用支付

(一)对医院的费用支付

自 2005 年 1 月开始,荷兰医疗保险公司开始对医院提供的

---

① Dutch College of General Practitioners,荷兰语为 Nederlands Huisartsen Genootschap。

② The Royal Dutch Society for Physical Therapy,荷兰语为 Koninklijk Nederlands Genootschap voor Fysiotherapie。

③ The Royal Dutch Association of Midwives,荷兰语为 Koninklijke Nederlandse Organisatie van Verloskundigen。

④ Royal Dutch Association for the Advancement of Pharmacy,荷兰语为 Koninklijke Nederlandse Maatschappij ter Bevorderingvan de Pharmacie。

⑤ Dutch Association for Prevention and Health Promotion,荷兰语为 Nederlandse Vereniging voor Preventie en Gezondheidsbevordering。

⑥ National Hospital Association,荷兰语为 Vereniging van Ziekenhuizen。

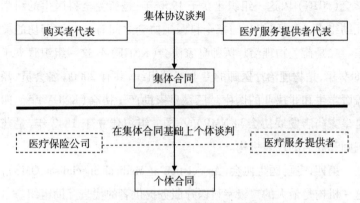

图 3—3 荷兰基本医疗服务的协商谈判过程

专科医学服务采取荷兰版的疾病诊断相关分组(DRGs)费用支付方式。这一荷兰版的疾病诊断相关分组被称为诊断治疗合并组(Diagnosis Treatment Combinations, DBCs)。诊断治疗合并组是依照疾病诊断相关分组(DRGs)概念并有所改进建立的新分类系统。这一付费方式的核心目的是允许医疗保险公司和医院间讨论医疗服务价格和服务质量。这一付费方式要求医院提供每一名病人一次诊疗行为从第一次就诊直到后续检查的整个治疗期间的全部成本,被视为提高医院部门管理效率的有效工具。

在旧的按服务项目付费的体系下,诊断服务、问询服务、住院服务等所有服务分别计价支付。新的诊断治疗合并组系统则是整合式支付,这是医院市场应用有管理竞争理论的重要工具。在这一诊断治疗合并组系统中,卫生福利和运动部、医院、专科医生和医疗保险公司通过合作一同确定每一个疾病的诊疗方式和相关成本。这些信息被用来确定每一个诊断治疗合并组的平均价格。这一价格中包括专科医学服务、护理服务、医疗器械和诊断相关服务的成本。除了直接成本之外,这些分组定价还考虑诸如教育、研究和急诊等非直接成本。诊断治疗合并组并不会因为住院时长的改变而改变,也不会根据每个患者具体使用诊断服务的多少而有所不同。

同时,荷兰还成立了专门机构负责调整和维护诊断治疗合并组,这一机构被称为诊断治疗合并组维护机构(DBC Maintenance,DBC—Onderhoud),是一个独立基金会形式的组织。医院服务提供者负责将他们的诊断治疗合并组数据上传到诊断治疗合并组的信息系统之中。2007 年,这一组织通过研究项目将诊断治疗合并组数量从 30000 减为 3000,原因是大量诊断治疗合并组被认为过分复杂,且存在问题。在实践中,直到 2012 年诊断治疗合并组才从 30000 下降到 4400(Wammes、Jeurissen、Wester,2015)。

目前,只有称为 B 部分(B—segment)的诊断治疗合并组的定价,可以由医疗保险公司和医疗服务提供者通过自由协商的方式确定。2005 年,能够谈判的 B 部分约占诊断治疗合并组的 10%,到 2008 年这一比重上升到 20%,2009 年上升到 34%(Schäfer、Kroneman、Boerma 等,2010)。之所以缓慢增加可供谈判协商的诊断治疗合并组比重,目的是防止医院出现收入与以往历史收入偏差过大的情况,进而帮助医院和医疗保险公司逐步适应这种协商谈判形式的定价方式。2015 年,70%的医院服务是可以自由谈判的,剩余 30%由国家规定(Wammes、Jeurissen、Wester,2015)。

而诊断治疗合并组 A 部分(A—segment)的医疗服务价格仍由荷兰医疗保障局(Dutch Health Care Authority, NZa)制定。同时,在 2005 年资本投资并未纳入医疗服务谈判之中,但是自 2009 年开始资本投资也可以由供需双方通过谈判方式确定。A 部分又被称为不可协商谈判的诊断治疗合并组。这一部分服务仍旧遵循旧有的总额预算系统。这一预算根据医院的功能和服务量确认。医院依据诊断治疗合并组将支付凭证发送给医疗保险公司和患者。每年年终,医疗机构对 A 部分医疗服务的费用支出进行加总。如果这一数字超过 A 部分的功能预算,超出的这一部分费用则由医院返还给荷兰医疗保障局(Dutch Health Care Authority, NZa);如果低于预算,医院获得差额部分的补偿(Boot、Knapen, 2005;Schäfer、Kroneman、Boerma 等,2010)。

(二)支付医疗服务个人的方式

荷兰医疗保障局(NZa)为大多数并未应用"有管理的竞争"方式的医疗技术人员的服务订立价格,例如牙医和助产士。

当前,荷兰正尝试建立一个自由的市场化定价机制。2005年,理疗医生与医疗保险公司开始通过协商谈判方式确定相应医疗服务价格。这一实验(试点)计划的目的是探讨自由定价方式对医疗服务供给效率、质量、服务可及性和可负担性的影响。根据荷兰医疗保障局(NZa)的研究发现,这一试点计划带给了医疗服务提供者更多的选择权,同时也没有降低相关医疗服务的可及性。同时,这一试点项目还表现出了激励医疗服务提供者进行创新,增加服务供给量和合作性的效果(Van de Ven、Schut,2008;Schäfer、Kroneman、Boerma 等,2010;孙东雅、范娟娟,2012)。

1. 对全科医生服务费用的支付

2006 年荷兰医疗保障制度改革后,荷兰新的全科医生服务付费方式呈现出新旧两种体系的混合。2006 年之前,荷兰公私分立的医疗保险制度结构下,公共医疗保险(基本医疗保险)对全科医生服务采取按人头付费,私营医疗保险则采取按服务项目付费的方式。为平稳过渡,新的付费体系为按人头付费和按服务项目付费方式相结合。

新的全科医生付费系统针对不同服务有着不同的付费方式：一是每一名注册患者的人头费，负责支付基础全科医学服务费用；二是全科医生的诊询费用；三是执业护士的诊询费用；四是增加全科医生服务效率活动的筹资及补贴二级医疗服务的费用；五是工作时间外服务的补偿。除第一项采取按人头付费方式之外，其他各项均采取按服务项目付费。当然，全科医生最主要的收入来自人头费。2015年，平均每位全科医生收入中37.3%来自按人头付费，33%的份额来自按服务项目付费（Wammes、Jeurissen、Wester，2015）。

2015年，荷兰进一步改革了这一支付体系。新的支付方式包含三部分。第一部分是支付最核心的初级医疗保健服务，这一部分包括注册病人的人头费、全科医生诊疗费（含电话诊疗费）、门诊精神病治疗服务，这一部分服务采取国家定价。第二部分则是包括糖尿病的多学科诊疗服务、哮喘、慢性阻塞性肺疾病、心血管疾病的风险管理。全科医生与保险人之间谈判医疗服务价格和服务量。第三部分则是按绩效付费方式，由保险人和全科医生之间谈判确定服务价格和服务量。当局希望第一部分能够实现全科医生收入的75%，第二部分实现15%，第三部分实现10%。

全科医生服务和执业护士的全科医学服务的最高服务价格由全科医生国家协会（LHV）、荷兰医疗保险人①、卫生福利和运动部之间通过协商谈判方式确定。在协商谈判达成共识后，最高付费价格由荷兰医疗保障局（NZa）予以确定和公布。

---

① Health Insurers Netherlands，荷兰语为 Zorgverzekeraars Nederland。

表 3—4　2009 年全科医生和全科护士每季度人头费的最高服务价格

执业区域　　项目	人　群	付　费
在非资源匮乏地区居住的参保者	65 岁以下	13 欧元
	65 岁到 75 岁	14.7 欧元
	75 岁及以上	15.4 欧元
在资源匮乏地区居住的参保者	65 岁以下	14.7 欧元
	65 岁到 75 岁	16.5 欧元
	75 岁及以上	17.2 欧元

资料来源：Schäfer W.，Kroneman M.，Boerma W.，van den Berg M.，Westert G.，Devillé W. and van Ginneken E.，*The Netherlands：Health System Review*，Copenhagen：WHO Regional Office for Europe，Vol.12，No.1(2010)，pp.1-229.

此外，荷兰对于部分慢性病（糖尿病、心血管风险管理和慢性阻塞性肺炎）实行打包付费。

表 3—5　2009 年全科医生和全科护士其他服务的最高价格

询诊费　　类别	全科医生	执业护士
咨询费	9 欧元	9 欧元
大于 20 分钟的咨询费	18 欧元	18 欧元
家庭诊疗	13.5 欧元	13.5 欧元
大于 20 分钟的家庭诊疗	22.5 欧元	22.5 欧元
电话咨询	4.5 欧元	4.5 欧元
抄处方	4.5 欧元	4.5 欧元

续表

类别 询诊费	全科医生	执业护士
疫苗注射	4.5 欧元	4.5 欧元
邮件咨询	4.5 欧元	4.5 欧元
非工作时间服务(每小时)	50.2 欧元	—

资料来源:Schäfer W.,Kroneman M.,Boerma W.,van den Berg M.,Westert G.,Devillé W. and van Ginneken E.,*The Netherlands:Health System Review*,Copenhagen:WHO Regional Office for Europe,Vol.12,No.1(2010),pp.1-229.

2. 专科医生服务费用的支付

荷兰的专科医生范畴包括独立执业的专科医生以及医院的雇员两种。其中,独立执业的专科医生占75%(Wammes、Jeurissen、Wester,2015)。

自2008年开始,医疗保险公司对专科医生服务按照诊断治疗合并组(DBCs)方式支付费用(Notten,2008)。新的付费系统对于每一个诊断治疗合并组分组都由专科医生提供服务的标准耗时以及每小时的价格设定。这一价格对所有的专科医生都一致。这一价格中每小时服务价格由2004年建立的标准时间定价委员会(Commission Normative Hourly Tariff,Commissie Normatief Uurtarief)通过研究提供建议,这一建议包含高定价组和低定价组,具体定价由卫生部门和专科医生协会通过谈判确定统一的价格表。

这一价格表允许医院、专科医生与医疗保险公司进行进一步的协商谈判。2007年,在132.5欧元每小时的标准价格基础上,允许双方通过谈判下调或上浮6欧元。2009年,专科医生的标准收入被设定为129500欧元,而其标准执业成本为75760欧元。从全国情况看,自2007年付费方式从总额预算转为诊断治疗合并组方式后,专科医生的人均收入增加了30%,其中仅有4%的增长源自诊疗人数的增长(Schäfer、Kroneman、Boerma 等,2010)。

作为医院雇员的专科医生,则领取工资,这一工资确定方式与相应医疗机构相关。

表3—6　医务人员付费方式

服务提供者	支付系统
全科医生/全科执业护士	注册人头费(调整的按人头付费);咨询费、工作时间外护理、创新补贴、预防医学检查(按服务项目付费)
其他初级医疗保健服务人群	按服务项目付费
专科医生	DBC 系统(自雇者状态);工资(雇员状态)

第六节　被保障人群和医疗保障提供者之间的关系

荷兰基于全科医生的守门人机制是传统社会医疗保险国家中独一无二的设计。在荷兰,享受专科医学服务(随着改革部分初级医疗保健领域的专科服务开始可以直接享受)和住院服务必须经过全科医生转诊。所有荷兰公民必须选择一名全科医生并与之签订首诊协议。荷兰民众签约的全科医生多是他们的邻居,彼此之间的地理距离非常近,也非常熟识。荷兰平均一名全职的全科医生签约大约 2300 名患者(Hingstman、Kenens,2008),荷兰国民每年人均到全科医生处就诊或联系全科医生 5 次(Wammes、Jeurissen、Wester,2015)。

荷兰公民可以依据自己意愿选择任意一名全科医生签约,也可以在没有任何理由的情况下更换所签约的全科医生。与其他国家有所不同,荷兰的全科医生可以在特定情况下拒绝病人的签约申请,当然这些原因仅限于病人距离全科医生执业地点过远难以照顾、签约人数过多无法照顾两项。因此,在荷兰100%的公民都可以在15分钟内从其家庭到达其注册的全科医生处(National Institute for Public Health and the Environment,2009)。

由于全科医生处于首诊地位,非常重要,因此必须能够简单、方便、便宜的获得全科医生诊疗服务。因此,荷兰的全科医生诊疗服务并没有起付线,并且预约时间不超过两天。

在荷兰,参保者拥有自由选择所参加医疗保险公司的权利。荷兰进行这一改革的时期与德国非常接近,改革始于1996年,从这一年开始荷兰公民被赋予了自由选择医疗保险公司的权利(Enthoven、van de Ven,2007)。当然,实践中这一权利很少被使用。

同时,荷兰法律规定医疗保险公司不得拒绝任何参保者的注册,也不得采取差异性保费。这一参保者自主选择医疗保险公司的设置,赋予参保者采取以脚投票方式激励医疗保险公司改善管理服务绩效的权利,是"有管理的竞争"理论的重要环节。荷兰每一名18岁以上的参保者每年需要为包括住院治疗在内的服务支付360欧元(2014年数据)的年度起付线,但是全科医生诊疗服务免收起付线(Wammes、Jeurissen、Wester,2015)。

第七节　总结和讨论

一、荷兰的分级转诊机制

荷兰的分级诊疗机制是一个以基本医疗保险主导的、私营医疗服务提供者作为主体,通过经济激励方式形成的分级诊疗体系和效果。当然,这在更大程度上可以说是一个全科医生的守门人机制。全科医生是整个服务网络的枢纽,参保者享受专科医学服务必须通过全科医生的转诊。每个荷兰公民必须选择一名全科医生签约,全科医生除注册人数已满或距离原因无法服务外不得拒绝任何公民的签约。

参保者罹患疾病后,除非危急重症,都需要经过全科医生的首诊,甚至部分急诊服务也由全科医生服务站进行首诊。当然,考虑部分初级医疗保健领域的专科服务的供给需求,荷兰近年来允许部分初级医疗保障服务领域的专科医学服务直接获取,如牙医、助产士、理疗医师、矫正治疗师等。但是,住院医疗服务和二、三级专科医学服务仍强调全科医生的转诊。获取转诊后的患者,可以按照全科医生建议自主选择专科医生或专科医疗机构就医。

从运行效果上看,荷兰全科医生有较低处方开具量和转诊率。荷兰全科医生首诊病人的96%都通过全科服务予以解决,仅4%的患者转诊到二级医疗或其他的初级医疗保健医生处接受治疗(Cardol 等,2004;Wammes、Jeurissen、Wester,2015)。依照Schellevis、Westert、De Bakker(2005)的研究,依照第二次荷兰全科医学调查的结果与1987年相比,荷兰的全科医生更加有效,每周工作时间更短却处理了比1987年多10%的病例。同时,人均诊疗时间仍然得以保障为人均10分钟,跨度为眼科的8分钟到社会医学问题的13分钟。同时,通过电话随访等形式替代上门服务,上门服务从17%下降到8.5%。96%的病人由全科医生负责处置没有转诊,每千名注册患者年均转诊率为153例低于转诊1987年的184例。Van Uden、Nieman、Voss 等(2005)的研究也表明,荷兰公民对于全科医生提供的工作时间外服务(含部分急诊服务)非常满意,全科医生之间的合伙形式比全科医生雇佣形式有着更高的患者满意度。2013 年,荷兰人平均每年到全科医生处就诊 5 次左右,一个全日制全科医生签约 2350 人左右(Wammes、Jeurissen、Wester,2015)。

　　荷兰基于全科医生强制守门人机制的最大问题是全科医学服务提供者与专科医学服务提供者之间协作困难,难以满足医疗服务连续性的要求,无法提供连续的医疗服务。Geelen、Krumeich、Schellevis 等(2014)的研究发现荷兰全科医生的执业方式和守门人角色使其无法有效适应对癌症患者提供连续医疗服务的要求。Berendsen、Benneker、Schuling 等(2006)的研究则提出荷兰现行守门人机制的最大问题是全科医生与专科医疗服务之间缺乏有效的沟通渠道和合作方式,这是当前制度难以提供连续性医疗服务的重要原因。

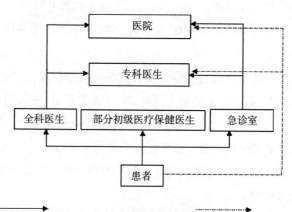

图 3—4　荷兰患者就医路径

二、荷兰分级诊疗机制所依赖的制度基础

荷兰实行典型的社会医疗保险制度。2006年改革后,荷兰依照"有管理的竞争"理论重塑了基本医疗保险制度,在整个体系中强调通过经济激励方式,引导医疗服务提供者之间和医疗保险机构之间的竞争,进而提高整个医疗保障系统的运行效率。荷兰的分级诊疗效果是通过全科医生的守门人机制,依托基本医疗保险的经济激励方式最终得以实现,其整个保障机制都是保证医疗保险经济激励能够有效传递的各种制度设计。

荷兰社会医疗保险缴费包含向雇主征缴的收入相关费率的缴费(自雇者自己承担)以及医疗保险公司可以在一定范围内调整的定额缴费两部分组成。参保者允许自主选择医疗保险公司。医疗保险公司可以通过一定范围内调整定额缴费部分或提供法定福利包以外的服务等措施竞争参保者。医疗保险公司开始逐步使用选择性个体合同,不再向所有医疗服务提供,从而依据保险公司自身情况与医疗机构(个人)签约,并形成签约服务网络。

从购买人的结构上看,荷兰自1996年起就赋予参保人自主选择疾病基金的权利,这一权利在2006年的改革中进一步被保留,荷兰参保者可以通过以脚投票方式激励医疗保险公司改善绩效,控制成本,提高服务质量。同时,2006年改革后,法人的疾病基金转为私营营利的医疗保险公司,允许机构盈利并分红。同时按照有管理的竞争理论赋予医疗保险公司与医疗服务机构协商谈判的权利,可以在特定范围内与医疗机构协商谈判确定医疗服务价格、质量和数量。

荷兰的医疗服务市场则由私人执业的全科医生市场、私营执业为主的专科医生市场、私营非营利医院服务市场三部分组成。整个医疗服务体系中政府直接干预的色彩非常低,主要依赖各类

行业自治组织的自我规范。

同时，医疗服务的购买主要通过协商谈判方式确定。通常由医疗服务购买者和医疗服务提供者双方代表协商谈判确定集体合同。在部分情况下，也使用个体合同。当然，这些供需双方的代表都是各方的自治组织，政府较少干预。即便有政府医疗保障管理局公布的价格也是由相应主体先行谈判确定后，转交政府医疗保障管理局公布。

支付方式上，全科医生采取按人头付费为主、按服务项目付费为辅的方式。绝大多数专科医生采取 DBCs 方式付费，少部分专科医生采取按工资付费。医院服务方面，依据相应医疗服务所处的部分，A 部分仍然采取总额预算方式，B 部分则采取 DBCs 方式付费。

三、荷兰守门人机制有效运行的内在机理

第一，医疗保险公司的治理结构使其有动力推动守门人机制的有序运行。荷兰的医疗保险公司可以向股东分红，使其更有动机控制医疗费用。除此之外，医疗保险公司之间的竞争，特别是在参保者可以自愿选择医疗保险公司的情况下，可以通过降低保费的方式争夺参保者的方式，使医疗保险公司对于医疗费用控制非常敏感。守门人机制作为费用控制的重要工具，被医疗保险公司所重视。

第二，自由执业的全科医生和专科医生之间是一种资源争夺关系。荷兰绝大多数的全科医生和专科医生都是自由执业者，医院仅是提供辅助设施和辅助服务的执业场所。因此，在医疗投入总量一定的情况下，全科医生和专科医生之间实际是一个资源争夺的关系，两者无法形成合谋和利益输送关系是守门人机制有效

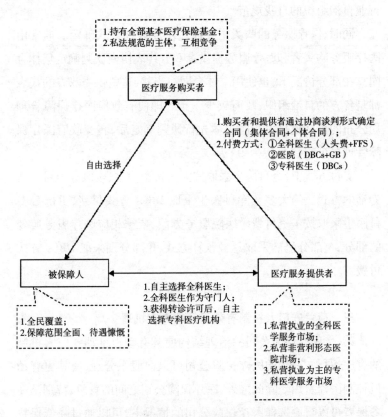

图 3—5　荷兰分级诊疗制度的支持机制

运行的关键因素,也使得全科医生更有做好守门人的动力。

　　第三,国民对全科医生的自由选择,配合部分服务按服务项目付费,有效防止了对"守门人"(全科医生)采取按人头付费可能导致的过度控费动机,保障了参保者的权利。荷兰守门人机制的另一个重要设计是允许参保者自由选择全科医生,这在一定程度上激励全科医学改善服务质量。同时,为了防止一些必要诊断服务的缺失,荷兰还对一些供给不足的全科医学服务采取按服务项目付费方式。

第四,医院以非营利医院为主,更多的是一个辅助部门,是专科医生执业的场所。在荷兰,医院并不是有限医疗保障资源争夺中的重要主体,与美国类似,荷兰的医院更多的是一个辅助服务角色,是专科医生的执业场所。同时,医院的属性都为私营非营利性组织,这有效防止了政府干预可能导致的行政资源垄断,也有效防止了过度竞争导致的医院装备竞赛。

第五,政府并不过于介入医疗服务市场,不会形成行政力量的扭曲。荷兰没有公立医院。荷兰政府也长期秉承对医疗服务供给领域的不干预政策,政府的角色仅仅是制定规则,同时在行业自律无效的情况下介入医疗服务监管。这样的政府角色定位使荷兰难以形成行政垄断的公立医疗集团和利益团体,使市场机制能够更有效和顺畅的运行。

第六,按人头付费下的全科医生服务。全科医学服务采取按人头付费,可以激励全科医生的预防保健动机,也可以更多地使全科医生采取非干预措施,而非过量使用检查等措施。

第七,全科医学服务和二、三级专科医学服务之间的差异,两者之间是互相补充的关系而非替代关系。荷兰的全科医学提供的服务主要是非介入型服务,是强调预防保健的全科医学服务,并非简化版的专科医学服务。二、三级医学服务则主要是介入型专科医学服务。两者之间难以互相替代,各方主体负责各自的服务领域。

第四章 法国的分级诊疗制度
及其支持系统

　　法国的分级诊疗制度为典型软性约束、经济激励形式的守门人机制,也是传统未建有分级诊疗制度的社会医疗保险国家引入分级诊疗制度的重要尝试。因此,本章以法国基本医疗保险中的软性守门人机制为研究对象,分析法国的分级诊疗制度设计及其支持系统。

　　法国位于欧洲西部,约 54.5 万平方公里,2010 年人口为 6544万。2013 年人均 GDP 为 34968 美元,预期增长 1.5%。失业率9.9‰,人口增长率为 0.5‰(OECD,2014)。法国医疗资源丰富,国民健康水平良好。按照世界卫生组织统计,2012 年男女预期寿命分别为 79 岁和 85 岁,人均医疗卫生费用支出为 4260 美元,总医疗费用支出为 GDP 的 11.8%。2008 年政府卫生支出占政府总支出的 16.0%,而政府卫生支出占卫生总支出的 75.9%。

　　法国的医疗保障制度为社会医疗保险制度,但与西欧其他国家市场化倾向的新俾斯麦模式改革倾向不同,这一改革呈现出从德国模式的社会医疗保险和英国模式的国民卫生体系的混合特色。与当前市场化改革倾向的社会医疗保险改革大趋势不同,法国改革更多的是学习国民卫生体系的公平性特点。当然,社会医疗保险医疗服务购买体系的基本结构仍然得以保留和不断发展。

　　分级诊疗制度上,法国自 20 世纪 90 年代开始尝试在原本没有守门人机制的社会医疗保险制度中引入守门人机制,并且采取经济激励形式的、软性守门人机制。法国当前所使用的软性守门人机制是一种守门人机制的创新,也是减弱在社会医疗保险制度引入强制守门人机制的民众反对的重要设计。

第一节　法国社会医疗保险制度发展的历史沿革

法国当前的社会医疗保险制度源自 1945 年法国解放后建立的新的社会保障体系。

追溯历史,法国在 1945 年之前就建有相应的医疗保障体系,但这一旧体系主要依赖互助组织。早在 19 世纪,随着法国社会互助运动的快速发展,到 1900 年法国境内有各种各样的互助基金约 13000 个,覆盖约 250 万人,到 1940 年互助基金覆盖约 1000 万人(Saltman、Busse、Figueras,2004)。以此为基础,法国构建了一个基于自治组织的医疗保障体系。

法国政府开始介入医疗保障领域的标志是 1930 年法国颁布的《社会保险法》(Act on Social Insurance)。这一法案充分考虑了社会互助组织的作用,法国依此法案建立了一个互助组织负责运行的强制保险计划。这一计划覆盖收入低于一定水平的人群,保费由雇主和雇员共同缴纳。这是一项综合保险,为参保人群提供疾病、孕产妇、残障、老年和死亡等一系列待遇。到 1939 年二战爆发时,法国大约三分之二的人口由互助待遇协会(mutual benefit associations)提供保障,参加者可以自由选择互助协会参加(Chevreul、Durand—Zaleski、Bahrami 等,2010)。

1945 年,法国正式颁布了《关于建立社会保障制度的法令》

（The Act of Establishment of the Social Security），正式建立了政府主导的社会保障制度。这一制度中社会医疗保险提供健康保险（含疾病、孕产妇、失能、死亡等）待遇、工伤和职业病待遇、家庭津贴、退休待遇四种待遇。尽管，法国在 1945 年就提出实现医疗保障的全民覆盖，但是由于二战后的法国以经济重建工作优先，医保的全民覆盖实际上采取分步完成的方式，法定社会医疗保险在1961 年逐步扩展到农民，1966 年逐步扩展到自雇的非农业劳动者，1974 年通过新建制度的方式将其他未被纳入制度的人群纳入其中。当时，法国从制度层面上实现了人群全覆盖，但从现实实际参保数字上看，实际上并未实现覆盖率上的全民医保。特别是 20世纪 80 年代经济滞胀时期，许多参保者由于失业而失去了医疗保障待遇。而当时的医疗救助计划以省为单位，各省情况不同，但显然当时这一安全网的效果不佳，且对政府是一个十分沉重的负担。

这些问题引发了 1996 年的"朱贝改革"。这一轮改革将整个医疗保险制度从一个以行业为基础的保险制度转为真正覆盖全民的医疗保险制度。这次改革最大的特点是：第一，医疗保险筹资基数从税后所得收入（薪酬）转为税前总收入；第二，增强了政府干预色彩，议会拥有了确定医疗保障体系目标的权力；第三，通过增加免缴费的医疗保险计划实现全民覆盖。为此，法国在 1999 年通过了《全民医疗保险覆盖法案》（CMU Act），新法案对收入低于一定水平的个人免保费纳入医疗保险计划。当年，这一年的收入标准为 9020 欧元。随着这一法案的不断推进和实施，到 2008 年法国基本医疗保险覆盖率达到 99.9%（Chevreul、Durand—Zaleski、Bahrami 等，2010）。

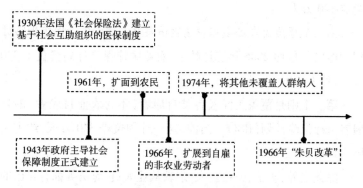

图4—1 法国医疗保障制度改革的历史脉络

第二节 法国当前的医疗保障制度

当前,法国的医疗保障制度按照待遇水平可分为两个层次。第一个层次是基本医疗保险,第二个层次则是补充医疗保险。在各项机制的保护下,法国医疗保障制度的待遇水平相当高,2012年全部自付费用仅占全部费用支出的9.6%(DREES,2013)。

一、基本医疗保险制度情况

（一）基本医疗保险制度项目组成

法国的基本医疗保险制度主要通过三个覆盖不同人群的基本医疗保险计划实现全民覆盖。

第一个是覆盖普通工商业雇员及其家庭成员的一般医疗保险计划(CNAMTS)。这一计划中还包含面向低收入人群的免费公共医疗保险计划(CMU)。依照2006年统计数字,这一计划共覆盖5600万人,约占法国总人口的87%,其中免费公共医疗保险计划覆盖140万人。

第二个是覆盖农场主和农场雇员及其亲属的农业医疗保险计划(MSA)。依照2006年统计数字,农业医疗保险计划覆盖了340万人,约占法国人口的6%。

第三个则是覆盖工匠及各类自雇者(不含农业自雇者)的自雇者医疗保险计划(RSI)。当前,这一计划覆盖340万人,约占法国人口的5%。

除此之外,矿工、铁路工人、宗教从业人员、海员等都有自己的特殊医疗保障计划。当然,这些特殊人群医疗保障计划覆盖范围非常有限。

表4—1　法国社会医疗保险制度基本结构

项目 计划名字	目标人群	人数(万人)
普通计划	工商业雇员及其家庭成员	5600
农业计划	农场主、农业雇员及其家庭成员	360
自雇者计划	手工艺人、自雇者(含农业自雇者)	340

资料来源:Chevreul K., Durand—Zaleski I., Bahrami S., Hernández—Quevedo C. and Mladovsky P., *France*:*Health System Review*, Copenhagen:WHO Regional Office for Europe, Vol.12, No.6(2010).

(二)法国基本医疗保险制度的筹资设计

尽管法国由多个职业相关的基本医疗保险制度实现全民覆盖,但是从筹资上全民一致。当然,法国基本医疗保险筹资机制设计也随着制度的演进不断变化。

在1946年到1991年间,法国的基本医疗保险主要依靠雇主和雇员缴纳工资或薪酬费的方式筹资。最初,基本医疗保险制度筹资设有缴费额上限,但后来随着基本医疗保险支出不断增加,法国逐步放弃了这一缴费额上限限制。从具体数字上看,1992 到 1997 年间,法国基本医疗保险缴费率约为 19.6%,其中雇员缴纳个人收入的 6.8%,雇主则需要缴纳雇员收入的 12.8%(Chevreul、Durand—Zaleski、Bahrami 等,2010)。

1998 年,法国对基本医疗保险筹资机制进行了较大幅度的改革。当年的改革目标是扩展社会保障系统的筹资能力。其中,重要的改革内容包括:第一,逐步降低雇员缴费率,法国基本医疗保险缴费中雇员费率从 6.8%下降到 2010 年的 0.85%。第二,扩大 1991 年引入普通社会费(General Social Contribution,GSC)的筹资能力。当前,普通社会费逐步成为基本医疗保险制度最重要的筹资来源。普通社会缴费以总收入为基础进行征集,对于不同来源的收入采取不同的税收比例,具体如下表。第三,提高雇主缴费费率,2010 年雇主缴纳率为 13.1%。

表 4—2　普通社会费的筹资来源和费率

收入来源	费率(%)	用于社会医疗保险的费率(%)
劳动收入	7.5	5.1
资本所得	8.2	5.9
博彩收入	9.5	
养老金	6.6	
其他福利待遇	3.8	

资料来源:Chevreul K., Durand—Zaleski I., Bahrami S., Hernández—Quevedo C. and Mladovsky P., *France:Health System Review*,Copenhagen:WHO Regional Office for Europe,Vol.12,No.6(2010).

注:对于免征所得税的低收入人群,这一费率下降为 3.8%的劳动收入。

当前,法国的基本医疗保险筹资以工资费和普通社会费两种筹资来源为主。工资缴费方面,2010 年雇主缴纳率为 13.1%,雇员缴纳率为 0.85%(Chevreul、Durand—Zaleski、Bahrami 等,2010);普通社会费主要由个人缴纳,其费率针对个人的不同收入来源有所不同。此外,其他筹资来源则包括医药企业营业税、广告税、药品零售税、特定企业补充税、企业污染税等。

表 4—3　法国基本医疗保险筹资来源占比的变化

(单位:%)

年份　　　来源	1990	2000	2007
雇员缴费*	32.2	3.4	2.9
雇主缴费	63.1	51.1	46.6
—缴费合计	95.2	54.5	49.5
普通社会费	0.0	34.5	37.6
指定税(汽车和烟草等)	1.6	3.3	3.4
医药企业税	0.0	0.8	1.2
—税收合计	1.6	38.7	40.9
政府财政补贴的保费损失**	0.5	4.9	7.8
基本医疗保险计划之间的调剂	1.1	0.3	0.7
其　他	1.5	1.6	1.1

注:* 缴费包括社会医疗保险为医生缴纳的保险费;** 政府财政补贴的保费损失指
　　因为经济政策优惠等原因导致的社会医疗保险保费的损失,如为鼓励家庭护理
　　业发展对雇主减免的保费,这部分保费由政府提供补贴。

资料来源:Chevreul K., Durand—Zaleski I., Bahrami S., Hernández—Quevedo C. and
　　　Mladovsky P., *France:Health System Review*, Copenhagen:WHO Regional Of-
　　　fice for Europe, Vol.12, No.6(2010), p.68.

二、补充医疗保险制度情况

在法国,由于基本医疗保险大概能够提供 70%—80% 的补偿

水平,待遇相对有限。因而,法国80%以上的国民拥有各种类型的补充医疗保险①。这类补充医疗保险主要用来补偿基本医疗保险报销待遇与个人实际医疗费用支出之间差额部分的医疗费用。

根据补充医疗保险所面对人群的不同,大致也可以分为三类。

第一个是面向普通人群的补充医疗保险计划。这些补充医疗保险计划由私营组织运营,个人(通常是雇主)自愿购买,可以选择任意私营保险机构。补充医疗保险主要采取团体保险,运营机构也主要为私营非营利机构。

第二个是面向低收入人群的补充医疗保险计划。即法国政府在 2000 年推出的免费公共补充医疗保险计划(CMU—C/ Couverture Maladie Universelle Comple′ Mentaire/Complementary Universal Health Coverage)。这一计划为收入低于一定水平的法国国民等群体提供免费补充医疗保险。这一收入水平在 2012 年为 7934 欧元/年,收入低于这一水平的个人可以参加免费提供的补充医疗保险(Durand—Zaleski,2014)。

第三个是面对低收入边缘人群的资助参保计划。这一计划通过提供费用抵扣券等方式资助低收入边缘人群购买补充医疗保险。这一计划在 2004 年以补充医疗保险支持计划(ACS)的名义建立,对于高于 CMU—C 免费补充医疗保险享受标准,但低于 120%的人群进行经济援助,具体援助与年龄相关,高龄人群可以获得更多的资助。2008 年平均保费补贴为 220 欧元/年;2010 年计划对 25 岁以下人群提供 100 欧元/年的保费补贴,对 60 岁以上人群提供 400 欧元/年的保费补贴(Chevreul、Durand—Zaleski、Bahrami 等,2010)。

———————————

① 按照 2006 年的统计数据,大约 88%的法国国民拥有补充医疗保险。

表4—4　法国补充医疗保险的基本情况

项目 人群	购买方式	付费主体	服务类型
正常人群	自愿购买 （参保）	雇主或个人供款	待遇补充性 医疗保险
低收入边缘人群		雇主或个人；CMU 基金 提供的健康券	
低收入人群		CMU 基金（个人免费享有）	

第三节　医疗服务提供者

法国的医疗服务市场大致可以分为门诊医疗服务和住院医疗服务市场。其中，初级医疗保健服务和部分二级门诊医疗服务（专科门诊服务）并不需要通过住院方式获得，而是主要由自雇者状态执业的医生、牙医及相应的医学附属人员（包括护士和理疗医师）以门诊方式提供①。

一、门诊医学服务市场

法国的门诊医学服务主要由自雇者形态的医生负责提供。这种自雇者形态执业的医生包括全科医生和各类专科医生。2013年，法国共有20万左右的医生，其中92000名为初级医疗保健医生，108000名为专科医生。绝大多数的医生为自雇者，其中全科医生自雇者身份为59%（CISS，2014）。其中，42%的全科医生选择采取集体执业方式，法国诊所平均为2到3名医生（Durand—Zaleski，2014）。但是，法国医生的集体执业往往并不共享患者，其目的更多

---

① 　当然，部分专科门诊医学服务也由医院和医学中心雇佣的医务人员提供。

是提高医疗服务的连续性,并获得更为广泛来源的资本投资。另外,法国门诊服务能够提供的医学服务范围非常广,包括绝大多数的医学和医学辅助服务,甚至包括生物实验室和放射学检查。

（一）全科医生提供的门诊服务

法国全科医学专业医师具有悠久的历史,很早就已经存在。这些全科医生在相当长的历史时期内并不承担基层首诊责任,而是负责提供全科医学服务。当然,这一角色最近有所变化。

当前,法国全科医生主要提供以办公室为主要执业场的诊疗服务。当然,法国全科医生也提供一定数量的上门服务。这些上门服务约占全科医生工作量的 15%。法国全科医生人均签约1400 名患者,每年提供约 5000 次的诊疗服务。

法国全科医生按照其对于医疗服务价格的控制程度,可分为简单执行政策、无权调整价格的全科医生和有权更改协议价格的全科医生两类。当前,法国允许在协议价格基础上更改价格的全科医生占比非常低,2008 年只有 8.5%提供全科医学服务的全科医生、12.7%的提供补充和替代性医学服务的全科医生允许在协议价格基础上进一步调整价格。

表 4—5　法国每十万人全科医生数

年份\项目	1995	1996	1997	1998	1999	2000	2001	2002	2003
每十万人全科医生数	166.36	166.14	165.25	164.9	164.79	166.71	168.02	168.71	169.48

年份\项目	2004	2005	2006	2007	2008	2009	2010	2011	2012
每十万人全科医生数	169.88	169.96	168.85	167.7	167.28	165.05	164.08	161.1	159.22

资料来源:欧洲全民健康数据库 HFA—DB。

（二）其他类型门诊服务的提供

除全科医学服务之外，法国的门诊还可以提供一系列的专科和护理服务。法国除全科医学服务以外的门诊服务主要由以自雇者形态执业的私营医生提供，约占全部门诊服务的85%。只有非常小一部分门诊服务由在公立医院和医学中心中领取薪酬的医务人员提供，法国由医疗机构提供的门诊服务和检查只占全部门诊服务的15%（Durand—Zaleski，2014）。

1.自雇者形态医务人员提供的其他门诊服务

自雇者形态的专科医生提供的门诊服务因为医学专业的不同而有所不同。专科医生主要以办公室和医院作为执业场地。专科医生提供的服务中，55%为咨询服务，其余部分为诊断和治疗服务。法国有权调整所提供医疗服务价格的专科医生大约占40%。几乎所有的门诊牙科医师都是自雇者形态的私营执业者。绝大部分的理疗医师（75%）、言语矫正师（80%）、视轴矫正医师也是自雇者形态、私营执业的医疗技术人员（Durand—Zaleski，2014）。

护理服务主要通过自雇者形态的护士提供。2008年，法国共有70000名自雇形态的护士。护士的主要工作是提供护理服务和居家照料服务。这些服务占到护士工作量的三分之二，剩余三分之一的工作则是静脉注射等各类医疗技术操作服务（Durand—Zaleski，2014）。法国每名护士平均注册275名患者。社会护理服务则主要由领取工资的护士提供，这些护士更加类似于我国的护工。

医学检验则主要由专科医师或专科药剂师所拥有的私人医学检验室以及专科医师所拥有的医学影像诊断中心提供。2010年，法国全国大约有4000家私人拥有和运作的医学检验室来进行生物学诊断。当然，相应的检验和诊断也可以由医院负责提供。在法国,52%的专科医生进行团体执业,这一趋势在 2000 年到 2003 年快速增加,3 年内提高了 18%,特别是各个需要较大资金投入的专业,如核医学、放射治疗、病理学和消化外科手术医生(Sénat,2014)。

2. 医疗机构提供的门诊服务

这些医疗机构提供的门诊医学服务主要是面向低收入人群的门诊医疗服务,以及部分的医学检验和专科诊断服务。

法国向弱势群体提供免费门诊医疗服务的责任,主要由地方政府和互助保险协会运行的 1700 余家医学中心负责。这些医学中心主要是护理服务中心(大约占 40%)、牙科医学服务中心(大约占 25%)和全科医学服务中心(大约占 5%)或者是普通医学服务中心(大约占 30%)(Chevreul、Durand—Zaleski、Bahrami 等,2010)。

二、住院医疗服务市场

(一)法国住院服务市场的基本结构

法国医院中有相当高比重的私立医院。从数量上看,法国私立医院数量多于公立医院。2009 年,法国约有 3000 多所医院,其中公立医院 1058 所,占 35.79%;私立医院 1898 所,占 64.21%;依照 Direction de la recherche、des études、de l'évaluation et des statistiques(DREES)2007 年的数据,法国在医院数目方面,公立医院仅占全部医院数的 35.3%,私立非营利医院占 27.6%,私立营利医院占 37.2%。但在医院床位方面,公立医院仍占主导地位,依据国际医院联盟数据,法国公立医院的床位占总床位数的 65%,私立非营利医院床位占 13.9%,私立营利医院床位占 21.1%。从业务供给范围上看,法国私立医院主要开展手术治疗服务,而急诊和器官移植等高技术医疗服务大都由公立医院承担。

（二）不同类型医院提供服务的特点

1.急症医学服务主要由公立医院提供

在法国,急症医学服务主要由公立医院负责提供。依照统计数字,公立医院拥有法国80%的急症治疗病床、70%的日间护理病床,提供了75%的全日住院治疗服务和55%的日间治疗服务。私立营利医院则只拥有10%的急症治疗病床,20%的日间护理病床,提供了大约15%的住院治疗服务和40%的日间治疗服务。私立营利医院主要由小型专科医院组成。同时,癌症治疗服务主要由私立非营利医院负责提供。

法国的公立医院按照所拥有的床位数和规模可分为三种:一是教学医院集团,一般拥有1500—3000张床位;另一种是中心医院,拥有病床在250—1500张之间;还有一种是地区医院,病床数量少于250张。1058所公立医院中,有29个教学医院集团,655个中心医院和374个地区医院。

在法国,公立医院基础设施投入和人力资源投入由卫生部和地区卫生局(ARS)①控制。但是,法国自1970年的医院改革法案(1970 Hospital Reform Act)开始就一直致力于赋予公立医院更高的管理自主权(Immergut,1992)。2009年的医院、患者、健康和地域法案(Hospital、Patients、Health and Territories Act,HPHT Act)延续了这一趋势,继续强化公立医院管理自主权和组织形式的灵活性。公立医院管理权从之前由国家、地方政府、医院员工、患者和其他专业人士组成的管理委员会转移到医院职业经理人手中,与医学质量和安全性相关的问题则由医院医务人员委员会决策(Chevreul、Durand—Zaleski、Bahrami 等,2010)。

---

① 法语为 Agence Régionale de Santé,英文为 Regional Health Agency,ARS。

当前,从某种程度看,法国公立医院享有很高管理自主权。公立医院除产权归属于公共部门之外,其组织运营等方面更加接近私营部门医疗机构。同时,与美国相同,除了部分方面(基础设施和人事方面)的差异,法国的私立营利医院、公立医院、私立非营利医院在内部组织运营等方面逐步趋同(Fielding、Lancry,1993;Sloan,2000)。

2. 手术服务主要由私立营利医院提供

在法国,手术服务主要由私立营利医院提供,私立营利医院提供了半数以上的手术服务,特别是提供了75%在日间护理设施中择期实施的手术。这与私立营利医院的专科化倾向紧密有关。这些医院的专科化特点使其能够在特定服务领域中保持极低的平均住院床日数和极高的技术,从而占有更高的市场份额。例如,四分之三的白内障和静脉曲张手术由私立营利医院提供,三分之二的腕管综合征手术由私立营利医院提供。公立医院则提供了约三分之一比重的手术,公立医院所提供的手术涵盖的范围比私立营利医院更加宽广,包括许多极为复杂、技术要求更高的手术。私立非营利医院则主要提供癌症相关手术和治疗服务。产科方面,三分之二的产科手术由公立医院提供,剩余三分之一则主要由私立营利医院提供。

表4—6　法国门诊和住院医疗服务供给主体结构

服务类型 ＼ 项目	提供主体	备　注
门诊医疗服务	个体执业医生	全科医生
		其他专科医生
	机构	公立医院
		医学中心

项目 服务类型	提供主体	备　注
住院医疗服务	公立医院	急症医学服务为主
	私立营利医院	择期手术服务为主
	私立非营利医院	癌症等专科医学服务为主

三、急诊服务的供给

法国的急诊服务主要由三个主体提供。

第一个是急诊呼叫中心（Medical Emergency Call Centres, Services d' Aide MédicaleUrgente, SAMU）。自 1986 年起法国允许全国电话免费接入急救呼叫中心。急救呼叫中心与警察和火警的紧急呼叫中心实现信息分享。急救中心依据接入电话的实际情况安排相应的医疗运输和服务。急救中心主要依靠在线医生、转送医院急诊部门或是帮助预约医生等方式帮助患者。

第二个是连续医疗服务系统（the Continuity of Care System, Permanence des Soins, PdS）。连续医疗服务系统负责在门诊执业时间之外，为患者提供及时和适当的医疗服务。

第三个是医院急诊部。法国 630 家医院所属的急诊部则是法国急救系统的核心。依据 Chevreul、Durand—Zaleski、Bahrami 等（2010）学者的描述，法国医院急诊部大致分为 3 类：

第一类是综合急诊部①。这类急诊部拥有处理所有紧急医学状况的资源。97%的综合急诊部属于公立医疗机构。这类急诊部每年处理全部急诊量的 55%。

---

① 　General Emergency Care Units, Services d' Accueil des Urgences, SAU.

第二类是地区急诊部①。这类急诊部仅有有限的技术设备和人力资源,这些机构也接受各种类型的急诊,但是只能处理相对简单的案例,必须将复杂病例转诊到相应机构处理。法国三分之二的地区急诊部属于公立医院。这类急诊部每年约处理全国急诊业务量的40%。

第三类是专科急诊室②。这类急诊部仅处理特定病理学或特定类型患者。半数这类急诊室属于公立医疗机构,其中绝大多数处理儿科急诊,其他负责处理心脏疾病和重度创伤。这类急诊室每年处理急诊业务量的5%。

四、不同医疗服务提供者间的整合尝试

法国医疗服务供给体系的最大问题是医疗服务由不同专业医务人员分别提供,且不同医务人员代表组织不同。不同主体提供的医学服务一段一段的分别提供,既不连续也不整合。医疗服务连续性不足问题,不仅表现在不同医学专业的服务之间,还出现在住院和门诊服务之间,以及医疗服务和社会护理服务之间③。

法国尝试通过两项改革缓解医疗服务连续性不足的问题:一是试图建立和发展法国版的"医联体",即医疗服务者网络,以此整合不同的医疗服务提供者;二是赋予全科医生守门人职能,由全科医生负责整合各个专科医学服务提供者的服务,从而实现连续性医疗。

---

① Local Emergency Care Units, Unités de Proximité, d'Accueil, de Traitement et d'Orientation des Urgences;UPATOU.

② Specialized Emergency Units, Pôles Spécialisés d'Accueil et de Traitement des Urgences;POSU.

③ 这导致过量医疗和对有限资源的浪费,同时缺乏有效的医疗服务路径,且医疗服务质量不佳。

　　法国以"医联体"方式提高医疗服务连续性有着悠久历史。法国的第一个医联体就是为了向艾滋病人提供更好的、更连续性服务而尝试建立的"医联体"。当然,这更多的是一种自发改革,并非政府主导。法国政府最早推动的改革尝试是 1996 年改革中试图引入的各种形式的、地方层面的"医联体"。这一"医联体"的核心目的是希望通过多种形式的联合来实现不同医学专业群组之间、门诊和住院服务之间的连续性。

　　1996 年的改革法案允许医联体在财务方面进行创新。同时,允许建立专门针对特定慢性疾病、特定人群、特定类型服务或普通人群的医联体。这些措施的主要目的是促进和鼓励新形态的医疗服务组织结构和形式的出现,从而有效改善医疗服务的连续性。

　　2002 年,法国的医联体被简单定义为医疗服务网络(Health Networks),这一服务网络被视为管理式医疗服务结构的一种,用以强化医疗服务供给的连续性、合作性和跨学科性,这些服务网络专注于特定人群、特定疾病和特定医疗行为。同时,2001 年《社会保障筹资法》(Social Security Finance Act)允许社会医疗保险的地方基金给予这类医疗服务供给组织 5 年特殊付费方式,并给予社会医疗保险机构评估这类改革措施绩效的权利。2002 年,依照《社会保障筹资法》要求,社会医疗保险基金为这类改革引入了一个特殊预算账户。

　　当然,对于医联体的建设方面,法国还有两个重要的筹资渠道。一个是卫生部控制的国家网络筹资项目[①],另一个是社会医疗保险控制的门诊医疗服务改进的健康保险基金[②]。2007 年两个

---

① Funding Scheme, Dotation Nationale de Développement des Réseaux; DNDR.

② Health Insurance Fund for Improvement of Ambulatory Care, Fonds d' Aide à la Qualité des Soins de Ville; FAQSV.

基金合并为一个基金(FIQCS),这一基金由国家和社会保险基金控制,通过总额预算方式来促进医疗服务提供的连续性。

全科医生作为守门人的尝试方面,法国自 20 世纪 80 年代就开始讨论引入守门人机制,来提高医疗服务系统的效率。但从当前情况看,守门人机制并未有效实现整合医疗服务供给的目标。

第四节　医疗服务购买者

法国社会医疗保险参保人可以到所有与社会医疗保险签约的公立和私立医疗机构就诊。在法国,医疗服务购买者主要是依照《2004 年改革法案》(Reform Act of 2004)建立的医疗保险基金国家联盟(National Union of Health Insurance Funds,UNCAM)。这一国家联盟成为医疗保险参加者的唯一代表人[1]与国家和医疗服务提供者进行谈判。国家联盟的理事长也是一般医疗保险计划(CNAMTS)的理事长。理事长负责具体行政事务,理事会则主要关注战略发展问题。与医生和其他专业医务人员组织之间的集体协议由理事长单独签署。这改变了法国传统上由雇主和雇员工会参与医疗保险谈判的情况。需要注意这一国家联盟在地区层面建有分支机构,即地区层面的购买者联盟(Union Régionale des Caisses d' Assurance Maladie;URCAM)。

在与医院的服务和药品的定价及使用方面,国家联盟开始更多参与到决策之中。当然,国家仍然在其中扮演主导角色(Franc、Polton,2006)。国家联盟可以在已有框架下与私营执业的医务人员通过协商谈判方式确定医疗服务价格,当然,疾病诊断相关分组

---

[1]　负责代表三大基本医疗保险计划。

的价格仍然由卫生部制定,药品和医疗器械的价格则由跨部门委员会负责制定。

法国医疗保险国家联盟作为三大医疗保险的唯一代表者,实际整合了三大保险的购买能力。法国三大医疗保险制度的保障水平类似,也实现了全民覆盖。但法国与德国慷慨的医疗保障待遇非常不同,法国在2004年改革中增加了患者共担费用以控制法定医疗保险计划支出,当前基本医疗保险的补偿水平大概为70%—80%,具体如下表。

表4—7　法国各类医疗项目报销比例　　（单位:%）

项目类别 ＼ 比例	报销比例	自付比例
住　院	80	20
门　诊	70	30
牙科服务	70	30
医疗辅助服务	60	40
实验室服务	60	40
药　品	15,35,65 或者 100	85,65,35 或者 0

资料来源:Chevreul K,Durand—Zaleski I,Bahrami S,etc.,*Health System Review*,Health Syst Transit,2010,12(6):60.

第五节　医疗服务购买者和
提供者之间的关系

一、医疗服务的购买协商谈判环节

在法国,社会医疗保险与私营医疗服务提供者之间的关系主要通过国家层面的协议规范,这一协议被称为惯例或约定(conventions)。这一约定由医疗保险基金国家联盟(UNCAM)与私营医疗服务提供者代表机构通过协商谈判方式确定。各类医生、护士、理疗医师、牙医、助产士、药剂师、言语治疗师、足科医生、视轴矫正医师、医学检验师、医学运输和部分医疗器械辅助人员都与社会医疗保险签订有相应的协议。这一约定包含社会医疗保险参保人的权益、支付方法和数量、医疗服务价格、医疗服务购买者和提供者权利和义务等内容。相应团体与社会医疗保险缔结的约定,往往对全体协会(工会)成员(会员)都具有约束力。作为交换,社会医疗保险基金将支付部分专业医生的社会保障缴费。这类合同往往有效期为4到5年,或是直到新的协议被双方签署替代为止。当然,协议每年都可以在一定范围内进行修订。

(一)协商谈判的双方代表

在法国,代表三大医疗保险计划参与集体协商谈判的是2004年建立的医疗保险基金国家联盟。这一机构是法国社会医疗保险的唯一谈判代表,负责与医疗服务提供者进行协商谈判。

专业医务人员参与的集体谈判代表包括专业协会(学会)和工会两类。法国专业医务人员代表机构非常繁杂。医生、药剂师、牙医、助产士、理疗师和护士的专业组织或学会主要关注医学道德和监督相应专业技术人员执业行为,工会则主要关注不同专业技术人员的权益。

对于大部分专业医务人员,往往同时存在专业协会和工会两种组织。专业协会负责所有与专业相关的行为,例如开发临床指南和评估继续医学教育的标准等,而工会则负责代表医护人员与社会医疗保险就工资等内容进行谈判。工会代表非常碎片化,这不仅因为医学专业的不同,也因医护人员身份的不同,例如领取工资的医务人员和以自雇者形态执业的医务人员之间的差异。同时,法国的工会多为全国性的组织,设有地方分支机构。

与社会医疗保险进行协商谈判代表自雇者形态医务人员的五个主要工会分别是:法国医务人员工会联盟、自雇者医务人员联盟、法国医生联合会、法国外科医师和专科医生联盟、法国全科医生联合会。这些工会主要与医疗保险基金国家联盟谈判确定价格标准、额外增加的支付内容、转诊模式、双方权利和义务等内容。在公立医院工作的医生都是医院医生国家联盟①的会员。

2004年,《健康保险改革法案》建立了专业医务人员国家联盟②,由其负责代表全部私营执业的医务人员。这一组织设立了一个在国家层面与社会医疗保险机构和私立医疗保险机构谈判的时间表。2009年,医务人员地区联盟③被建立用来与地区卫生局④进行协商谈判,并将覆盖范围扩展到地区内所有专业医疗服务人员。

医院则依据其法律地位(公立医院,私立营利医院,私立非营利医院)的不同,由不同的组织代表。其中,代表公立医院的组织包括全科医院联合会⑤、医院医学协调会⑥、国家医院医生联合会⑦、医

---

① 英文为 National Union of Hospital Physicians,法文为 Syndicat National des Praticiens Hospitaliers,SNPH。

② 英文为 National Union of Health Professions,法文为 Union Nationale des Professions de Santé,UNPS。

③ 法文为 Union Régionale des Professionnels de Santé,URPS。

④ 英文为 Regional Health Agency,法文为 Agence Régionale de Santé,ARS。

⑤ 英文为 Confederation of General Hospitals,法文为 Confédération des Hôpitaux Généraux,CHG。

⑥ 英文为 Coordination of Hospital Medicine,法文为 Coordination Médicale Hospitalière,CMH。

⑦ 英文为 National Inter-Union of Hospital Physicians,法文为 Intersyndicat National des Praticiens Hospitaliers,INPH。

院医务人员国家联盟①、法国医院联合会②等。私立非营利医院则由个人援助机构联合会③代表;私立营利医院则由私立医院联合会④负责代表。

法国的社会医疗保险制度在医疗服务协议购买谈判中的代表还包括社会医疗保险医学服务办公室(SHI Medical Service Office)和社会医疗保险医学代表人(SHI medical representatives,DAMs)。2005年开始,社会医疗保险医学代表人更加关注与国家协议和国家优异执业合同中的医疗费用控制目标,主要通过预警的方式帮助医务人员注意协议中控费的要求。当前,DMAs的数目不断上升,从2005年的638个上涨到2009年的1200个。

(二)医生合同的协商谈判

法国的医生服务协议以集体协议为主,附加部分的个体协议。

1. 集体合同

在法国,几乎所有的医学技术人员都在医学专业技术人员代表机构和社会医疗保险代表机构所签订的国家协议框架下执业。这一协议(合同)的有效期通常为4年到5年。其中,大约四分之一的医生允许在这一框架内调整价格,获得更高的收入,这些医生主要是为部门二服务(Sector 2)的医生。当然,不同专业医生团体与社会医疗保险的国家协议缔结方式和内容存在许多差异。

---

① 英文为 National Union of Hospital Medical Personnel,法文为 Syndicat National des Agents Médicaux des Hôpitaux Publics,SNAM-HP。

② 英文为 French Hospital Federation,法文为 Fédération Hospitalière de France,FHF。

③ 英文为 Federation of Personal Assistance Institutions。

④ 英文为 Federation of Private Hospitals,法文为 Fédération Hospitalière Privée,FHP。

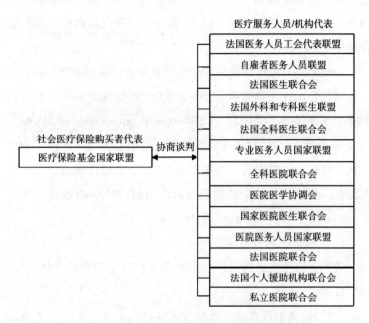

医疗服务人员/机构代表

法国医务人员工会代表联盟

自雇者医务人员联盟

法国医生联合会

法国外科和专科医生联盟

法国全科医生联合会

社会医疗保险购买者代表　协商谈判　专业医务人员国家联盟

医疗保险基金国家联盟　　全科医院联合会

医院医学协调会

国家医院医生联合会

医院医务人员国家联盟

法国医院联合会

法国个人援助机构联合会

私立医院联合会

图4—2　法国医疗服务购买谈判代表

从实践看,社会医疗保险基金国家联盟(UNCAM)与医生团体之间的协商谈判往往非常困难。社会医疗保险的费用控制政策往往不能为专业医务人员协会所普遍接受。如1996年改革后,1998到2005年间社会医疗保险与医务人员团体之间的关系不断恶化,这一时期社会医疗保险与专业医师协会之间难以达成协议,最终只能通过政府介入协调的方式解决。

追溯历史,法国第一个社会医疗保险基金与医生团体签署的协议是1971年用以约束全科医生和专科医生的协议。1993年和1999年,社会医疗保险期望通过财务惩罚方式提高医疗服务绩效并防止医务人员可能的危险操作。但这一伤害医务人员收入的做法遭到了法国医生团体的强烈反对①。最终,法国国务院迫于医生团体的压力在后来终止了这一协议。

为此,自 2002 年起,社会医疗保险制度新开发的、多种类型的集体合同在立足于提高医疗服务质量和效率的同时,通常会以提高医务人员每次诊疗收入作为交换条件。这有效减弱了医生对改革的反对,医务人员开始愿意签署这些合同。这些新的集体合同目标包括减少某种不当医疗服务、某种药品的使用、增加仿制药的开具量等。但是,从实践效果看,这些集体合同干预医疗服务提供者执业行为的效果仍然有限。

2. 个体合同

当前,法国主要有三个针对医生的、自愿参加的个体合同,主要面对全科医生。

第一个是专业执业质量改进个体合同。这一合同以提高医疗系统的服务质量为目的。签署这一合同的全科医生如果实现合同约定的目标,将能获得社会医疗保险按照绩效情况给予的额外支付,如完成慢性病管理、预防保健服务、仿制药品和特定药品的开具情况等,可以视为一种按服务绩效付费。

第二个是优异执业合同(Contrat de Bonne Pratique,CBP)。这一合同主要面对在农村、山区等医疗资源相对匮乏地区执业的医生。这一合同的目的是为这些医生提供额外的支付以鼓励其继续

---

① 1993 年《图拉德法案》(The Teulade Act of 1993)引入一个强制性的临床指南(Référence Médicale Opposable,RMO)。这一临床指南由社会医疗保险和医生工会签署,是一个区分无用、多余和危险的诊疗服务和处方行为,并降低医疗服务供给差异的科学标准和工具(Allemand,Jourdan 2000)。这一标准标明了那些诊疗服务和处方不应该被提供。但是,这一方式在 1999 年遭遇了医生的强烈反对,特别是违反指南的出发与医生收入相关,导致医生强力的反对。

在这些地方执业。当然,这一合同也是绩效导向的合同,有着完善的医疗服务改进指标和要求,每年进行审计和考核,根据考核结果为医生提供额外福利,并且可从社会保障基金中为医生增加额外缴费。

第三个是公共卫生服务合同(Contrat de Santé Publique, CSP)。这一合同也遵循个人自愿签署原则,为承诺提供额外预防保健服务或联合医疗服务的医生,以及在医疗资源匮乏地区提供连续性服务的医生提供额外费用支付。

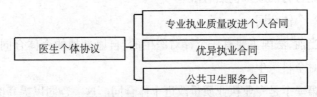

图4—3 法国当前全科医生适用的三种个体合同

(三)医院合同的协商谈判和确定

医院和社会医疗保险机构之间的购买关系与社会医疗保险机构和医生之间的关系有所不同。尽管公立和私立医院的疾病诊断相关分组的价格都由卫生部决定。但是,未纳入疾病诊断相关分组的医疗服务都按照社会医疗保险基金与医院之间签署的协议规定支付和提供。只有很少的私立营利医院,没有与社会医疗保险机构签订协议,这些机构主要负责提供高端和奢侈型医疗服务。

二、医疗服务付费机制

(一)对医务人员的付费方式

法国应用于医务人员的付费方式与其执业状态有关。自雇者形态执业的医务人员和作为机构雇员的医务人员所对应的付费方式不同。

1. 自雇者形态执业医务人员的付费方式

（1）按服务项目付费为主

在法国，自雇者形态执业的医务人员提供了绝大多数的门诊服务和私营医疗机构中绝大多数的医疗服务。自雇形态执业的医务人员主要是全科医生、专科医生、牙科医生、护士、理疗医师、助产士、救护车服务人员、言语治疗师、近视矫正医师、检验室技师等。对这些医务人员提供的服务，社会医疗保险基金主要采取按服务项目付费的方式支付费用。

当前，一些新的付费方式也被引入到对这些服务人群的付费之中。例如对于罹患需要长期护理疾病的患者在付费方面引入按人头付费方式，每位患者每年为 40 欧元。

但是，按服务项目付费仍是法国最主要的支付自雇形态执业医生服务的传统方式。由于涉及这些医生的切身利益，且医务人员代表团体相当强大，法国暂没有哪一届政府敢于改变对私营执业医生采取按服务项目付费为主的方式。

按服务项目付费方式下，社会医疗保险基金对自雇者形态医务人员付费的价格采取国家协议规定的法定价格。但是，法国允许部分医生调整其收费价格。这些医生可以在国家协议范围内调整价格，获得额外的支付（extra—billing）。这些医生被称为部门二（Sector 2）的医生，其获得额外支付的原因是这些医生放弃了部分财务和执业环境选择方面的权力，目的是增加医疗服务供给的公平性。例如，对资源匮乏地区执业的医务人员允许调整价格，获得额外收入。当前，仅允许公立医院中全日制服务医生申请额外支付。额外支付的费用由社会医疗保险基金支付，并非由个人支付。也即在不增加个人负担的基础上，保障在医疗资源匮乏或经济不发达等地区执业的医生获得类似(或高于)其他地区执业同行的收入。2008年,法国四分之一的医生是部门二医生。其中,8%为全科医生,75%为外科医生。

社会医疗保险基金支付的医疗服务价格由两个目录确认:一是医学服务通用目录①,主要规定由医生、牙科医生、助产士和辅助设备提供者提供的医疗服务价格标准;另一个是医疗服务通用分类目录②,主要规定医生提供技术性诊疗服务的价格标准。医学服务通用目录比医疗服务通用分类目录更早存在,并且从2005年期逐步被医疗服务通用分类目录所替代。当然,当前这两个目录仍是医疗服务提供者和购买者之间谈判的基础。

(2)按绩效付费为辅

2009年,参加医疗服务质量改进合同(CAPI)的全科医生的部分收入采取按服务绩效付费的方式③。这一合同期限为三年,主要目的是鼓励全科医生提供预防保健服务、改进医疗服务质量、进行慢性病管理(高血压和糖尿病)、增加仿制药品的开具量等。作为奖励,社会医疗保险基金为签订合同的全科医生提供按服务项目付费之上额外的按绩效付费,即提供以绩效为基础的额外奖金。这一额外支付与全科医生注册人数和相应的服务绩效相关。当前,这一绩效付费下共有16个指标。从实际支付情况看,注册1200人的全科医生在完成85%的目标时可每年额外获得7000欧

---

① the General Nomenclature of Medical Procedures(Nomenclature Générale des Actes Professionnels,NGAP).

② the Common Classification of Medical Procedures(Classification Commune des Actes Médicaux,CCAM).

③ 这一部分收入实际可以视为对全科医生完成合同约定的绩效的额外支付。

元收入①。2012年,如果法国全科医生能够完成部分慢性病管理目标,可以获得注册患者人均40欧元的奖励(Assurance Maladie,2012)。

此外,正在试点的全科医生网络计划有地方卫生局直接付费,原因是这一试点方案中的许多医疗服务并不包含在医疗保险计划的福利包之内(Nolte,2008)。

2. 公立医院雇佣的医务人员

公立医院雇佣的医务人员服务付费采取按工资付费为主、按服务项目为辅的结构。

理论上,法国公立医院雇佣的医务人员是政府雇员,其收入状态接近公务员,领取工资。具体而言,这类人群细分为如下几种:

一是大学医院的医务人员。由于这些医生承担医学教育职责,所以被定义为国家雇员。这些医务人员的工资由大学针对其教学任务支付的薪酬、医院针对其治疗服务支付的薪酬、年资和等级支付的薪酬等几个部分组成。

二是全日或兼职的医院医务人员。这些医务人员的工资按照他们的年资、等级和工作时间来核定。

三是医院中非全日制服务的医务人员。这些医务人员主要按照提供(参与)的诊疗服务数和服务量提供薪酬。

自1958年开始,为吸引医生留在大学医院和公立医院之中,公立医院允许所雇佣的医生使用公立医院设备(资源)诊疗私人病人,但是这一按服务项目付费的诊疗收入必须先由医院代收,医院扣除医生使用的医院设施成本并扣税后再支付给医生。按照法国卫生部报告,2013年法国约10%的医院专科医生接诊私人病

---

① 对于未达到目标的全科医生,社会医疗保险基金也并没有额外的惩罚。

人,约46000名专科医生,这些专科医生主要为外科、放射学、心脏病科和产科医生(Ministère de la Santé,2013)。但是这一情况在法国收到诸多反对,一方面是民众认为公立医院医生通过这一方式赚取了过多收入,并非原本的补偿收入;另一方面,私营部门医生认为自己遭遇了非正当竞争,要求公立机构控制这一情况。

(二)对医院的付费方式

2004年之前,法国对公立医院、私立非营利医院提供的服务采取总额预算方式付费;对于私立营利医院提供的服务则采取按服务单元(床/日)的付费方式。

2004年法国改革了社会医疗保险基金对医院的付费方式,引入T2A模式,即法国版的疾病诊断相关分组为主的付费方式组合。新的付费方式不再区分私立医院和公立医院,这次改革的目的是改善医保基金使用效率、提高市场主体间的公平性并试图通过统一公立和私立医院付费方式来促进两个部门间的平等竞争。2005年,新的付费方式就覆盖了私立医院100%的基本医疗保险资金预算;2008年覆盖公立医院100%的基本医疗保险收入。即自2008年起,法国所有医院(除长期护理服务和精神病医院)和诊所服务都通过疾病诊断相关分组方式支付。

当前,法国除长期护理服务和精神病服务仍采取原渠道(按床/日付费)支付外,其他医疗机构都以"每一诊疗行为标价"或同种住院分组为基础进行服务费用支付。在法国医疗机构诊疗的每一名病人都会被归并到一个同种住院分组(即DRGs分组)中,即采取法国版的疾病诊断相关分组进行付费。

在新的T2A付费制度框架中,对于医院补偿有两种基础的分类。区分医院的医学行为和非医学行为分别进行付费。

第一，对医学行为为基础的服务。这一支付类别主要支付各类医学服务相关费用。这一部分主要涵盖三部分：一是疾病诊断相关分组的标准费用；二是支付门诊咨询、急诊病床等非住院服务的补充费用；三是针对昂贵药物和医疗耗材（主要用于癌症）、重症医学诊疗服务、以及对昂贵医疗技术和服务的补充支付。

第二，对非医学行为为基础的服务。这一支付类别主要针对医疗机构承担的一些非医学服务或社会责任服务等，也主要涵盖三部分费用。一是年度的一次性预算，主要是支付急诊，器官移植手术的一揽子拨款（Block Grants）；二是社会责任拨款，主要支付联合诊疗、科研教学、流行病监测等服务；三是创新医疗技术和治疗方式的资金，主要包括昂贵创新技术支持基金、医院临床研究项目两个内容。2000 年到 2008 年，共有 99 个项目在昂贵创新技术支持基金支持下开展。这部分内容为医院带来了额外 13% 的预算收入（IRDES，2014）。

此外，对于急诊服务、器官收集和移植服务，为医院带来额外的 10% 到 11% 的预算。私营医疗部门，医生的服务和治疗都按照疾病诊断相关分组价格表的最高标准支付。

表 4—8　法国医务人员和医疗机构付费方式

服务提供主体		支付方式
医务人员	自雇者形态的医务人员	按服务项目付费为主，按人头付费和按绩效付费为辅
	公立医院雇佣的医务人员	按工资付费为主，按服务项目付费为辅
医院（限医疗服务）		DRGs+预算
医院（长期护理和精神病护理服务）		按床日付费

第六节　被保障人群和医疗保障
提供者之间的关系

一、与全科医生的关系：经济激励的软性守门人机制

早在 20 世纪 80 年代，法国就开始讨论引入守门人机制，从而提高医疗服务供给效率，增加医疗服务连续性并控制医疗费用的不合理增长（Sandier、Paris、Polton，2004）。

1998 年，法国首次尝试重建守门人机制。当年，一个专业医务人员代表组织与社会医疗保险基金之间签订协议，引入转诊医生（Referring Doctor）概念。全科医生可自愿参加这一计划，并且邀请病人与其自愿签订相应的个人合同。通过签订合同，患者承诺在罹患疾病时首先到全科医生处接受首诊（急诊和部分特定医疗服务等除外）。作为交换，全科医生可以获得医保基金额外的人头费支付，2001 年的人头费为 46 欧元／人／年。同时，医生需要承诺按照约定的价格提供服务、通过社会医疗保险渠道获得补偿、保存和管理患者档案、参与公共预防保健计划、遵循临床服务指南、按照社会医疗保险列表开具药品等一系列要求。但是，这一计划在当时被大多数的医学专业技术人员协会所抵制，同时患者也并不积极，最终只有 10% 的全科医生和 1% 的患者参加，这些患者中主要是老年人和慢性病患者（Dourgnon、Naiditch，2010）。

2004 年，法国在新颁布的《健康保险法》（2004 Health Insurance Act）中引入了新的守门人机制。这一机制被称为优选医生计划（Preferred Doctor Scheme）。之前的转诊医生计划被废止。新的体系下，每位患者需要选择一名注册医生，并将其作为首

诊医生,这一医生被称为优选(优先)医生(Preferred Doctor)。当然,在法国享受妇科医生、产科医生、眼科医生、精神科和神经科医生的服务可以不经全科医生转诊,直接就诊。同时,16 岁以下的儿童也豁免首诊,可以直接享受专科医生服务。

新的守门人机制的经济激励主要面向参保者提供,而不是原来系统主要向医生提供经济激励。如果患者没有经过全科医生转诊直接获得专科服务或者去另外一名全科医生处就诊,社会医疗保险计划提供的报销待遇将从 70% 下降到 30%,个人需要额外负担 40% 的自付费用。同时,属于部门一(Sector 1)①的医生在使用国家协议价格的基础上,可以额外加收 17.8% 到 19.1% 的费用,这一加收的费用也无法获得补偿。而对于医生而言,如果患者不注册,将无法获得 40 欧元/人/年的建立和管理医疗照护档案的年度固定费用。

同时,为保证这些激励不受补充医疗保险计划干扰继续有效,法国所有的自愿医疗保险计划都不得报销未经转诊就医产生的额外费用,否则将征收相应的附加税。按照 2004 年改革法案,法国将这类补充医疗保险产品称为责任型保险产品(Contrats Responsibles)。这些补充医疗保险不可补偿因不接受基层首诊导致的额外自付费用;同时,对遵循基层首诊的患者,需要与基本医保配合实现全科和专科医生诊疗费 100% 报销,政策范围内用药和检查95% 报销,同时必须涵盖两种重要的预防服务。如果产品不遵循这一要求,保险机构需交纳税率为 7% 的补充税。因此,2006 年起,法国市场上几乎所有的自愿医疗保险产品都是责任型保险产

① 部门一是相对于部门二而言的,部门一在正常情况下必须遵循国家协议定价。部门二医生,这主要是可以执行特别价格的具有优先权的医生。

品（Arnould、Rattier，2008）。当前，法国患者基本都选定了优选医生，从可及的数字看 2006 年签约率就接近 80%。

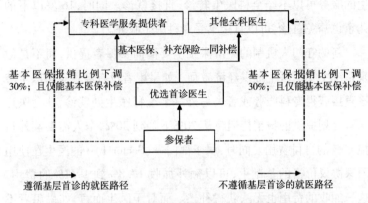

图4—4 法国软性经济激励的守门人机制图

二、专科医学服务的享受

在法国，患者获得首诊全科医生转诊许可后，可以自由选择另外的全科医生、专科医生和医院就医。同时，首诊全科医生只负责提供建议，并不能不强制要求转为某家医院。当然，全科医生由帮助参保者联系转诊医院的自由。

法国地方层面的医疗保障经办机构为医疗保险基金地区联盟（Regional Union of Health Insurance Funds，URCAM）。这一机构在 1996 年建立，是医疗保险基金国家联盟的地方分支机构，负责在地区层面整合三项主要的医疗保险项目，并作为医疗服务购买者在其他机构的配合下代表参保人购买医疗服务。当前，这一医疗保险基金地区联盟根据地理区域划分覆盖范围和人群，全国共有 26 个医疗保险基金地区联盟。参保者没有选择权，仅能依据所处地理位置决定所属购买者。

第七节　总结和讨论

一、法国的分级诊疗机制

法国的分级诊疗制度与英国和荷兰的强制守门人机制有所不同,并非强制首诊的机制,而是一种依赖经济激励、软性约束的守门人机制。这一机制通过对参保者、全科医生、补充医疗保险机构的组合经济激励设计形成有效的守门人机制。具体而言,对于参保者,参保者必须注册一名医生作为其守门人医生(优选/优先医生),就诊时如果不经过守门人医生转诊,医疗保险制度(包括补充医疗保险制度)所能提供的医疗费用补偿水平下降,仅提供30%的报销待遇,通过经济激励来鼓励参保者进行基层首诊。对于医疗服务提供者,如果相应全科医生参加作为守门人的国家服务协议,可以获得一笔额外的补偿,如果相应全科医生达到相应合同规定的目标可以获得绩效相关的额外补偿,从而激励全科医生进行基层首诊。对于补充医疗保险提供者,如果补充医疗保险提供者提供补偿参保者因未经转诊导致的自付费用,必须额外支付7%的营业税,因此这一经济激励使法国90%的补充医疗保险都适应分级诊疗制度的要求,是责任型保险合同产品。

从患者的就医路径看,法国社会医疗保险参保者需要到一名全科医生处注册,将其作为自己的优选(优先)医生,由其履行个人健康管理和基层首诊职能。参保者罹患疾病或需要健康咨询时,需要首先到所签约优选(优先)医生处就医,获得转诊许可后方可到其他医疗服务提供者处就医。当然,允许参保者不经过优选医生的转诊直接享受专科医疗服务,除了少部分专科医学服务外,其他医学服务需要个人额外通过自付或补充医疗保险方式支付额外40%的费用。参保者到其注册的全科医生(优选医生)处首诊后,获得转诊许可后可以选择任意一家医疗机构或医生就医,如果包含基本医疗保险和补充医疗保险的合并补偿,其转诊后的医疗费用报销比例接近90%到100%。

这一机制的运行效果如下。

第一,签约优选医生的情况较好。依照 Dourgnon、Naiditch (2010)的研究结果,在2007年81%的国民签约了优选医生,其中99%为全科医生。从这些人群的签约原因看,44%的人群害怕经济惩罚,31%的人群认为这可以帮助疾病基金节省费用,16%的签约者认为可以有助于医疗质量的提高。19%的未签约人群中,四分之一的人群拥有更为慷慨的自愿医疗保险;同时,这一人群拥有家庭医生的比例(72%)低于全人口水平(92%),年龄结构更加年轻,自我评估更加健康也有更高的社会经济地位。依照法国一般医疗保险基金(CNAMTS)在2006年进行的研究表明,该计划中80%为16岁以上参保者(约4000万人)选择全科医生作为其优选医生。

第二,直接到专科医生就诊患者数量和比重有所下降。依照一般医疗保险基金(CNAMTS)2006年研究,2006年该计划中30%的患者直接去专科医生处就医,70%的患者经过了优选医生转诊。同时,法国2006年健康、医疗保障和保险调查(The Health, Health Care and Insurance Survey, ESPS)①的结果显示,26%的注册优选医生参保者出现了直接到专科医生处就诊的行为,其中48%是可以直接到专科医生处就医,无需转诊的案例,如眼科、妇科和26岁以

---

① 这一调查最早开始于1988年,每年进行一次,在1998年转变为两年进行一次,2006年共有8000户家庭,22000人作为样本。

下的精神科(IRDES,2008)。按照 Le Fur、Yilmaz(2008)的研究,如果将所有专科医生情况合并计算,患者直接到专科医疗机构(医生)处就医的比重从 2004 年的 32%下降到 2006 年的 28%。具体而言,直接到皮肤病科医生处就诊人群的比例从 61%下降到41%,耳鼻喉科医生直接就诊率从 39%下降到 16%,精神病科医生直接就诊率从 28%下降到 23%,心脏病科医生直接就诊率从 15%下降到 7%,放射科医生直接就诊率从 7%下降到 4%(IRDES,2008)。

第三,对专科医生和全科医生行为和收入的影响。依照 2006年和 2005 年的情况对比看,全科医生和专科医生的收入分别比上一年同期上涨了 3%和 1.5%,同时,全科医生的诊疗人次下降了1.2%,专科医生诊疗人次稍低于全科医生。但是,如果细分专业,有部分专业全科医生收入出现了下降,内分泌科、皮肤病科、康复科专科医生收入下降了 4.5%到 5.6%(IRDES,2006)。依照Dourgnon、Naiditch(2010)的研究结果,在改革最初,守门人机制降低了专科医生的收入,下降比例约占 2.2%到 5.6%;但是,这一下降趋势在 2006 年之后逐步扭转,原因是 2006 年对专科医学服务价格的上调。

二、法国分级转诊机制所依赖的制度基础

第一,法国的医疗服务购买机制。法国的医疗服务购买者是全国层面的医疗保险基金国家联盟,这一联盟代表全法国国民(整合三大基本医疗保险计划)向专业医务人员协会以及医疗机构联合团体购买医疗服务,签署国家层面的集体协议。地区层面则是通过地区医疗保险基金联盟形成个体层面的谈判协议。

第二,医疗服务市场的分割结构。法国的医疗服务市场分为自由执业的全科医生市场,二、三级医疗服务市场。两者之间市场

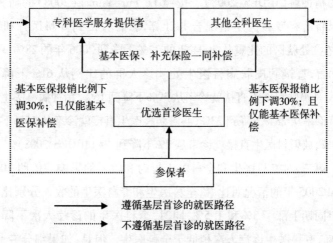

图4—5 法国患者就医路径(分级诊疗机制设计)

分割,是一种相互间资源争夺关系。法国的全科医生和专科医生市场基本为私营执业医生所占据,这些私营执业医务人员的全国层面代表协会(工会)负责与社会医疗保险全国代表机构签订国家层面的协议。法国医院中私立医院的比重较高,私立医院中的医生绝大多数为私立执业医生。公立医院的管理自主权相对较高,公立医院医生领取工资,且允许利用公立医院设施接诊私人病人。法国社会医疗保险对于私立医院、公立医院给予同样的定价和支付政策。从某种程度上看,公立医院除了产权归政府所有外,其经营行为已与私立非营利机构、私立营利机构基本类似。当然,过度分割的市场也导致了医疗服务的连续性和合作性问题,这是法国推行医联体的重要原因。

第三,医疗服务购买谈判和支付结构。法国的医疗服务购买和谈判主要在国家层面,通过社会医疗保险的代表人——全国医疗保险基金联盟与私营医务人员工会(协会)、医疗机构协会等服务提供者代表机构协商谈判确定全国协议。在此基础上,不同医疗服务提供者与社会医疗保险分支机构之间签订相应的个人合同。对于私立执业状态的医务人员(含扮演守门人的),法国采取按服务项目付费为主,按人头付费和按绩效付费为辅的结构;对医院的付费,除了长期护理医院和精神病医院采取按床/日付费外,其他医院采取疾病诊断相关分组(DRGs)付费方式。公立医院中雇佣的医生则领取工资,但为了弥补工资的不足,允许公立医院医生使用公立医院设施进行私人执业。

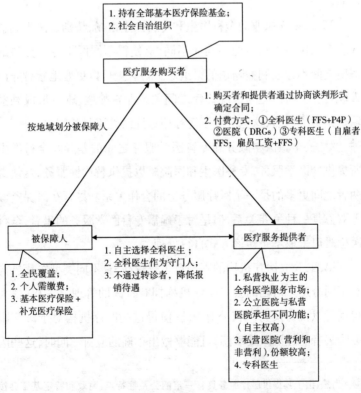

图4—6　法国分级诊疗制度的支持机制

三、法国分级诊疗制度有效运行的部分内在机理

第一,对参保者、医疗服务提供者、补充医疗保险提供者的经济激励机制。这是法国分级诊疗制度的最大特点。通过大幅度压缩未经转诊者的医疗保障待遇方式,以经济激励(是否首诊的报销待遇相差65%—70%)的方式鼓励(变相强制)参保者进行基层首诊。对于担任守门人的全科医生则提供各种经济激励(如额外支付),使其更加关注预防、慢性病管理导向。对于补充医疗保险,则以惩罚性税收的方式引导其提供符合分级诊疗制度要求的产品。

第二,私立执业的全科医生和专科医生市场,特别是医生利益代表者因医务人员专业不同而不同,这使得不同医学专业分科的医生之间不存在利益输送的渠道。全科医生可以更好地履行守门人职责。全科医生与医院诊疗之间关系非常松散,难以形成利益输送渠道。当然,这也导致了医疗服务连续性不足的问题。

第三,全科医学服务和专科医学服务之间的差异。全科医生所提供的医学服务,专科医生和医院难以提供替代性服务,这使得两者之间更多的是一个医疗服务上的合作关系。尽管在医保资源上双方是一种争夺关系,但是对于确需专科医学服务的患者,全科医生难以采取不予转诊方式自行处理。

第四,公立医疗机构的管理自主权较高,且不同类型医疗机构有不同分工。法国的公立医疗机构拥有较高的管理自主权,很大程度可以视为仅为产权公有①,这使得这些医疗机构对于医疗服务购买者的经济激励敏感,且能够做出正确的应对。同时,这些医

---

① 当然,由于其提供医疗服务具有一定的公益性特点,财政和特定基金会按照其所承担的教学职责、社会责任等给予额外的补偿。

疗机构提供的服务专科化,使其并不与全科医生争夺市场。且不同产权类型的医疗机构有着各自的擅长,公立医院主要提供急症医学服务;私立营利医院主要提供专科医学手术服务;私立非营利医院主要提供癌症治疗等服务。

第五,强调以经济激励方式引导医务人员的自愿流动,而非行政化的"养人、养机构"模式。在法国主要通过经济激励方式鼓励医务人员和医疗机构在资源匮乏地区执业,而非选择在这些资源匮乏地区采取兴建和运营公立医疗机构的方式。如法国对于经济匮乏地区的医疗机构和个人由社会医疗保险基金支付更高的服务价格,保证其收入不受损失①,提供各种额外的财务补偿等。这使得各个地区的基层医疗服务人员基本为自由竞争的市场,并未产生行政化垄断的机构。这使得医疗保险的经济激励可以有限的使用,也能有效应用参保者"以脚投票"机制优化基层医疗服务市场。

---

① 需注意,这一高服务价格并不会导致个人费用负担的增加,高出的费用由医保基金承担。同时,这也与法国有调整不同地区间医保基金的调剂金机制有关。

第五章 俄罗斯联邦的分级诊疗制度及其支持系统

俄罗斯联邦是世界上最大的转型国家,其苏联时期的分级转诊体系是分级诊疗体系的鼻祖。同时,俄罗斯联邦建立社会医疗保险制度后,也试图重建分级诊疗体系。当前,俄罗斯联邦重建分级诊疗体系有重建苏联模式和新建社会医疗保险守门人机制两种思路。本章主要描述和分析苏联时期和当前俄罗斯联邦的分级诊疗体系及相应的支持系统。

俄罗斯联邦是目前世界上领土最大的国家,面积达到1709.82万平方公里,人口约1.46亿人。当前,俄罗斯联邦内含21个共和国、6个边疆区、49个州、1个自治州、10个自治区、2个直辖市(含莫斯科),共计89个省级行政区域(俄罗斯称为"主体")。当然,按照俄罗斯联邦宪法这些主体无权退出联邦。同时,俄罗斯联邦是苏联时期俄罗斯苏维埃联邦社会主义共和国的继承者,是当前世界上最大的转型国家,其经济和社会制度从苏联制度转型而来,具有浓重的苏联色彩制度的残留。

俄罗斯联邦在苏联时期实行的分级诊疗制度是我国当前所提分级诊疗概念的原始由来,是一种高度管制的计划经济时期的产物,也是苏联国家医疗保险模式的典型特点。但随着20世纪90年代苏联解体,俄罗斯联邦经济、社会制度都在转型,其医疗保障制度也在不断转型。俄罗斯继承苏联时期的旧有分级转诊体系逐步改变,新引入的社区首诊机制的效果和设计机理对我国有着重要的借鉴意义,但由于政府管制和市场机制之间的相互干扰,新的基于强制社会医疗保险的分级转诊机制的运行效果不佳。

本章选择俄罗斯联邦作为案例国家的主要目的包括:第一,向读者还原苏联时期的分级诊疗体系,讨论其建立和运行的基础条件;第二,希望通过俄罗斯联邦的案例说明行政化管理的医疗服务市场如何导致依托于市场化医疗服务购买理念的守门机制失灵问题。

第一节　俄罗斯联邦医疗保障制度发展历史

俄罗斯现代医疗保障制度的起源,可以追溯到 1912 年沙皇俄国在城市为工业劳动者建立的德国式社会医疗保险制度。这一社会医疗保险制度为产业工人及其家属提供医疗保障和疾病津贴待遇,当时大约覆盖了 20% 的工人。但是,一战、随后的俄国革命和饥荒使得这一医疗保障制度陷入失灵。这一时期,俄国约 2000—3000 万人罹患斑疹/伤寒,其中约 300 万人因此死亡(Tragakes、Lessof,2011)。

为此,苏联建立后重建医疗保障制度是一个重要议题。重建后的医疗保障制度并未选择恢复原有社会医疗保险制度,而是基于社会主义政治和经济制度建立了政府承诺提供全民免费医疗服务的国家医疗保险制度。新的国家医疗保险制度高度中央计划,资金配备和发展都由国家社会经济发展规划决定,医务人员为国家雇员,领取工资。同时,这一制度模式具有注重预防社会性疾病、强调医疗服务的专业化和质量、强调医学实践和科研的紧密相连、强调健康促进、治疗及康复的连续性、强调通过用人单位提供服务、强调妇幼保健、传染病控制等公共卫生色彩浓厚的服务、强调增加医疗资源配置、强调专科医疗等一系列特点（Tragakes，2003）。

但随着经济社会的发展，从 20 世纪 60 年代起，苏联的疾病谱发生了重要变化，慢性非传染性（迁延型）疾病逐步成为主要疾病负担，但国家医疗保险制度高度政府管制的特点使其无法有效应对这一情况。苏联政府仅仅采取建立更多医院和病床、提供全民普享的健康检查等方式来缓解这一问题。这些应对方式最终导致了苏联"强调专科和综合医院建设"、医疗服务高度专科化、医院规模和病床数世界第一的状况。这一时期，苏联国家医疗保险模式的基本特点是：全民免费、普享、公平、慷慨的医疗服务、依赖于财政拨款、资源配置高度中央计划、人员配置高度行政化、超过实际需要的专科病床配备、医务人员待遇和收入低，且主要是女性、初级医疗保健体系难以应对非传染性疾病等（Figueras 等，2004）。

针对苏联国家医疗保险制度出现的问题，特别是 20 世纪 80 年代经济下行导致国家医疗保险制度难以维持等问题。在 20 世纪 80 年代末，苏联部分地区进行的新经济机制（New Economic Mechanism）改革中，也将医疗保障体制改革作为其中的一项重要改革内容。这一改革主要通过医疗机构管理分（放）权，引入准市场机制（形成购买者和提供者的分离），优先发展初级卫生保健服务等措施来提高医疗保障制度运营效率及其对参保者需求的反应速度。这一改革以克麦罗沃州（Kemerovo）、萨马拉州（Samara）和列宁格勒（Leningrad）三个州（城市）为试点地区。

1991 年，苏联解体后，新成立的俄罗斯联邦继承了苏联时期的医疗保障制度。但由于"休克疗法"方式的经济转型以及随之而来的经济衰退,导致政府财政筹资能力不断下降,医疗保障制度出现严重财务困难。为克服财政拨款不足问题,1991 年俄罗斯苏维埃联邦共和国通过《公民健康保险法》(Law on Health Insurance of the Citizens of the RSFSR),引入了强制医疗保险制度作为补充的筹资渠道。这一法案在 1993 年被修正,新法案目标包括:提供非预算资金(社会医疗保险)作为预算资金的补充,赋予消费者自主选择医疗机构和保险人的权利,整合所有渠道的资金,继续提供全民享有的综合性医疗服务,引入市场竞争、通过经济激励方式改善绩效等。与当时许多改革方案类似,这一方案几乎完全基于市场,特别是基于消费者自主选择的"以脚投票"方式。依此法案,俄罗斯的强制医疗保险制度最初定位为税收制度的补充。同时,继承免费提供的旧有制度特点,社会医疗保险中个人不履行缴费义务,由雇主为劳动人口缴费,最初费率为 3.6%;由地方和地区政府为非劳动人口缴费。健康保险公司负责具体医疗保险服务的经办;建立强制健康保险待遇包,联邦政府定义基础福利包,各地区可根据筹资和本地情况进行补充;保险人负责与医疗服务提供者签约,按绩效支付费用,并在每年与地区疾病保险基金、地方政府、医学会和健康保险协会协商医疗服务价格;参保者可以选择保险公司、医疗服务提供者和医生;鼓励购买补充医疗保险支付基本福利包以外的医疗服务。

1993 年法案的推行并不顺利,遭遇诸多方面的阻力(Sheiman,1994)。特别是来自卫生部门的阻力,卫生部门作为医疗服务提供者代表不断阻挠这一改革。这一方面是新的分权化、市场化设计的强制医疗保险机制使卫生部门难以介入;另一方面是强制医疗保险基金作为购买者对于医疗机构的各种约束。从历史看,随着强制医疗保险的发展和完善,利益冲突和博弈不断增强。在

1994 年,许多地区卫生局就开始争夺强制医疗保险基金支出的管理权。特别是 1994—1995 年间,经济危机使许多地方政府消减了对医疗机构财政投入的情况下,医疗保险基金作为稳定、庞大的资金来源更是受到关注。1995—1996 年,部分高层卫生官员要求修订法案,限制医疗保险机构的权力①。当然,这些诉求并未得到通过,所以总体上看,当时的俄罗斯医疗保障体系仍是混合体系。

　　同时,由于政府财政投入医疗机构资金有限。为解决公立医疗机构政府拨款不足问题,1996 年俄罗斯政府开始允许公立医疗机构提供收费服务。这些收费服务包括:门诊药品和门诊医疗器械、患者要求的医学检查和检验(如驾照、工伤和职业病检测、入职体检等)、医院住宿服务、高技术医学服务(内窥镜和 MRI 等)、患者要求提供的额外服务、未经转诊的医学服务,绕过等待序列直接享受服务、针灸和按摩等额外服务、高质量假体、整形手术等。这些服务的费用,直接支付给医疗机构。1998 年,俄罗斯联邦政府开始缩减政府承诺免费提供的医疗服务范围,明确了政府承诺免费提供的福利包(Government Guarantee Package)内容作为所有地区必须执行的最低待遇标准。

　　自 2000 年起,新的普京政府开始进行新的一系列改革:一是治理体系从分权逐步转向集权,随着 7 个新的联邦地区取代了1993 年的 9 个经济体,卫生行政体系也相应进行了调整;二是2004 年将卫生部和社会发展部合并为卫生和社会发展部;三是随着经济情况的好转,自 2006 年起不断增加财政投入并改善基础设施。但是,从改革效果上看,增加对公立医疗机构的财政投入并未

---

① 包括削弱强制医疗保险基金的管理自主权,消减私营保险人从公共部门获得拨款等。

减少总医疗费用,也未有效降低参保者个人负担和非正式付费(红包)情况。同时,由于医疗机构和医务人员的抵制,许多社会医疗保险制度设计并未实现,参保者对于医疗机构的选择权流于形式;商业保险公司必须与所有公立医疗机构签约;强制医保基金也并未发挥购买者职能,而是成为被动付费者,没有形成对医疗机构的有效约束;"红包"等非正式付费现象仍然普遍;政府财政拨款和医保基金购买两条渠道并行导致了经济激励的异化,弱化了医保基金购买能力。因此,2010 年前后新一轮改革进一步强调强制医疗保险计划对医疗部门的约束作用。2010 年 11 月俄联邦通过了《关于部分修订俄罗斯联邦强制医疗保险法》法案,明确强制医疗保险医疗服务购买者角色,整合政府财政资金统一通过强制医疗保险基金支付,强化其对医疗服务市场的约束作用;引入市场机制,给予参保人自主选择医疗保险公司的权利,强化医保经办机构之间的竞争;扩大强制医疗保险给付范围,为民众提供更广泛的保障;取消私营医疗机构进入强制医疗保险的限制,强化医疗服务市场的竞争等(Tragakes、Lessof,2011)。

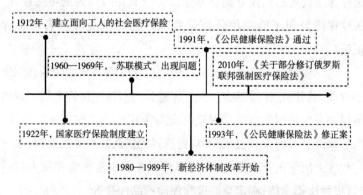

图 5—1　沙俄、苏联、俄联邦的医疗保障制度演进情况

第二节 医疗服务购买者

一、医疗保险公司作为医疗服务购买者的法定职责

按照相关法案,俄罗斯联邦的医疗保险公司扮演强制医疗保险计划中的第三方购买者。当然,现实运行中,由于卫生部门抵制和不配合,医疗保险公司更多的扮演第三方付费者。

俄罗斯联邦强制医疗保险计划中的医疗保险公司都是私营企业。依据1993年《医疗保险法》,健康管理机构和医疗机构不可以组建自己的医疗保险公司,但可以拥有医疗保险公司股份,最高可以拥有10%的股票,以防止医疗机构和健康管理机构对医疗保险公司行为的干预。

同时,法律规定提供强制医疗保险经办管理服务的医疗保险公司只允许同时提供自愿补充医疗保险,不允许提供其他类型保险产品。如果医疗保险公司同时提供强制医疗保险和自愿医疗保险两种产品,保险公司必须将这两种类型的保险产品分账运行。医疗保险公司必须建立储备基金以保证其保险行为的可持续性,医疗保险公司不能拒绝任何强制医疗保险基金参保者的参保申请。

医疗保险公司依据其与地区强制医疗保险基金之间的合同经办管理强制医疗保险基金。医疗保险公司与医疗机构之间的费用给付关系也依据强制医疗保险基金与医疗机构之间签署的协议。医疗保险公司的权利仅限于:自由选择提供医疗服务的机构;在一定程度上决定医疗服务价格;当医疗服务提供者伤害参保人权益时,提供法律支持;确定自愿医疗保险产品保费等。

医疗保险公司按照非营利方式运行强制医疗保险基金,为强

制医疗保险计划选择医疗机构并与之签约;为自愿医疗保险产品选择医疗服务、健康促进服务、社会服务提供者并与之签约;执行医疗保险协议;依据合同监督医疗机构服务质量和数量;保护参保者利益。

强制医疗保险计划中医疗保险公司的主要工作是偿付医疗服务、监督医疗服务的供给数量和质量。强制医疗保险地方基金拨付给医疗保险公司的保险基金主要用于支付参保者的医疗服务费用、支付强制医疗保险基金管理服务费、支付强制医疗保险基金雇员工资、提取准备金。强制医疗保险基金管理费用的数量、结构等都由地区强制医疗保险基金确定。准备金仅在特定情况下可以支付。准备金可能临时存放到银行之中或投资市场化的国家债券。

地区强制医疗保险基金负责监督医疗保险公司的行为,负责地区内医疗保险公司的注册。

医疗保险公司和医疗服务机构之间的关系主要是依据双方签订的协议,依据强制医疗保险系统的定价来偿付医疗服务。如果医疗服务提供者违约,则依照合同约定予以处罚。

在实践中,医疗保险公司实际上并不承担其所覆盖人群的医疗费用超支责任,更多是一种代为管理(委托管理)行为,只是按照人头费的一定比例提取管理费。当然也就没有实行医疗服务选择性购买的动机。同时,在资源匮乏的地区,缺乏信息公开也是一个问题(Twigg,1998;Manning、Tikhonova,2009)。

二、医疗保险公司的发展沿革和现实作用

1993年,俄罗斯联邦刚刚引入强制医疗保险计划时,地区和自治市层面并没有私营医疗保险公司。为弥补缺乏经办机构的问题,1993年地区强制医疗保险基金的地区分支被赋予权力作为保

险人。这一措施在当时仅仅被视作临时措施,但是由于医疗保险
公司的缺席,直到 2000 年中期,这些地区仍然以强制医疗保险基
金的地区分支作为经办机构。但随着私营医疗保险公司的不断强
化,地区强制医疗保险基金的分支机构作为保险人的地区越来越
少。到 2009 年,只有远东的楚科奇民族自治区(Chukotka Autono-
mous Okrug)还没有医疗保险公司。同时,医疗保险公司的规模不断
扩大,市场集中度也不断提高,在 1998 年俄联邦全国共有 538 家医
疗保险公司;到 2009 年,俄罗斯则只有 106 家医疗保险公司(以及
246 家地区分支公司)(Popovich、Potapchik、Shishkin 等,2011)。

但需要注意,在俄罗斯并非全部医疗费用都通过强制医疗保
险基金支付,强制医疗保险基金支出在总医疗费用中的比重并不
高,由于旧有延续自苏联时期的医院财政拨款体系仍然存在,强制
医疗保险基金支付的费用仅占公共部门支付给医院费用的 40%
左右,占医院全部收入的比重不足 30%。

表 5—1　1996—2009 年间强制医疗保险基金支出
占公共部门支出的比重　　　（单位:%）

项目 ＼ 年份	1996	1997	1998	1999	2000	2001	2002
强制医疗保险基金支出占公共部门支出的比重	35.7	30.7	36.5	35.8	40.3	39.5	40.5
年均增长率	-0.1	10.3	-3.6	-13.1	12.3	5.6	13.7
项目 ＼ 年份	2003	2004	2005	2006	2007	2008	2009
强制医疗保险基金支出占公共部门支出的比重	39.6	39.4	42	42.3	38.7	38.7	38.7
年均增长率	-2.1	-0.1	18.6	13.1	2.3	-5.3	4.6

资料来源:WHO 全球卫生支出数据库。

第三节　医疗服务提供者

与苏联时期一样,俄罗斯联邦的医院和联合诊所仍主要是公立机构,公立医疗机构基本一统天下。这些公立医疗机构隶属不同层级的政府,是预算制单位,缺乏管理自主权。从产权上看,俄罗斯联邦95%的医疗机构都是公立机构,主要是地区(大型医院)或自治市级别(主要是联合诊所、急诊诊所等)的医院。尽管,目前俄罗斯联邦全国有2万余家私营医疗机构,但这些私营医疗机构主要是牙科诊所、小型医学诊断中心,且并不接诊公立医疗保障计划的病人①。

同时,由于法律的不稳定性等原因,俄罗斯联邦并未出现公立医疗机构大规模的产权从国有转为私有企业的私有化进程。非营利医院或基金会医院、慈善机构的税收地位还不明确。同时,公共部门(卫生部门)对于私营资本和非政府组织介入其传统领域有着强烈敌意,采取各种方式限制私营资本进入卫生服务领域。当前,私营医疗服务机构提供的服务只能通过强制医疗保险基金以外的渠道支付,主要为个人自费和私营医疗保险支付。直到2010年的《新医疗保险改革法》再次规定给予所有医疗机构于一致的竞争地位,但在推进中也再次遭到了卫生部门的强烈反对,能否最终落实尚不可知。

一、俄罗斯的首诊服务提供机构

(一)农村居民的首诊医疗服务机构

在俄罗斯联邦,农村卫生站(Rural Health Posts)或医生助

---

① 强制医疗保险计划并不购买这类医疗机构的服务。

手—助产士工作站（Feldsher—midwife Stations）是农村地区民众的首诊机构①。依照规划每4000人配属一个机构，主要负责提供计划免疫、基本体检和常规检查、孕产妇保健和儿童保健等服务。此外，这些机构还处理外伤并提供各种居家护理服务，但这些医务人员并没有处方权。这些机构的医务人员，基本是完成基础护理训练后，又进行了两年临床培训后上岗。这些医务人员由政府雇佣，并由最近的医疗中心或联合诊所进行监督管理。

如果农村居民需要处方，或更高级别的医疗服务，则需到卫生中心（Health Centre）就诊。卫生中心覆盖一定数目的镇（uchastoks）或更大规模的农村人口，约每7000人左右设置一座。这一机构通常由1名临床医生、1名儿科医生，有的还有1名产科或妇科医生，以及相应的护士、助产士组成。这一机构负责提供一系列初级医疗保健服务，包括预防免疫、筛查、疾病治疗和慢性病管理、药品处方和24小时服务。卫生中心有一定数目病床，可以提供小型手术治疗和运送服务。当然，实践中，卫生中心的很多床位被用于提供社会护理，更多被老年人和孱弱人群占用而非病人。卫生中心工作人员由地方卫生委员会雇佣，机构也归属地方卫生委员会。由于农村地区的卫生中心之间的距离和有限的医务人员，患者几乎没有什么选择权。

需要注意，由于政府投入不足等原因，俄罗斯联邦很多农村地区的卫生中心处于关闭状态。

（二）城市居民的首诊医疗机构

城市联合诊所（Urban Polyclinic）、各类专科联合诊所以及企

---

① 尽管部分地区并未实行强制首诊，但由于苏联时期医疗保障制度的惯性，俄罗斯国民仍愿意将其视为首诊机构。

业联合诊所是城市居民的首诊医疗机构。

城市联合诊所通常覆盖若干个街区(uchastosk),一个街区大约覆盖4000余人。从机构人员和设施配置看,部分城市的联合诊所等同于自治市医院。联合诊所由一定数目的临床医生和辅助医务人员组成,提供各种全科和专科医学服务,如健康筛查、急性病和慢性病的一线治疗、慢性病管理和治疗服务等。这些机构通常雇佣3到4名专科医生,通常是妇科/产科医生、心脏科医生、风湿病科医生、肿瘤科医生。这些医生主要提供二级专科门诊服务。通常,每个医生负责约1700人。民众按照住址的邮寄地址划归某一医生。[①]

专科联合诊所(Special Focus Polyclinic)主要指儿科和妇科联合诊所。以儿科联合诊所为例,在俄罗斯联邦,通常在城镇、城市和大的居民区中有一个儿童专科联合诊所。这一诊所由全科儿科医生、临床儿科医学专家以及相应医务人员组成,负责为19岁以下儿童提供所需医疗服务。妇科联合诊所与儿童联合诊所非常类似。

企业联合诊所(Medsanchast)也是苏联时期留下的重要遗产。当前,俄联邦许多企业仍然由自己医生为其员工提供基本医疗服务。当然,这些诊所更加关注职业健康服务,主要提供专科门诊服务和非常少的专科住院服务。

(三)俄罗斯的全科医学服务提供者

在俄罗斯联邦,街道或镇上的医生和全科服务提供者被认为是整个医疗服务体系的最末端,也是水平最低的医生。因此,俄罗

---

① 在苏联时期,从技术层面上病人有更换医生的权利,但是更换医生需要联合诊所领导的批准,而导致在现实中并未普遍实施。

斯联邦才会有许多患者①选择到二级医疗机构(甚至更高级别的医疗机构)进行非转诊就医。同时,由于收入下降,且认为自己最终将被全科医生代替,街道和镇上的医务人员数量不断下降。

俄罗斯联邦最早的全科医生培训方案是1992年开始的两年制培训计划,这一计划试图改善人们对初级卫生保健服务行业的信任程度,并提高医疗服务质量和标准。截至1997年,据估算约1500到2000名全科医生完成了培训(包括转岗和新毕业医生),但只有不到1100人最终成了全科医生。在1992年引入全科医学概念后,一个由全科医生(家庭医生)组成的初级医疗保健网络开始在许多地区出现。当然,在俄罗斯联邦绝大多数地区的初级医疗保健服务还是由初级医疗保健内科医生和儿科医生组成的医生组提供。到2008年,俄罗斯联邦共有7930名全科医生,占初级医疗保健医生的11%②。全科医生必须经过2年的专业培训,其中6个月为临床实践训练。当前,俄罗斯联邦的许多医学院都拥有了全科医学或家庭医学系。当前,还没有某一个地区的全科医生成为主流。在四分之一的俄罗斯联邦地区,全科医生数量尚不足初级医疗保健医生数量的3%(Kringos、Boerma、Spaan 等2009)。按照俄罗斯国家优先健康计划,接近18500名初级医疗保健医生参加了转岗培训,但是这些医生并未转变工作成为全科医生。

从人员配备标准看,俄罗斯联邦规定:每名全科医生最多可以服务1700名患者;每个初级医疗保健内科医师最多可照料1800名患者,儿科医生最多为800名儿童。

---

① 主要是收入水平较高的人群。
② 初级医疗保健医生包括内科医生、儿科医生和全科医生。

二、二级和三级医疗服务提供市场

俄罗斯联邦的二、三级医疗机构包含医院、医院门诊诊所、联合诊所的专科门诊中心等机构。尽管,由于财政原因,俄罗斯联邦继承自苏联时期的部分医疗机构已经被关闭,但是剩余的医疗机构仍按照地理区域进行配置。从地域分布看,城市地区的大部分医疗机构都得以保留,农村则恰好相反,大部分的小型农村医院被关闭。因此,俄罗斯当前的二、三级医疗服务供给网络也是城乡有别。

（一）农村的二级医疗机构

在俄罗斯联邦的农村地区,二级医疗服务的基本单位是小型农村医院(Small Rural Hospitals)。这类医院平均拥有30张病床,负责提供最基本的住院服务,通常由一名外科医生、一名初级医疗保健内科医生、一名初级医疗保健儿科医生及相应的医务人员组成。这一机构负责提供社会护理服务、初级医疗保健服务、简单手术、简单慢性病和急性病治疗服务。当前,相当数量农村医院已经关闭,部分转为健康中心、全科医生手术中心或长期护理服务站。

地方医院(District Hospitals)则服务于更大规模的农业市,平均有130张病床。这一机构由基本的专科医生队伍提供住院服务。这一医疗机构配属的业务人员包括治疗师、脚部诊疗医师、外科医生、妇产科医生等,并且大部分这类医院拥有门诊部门,门诊部作为联合诊所为本地民众服务。

中央地区医院(Central District Hospitals, Raionnye)主要服务行政中心区域的农业自治市,平均床位数为200张,为4万到15万人提供二级和专科医学服务。这一机构由一定数量的全科医学和专科医生组成,通常包括足病科医生、外科医生、妇产科医生、传染科医生等。绝大多数的中央地区医院拥有门诊部门,这一门诊部作为联合诊所服务本地人民。

(二)城镇地区二级、三级医疗机构

城镇地区负责提供二级和三级医疗服务的基本单位是城市医院(City Hospitals)。这一机构按照规模和面对的人群分为普通人群和儿童两种。面对成年人的城镇医院通常有150—800张成人床位,儿科医院则通常有100—300张儿童床位。这一机构负责提供急诊服务、传染病专科服务、肺结核诊疗、妇产科服务、精神和精神疾病的治疗服务、残疾的康复服务等。俄罗斯联邦的许多门诊设施、专科诊所、诊断中心等都隶属于这类医院。

(三)高级别转诊医院

在俄罗斯联邦,高级别的转诊医院并不区分农村和城镇居民。

1.地区转诊医院

地区医院(Regional Hospitals)负责接受一个地区内的转诊病人。通常,每一个地区都拥有一个成年综合医院,大约有500—1000张床位;一个儿童医院,大约有300—600张床位。这类医院接受联合诊所和地方医院转诊来的复杂病人,服务行政地域内的全部居民。这一机构中,所有专业或亚专业的专科医生齐备,提供比市医院更复杂的专科医疗服务。这些地区医院也常作为本地医学院教学单位。

地区专科诊所(Regional Specialized Clinics)也负责接诊地区内转诊的复杂门诊病人。在俄罗斯联邦,许多地方专科联合诊所拥有门诊和住院部门,当然也有三分之一机构仅有门诊部门。这些地区专科诊所负责提供特定专科医疗服务,如神经病学、妇科医学、肿瘤学、肺结核、皮肤科等门诊服务。

2.联邦转诊医院

联邦医院和联邦专科诊所(Federal Hospitals and Federal

Specialized Clinics)则负责提供更加复杂的治疗服务和更高级别的专科医疗服务。这类机构通常与相关医学领域的研究机构有关,负责为全国居民提供高度复杂的二级和三级专科医学服务。

（四）平行系统的医院和专科门诊

需要注意,虽然俄罗斯绝大多数的医疗机构属于卫生部门,但仍有很多部门拥有自己独立的医疗系统。这些医疗机构被称为平行系统的医院和专科门诊(Hospitals and Specialized Clinics in Parallel Systems)。这些机构主要提供二级门诊服务。内务部、国防部等部门和大型国有企业都拥有这类的医疗服务机构。这些医疗机构除向所属系统员工提供医疗服务外,还可通过个人自费和自愿医疗保险付费的方式向普通人群提供医疗服务。

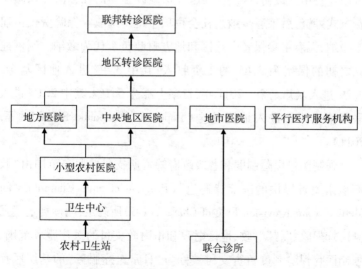

图5—2 俄罗斯联邦医疗服务网络体系

第四节　被保障人群

俄罗斯联邦医疗保障制度的最大特点是实现了全民覆盖和免费享有,这也是俄罗斯医疗保障制度成为"免费医疗"制度的来源。当然,国民免费享有的医疗服务仅限于政府承诺免费提供的医疗福利包范围中。

当前,俄罗斯联邦的医疗保障制度实际是一个强制医疗保险和政府财政资金支持国家医疗保险相混合的制度体系。

1993 年,开始建立的俄罗斯联邦强制医疗保险制度分为地区和联邦两个层次的基金。其中,联邦基金主要作为调剂金用以平衡不同地区间的医保待遇差距,地区基金则负责支付地区内参保者医疗费用。最初,这一社会医疗保险以独立的社会医疗保险缴费方式筹资,后来逐步纳入社会税项中统一征收。保险费仅由雇主缴纳,无雇主参保者由地区和地方财政负责代为缴纳。制度建立之初的保费为 3.6% 的工资收入,其中 3.4% 进入地区基金,0.2% 进入联邦基金。2011 年,费率上涨为 5.1%,其中 2.1% 进入联邦基金,3% 进入地区基金(Popovich、Potapchik、Shishkin 等,2011)。

强制医疗保险制度和各级政府筹资所支付的服务范围由"政府承诺免费提供的医疗待遇包"(Program of State Guarantees for Medical Care Provision Free of Charge,PCG)所确定,明确规定了强制医疗保险、联邦财政、地区财政和市财政支付的医疗服务范围。强制医疗保险制度负责支付被称为"日常医疗服务"的基层医疗服务、除高技术外的专科服务以及住院药品费用。2013 年之前,财政资金主要负责支付高技术服务、急诊服务、传染病控制等公共卫生服务以及特定人群的药品服务。具体而言,不同层级政府财政资金支付不同内容的医疗服务。其中,联邦财政资金主要支付国立专科医学中心的医疗服务、联邦政府所属医疗机构专科服务、高技术医疗服务及特定人群医疗服务和药品;地区财政资金则主要负责支付航空急救服务、传染病及特定疾病的二级医疗服务、地区医学中心的高技术服务、特定人群药品和价格补贴。市财政资金主要支付非航空的急救服务、传染病基层医疗服务。按照新的改革法案,自 2013 年起,各级政府财政拨款也将纳入强制医疗保险基金统一支付。

表 5—2 俄罗斯医疗保障制度资金来源和支付范围

项目 资金来源		支付的服务范围
强制医疗保险基金		称为"日常医疗服务"的基层医疗服务、除高技术外的专科服务以及住院药品费用
财政资金	联邦财政	国立专科医学中心的医疗服务、联邦政府所属医疗机构专科服务、高技术医疗服务及特定人群医疗服务和药品
	地区财政	航空急救服务、传染病及特定疾病的二级医疗服务、地区医学中心的高技术服务、特定人群药品和价格补贴
	市财政	非航空的急救服务、传染病基层医疗服务

按照世界卫生组织(WHO)的统计数据,在社会医疗保险和财政筹资计划的组合下,俄罗斯公共医疗保障计划支付的医疗费用占比在 2011 年为 59.7%,这较 1995 年的 73.9%有所下降。社会医疗保险所支付的医疗费用则一直稳定在 20%—30%之间,2011年这一比重为 28.1%。

表5—3 俄罗斯联邦公共计划和社会医疗保险
计划支付的医疗费用占比　　　　（单位:%）

年　份	1995	1996	1997	1998	1999	2000	2001	2002	2003
公共计划支付的医疗费用占比	73.9	71.4	70.8	65.1	61.9	59.9	58.7	59.0	58.8
社会医疗保险支付的医疗费用占比	25.5	25.5	21.7	23.8	22.2	24.1	23.2	23.9	23.3
年　份	2004	2005	2006	2007	2008	2009	2010	2011	—
公共计划支付的医疗费用占比	59.6	62.0	63.2	64.2	66.5	67.0	58.7	59.7	—
社会医疗保险支付的医疗费用占比	23.5	26	26.7	24.8	28.5	30	26.2	28.1	—

资料来源:世界卫生组织国别数据。

　　当然,由于俄罗斯联邦地域范围广阔,不同地区的医疗费用支出来源也存在相当的不同,在汉特曼自治区(Khanty—Mansi Autonomous Okrug)2009年强制医疗保险支出仅占全部医疗费用的18%,但在鞑靼斯坦共和国(Republic of Tatarstan)强制医疗保险基金支出占全部医疗费用的89%(Popovich、Potapchik、Shishkin,2010)。这种二元筹资安排使得医疗服务提供者的经济激励非常混乱,这是新的医保制度下医疗服务体系效率改进有限的重要原因。

第五节　医疗服务购买者和
提供者之间的关系

一、医疗服务购买者和提供者的购买

　　俄罗斯联邦在1993年建立强制医疗保险时,曾试图按照"有管理的竞争理论"构建强制医疗保险制度,允许参保者自主选择

医疗保险公司和医疗服务提供者,试图通过"以脚投票"方式提高整个制度的运行效率。具体而言,医疗保险公司负责具体强制医疗保险经办;保险人负责与医疗服务提供者签约,按绩效支付费用,并每年与地区疾病保险基金、地方政府、医学会和健康保险协会协商医疗服务价格;参保者可以自主选择保险公司、医疗服务提供者和医生(Sheiman,1994)。

理论上,医疗保险公司也可以使用选择性合同方式自主选择医疗机构签约,从而鼓励医疗机构提高医疗服务质量、降低医疗服务成本,提供更好的初级医疗保健服务和预防服务。但是,由于俄罗斯医疗保障领域筹资的二元主体结构,医疗机构更大份额的资金收入来各级政府财政预算,医疗服务提供者更大程度上受各级政府行政管理体系所控制,而非接受强制医疗保险基金的经济激励(Saltman、Figueras、Sakellarides,1998;Tragakes、Lessof,2011)。

特别是公立医疗机构一统天下,且都为管理自主权极度缺乏的预算制单位。这些机构对于强制医疗保险的经济激励反应迟钝。地方行政部门也压制医疗保险公司,医疗保险公司所管理的强制医疗保险基金更多被视为一种财政资金不足情况下的补充资金来源,而非医疗服务购买基金。医疗保险公司无法选择医疗机构,只能将所有公立医院纳入定点范围,同时只能被动接受卫生部门的各项规定。

二、医疗服务的付费方式

(一)对医务人员的付费方式

当前,俄罗斯联邦绝大多数医务人员都是公共部门雇员,领取工资。即采用按工资付费方式支付其所提供的医疗服务。从统计数字上看,俄罗斯联邦公共部门医生收入远低于私人部门的医生

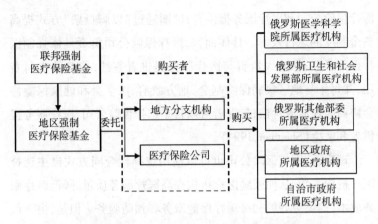

图5—3 俄罗斯联邦强制医疗保险基金购买服务机制简图

（Gimpelson、Lukiyanova，2009）。直到目前，政府所属医疗机构员工工资仍由政府制定的预算单位工资表（Unified Tariff Scale，UTS）统一设定。当然，如果医生拥有行政职务，或拥有更高技术水平和年资可获得更高收入，但这个收入增长与绩效几乎无关。与我国情况非常类似，如果剔除医生所获得的非正式付费（红包或回扣等），俄罗斯公立医疗机构医务人员的名义收入（官方收入）低于社会平均水平，护士的收入甚至低于最低生活保障线水平。当然，全科医生、专科医生和医院医生往往获得各种红包。同时，医生也可以通过提供收费的服务获得额外收入。但是，护士的低收入还导致护士培训不足的情况很普遍。

在20世纪80年代，当时的苏联政府曾引入一个奖金改革计划。这一计划赋予医院和联合诊所管理者向员工提供按绩效核定奖金的权力。Tragakes、Lessof（2003）的研究发现，奖金约占个人收入最高20%，当然也存在更高比例的案例。但这一奖金在实践中很少与绩效相关，与医务人员的效率和绩效之间的相关程度较低。

（二）对医疗机构的付费方式

按照政府保证免费提供的福利包计划（Guarantee Package Programme，GPP）规定，三个层次的政府资金和强制健康保险基金有着不同的支付责任，相应的付费方式也有所不同。

政府财政资金对医疗机构的主要付费方式是条目预算制，主要参考的指标是医疗机构的床位数和床位使用率。联合诊所预算也采用类似的公式计算，仅是参考指标转为就诊人次数和床位使用率。这些机构预算每年增长一次，主要考虑通货膨胀、经济增长和其他一些因素。因此，这一预算核定方式实际鼓励医院管理者不断收治病人、保持高就诊率和床位使用率从而在下一年度能够获得更多的预算。这一付费方式既使得医疗机构缺乏灵活性，也无法激励医疗机构使用新技术和调整资源到本区域民众最需要的医疗服务上[1]。

强制医疗保险基金对医疗机构的付费方式在不同地区存在差异。依联邦医疗保险基金统计，俄联邦48个地区对医疗机构采取次均病例价格方式付费（按服务单元付费的一种），38个地区采取按床日付费，5个地区按照事先约定的服务量和合同打包付费，1个地区使用按人头付费，1个地区使用条目预算制方式付费（Tragakes、Lessof，2011）。

（三）对非免费供给医疗服务的付费

1996年，为解决政府拨款不足问题，政府允许公立医疗机构提供额外收费的医疗服务。这些服务采取按服务项目付费方式。这使医疗机构能够更自由的设定医务人员工资，并且允许将这部分资金用于投资设备和医疗技术创新。当前，公立医院和联合诊

---

[1]　例如，医院的药品支出超出预算时，医院无法将用于其他用途的预算资金调整过来保证本区域内民众的用药需求。预算结余也不能滚存到下一年度；初级医疗保健服务的全科医生不能实行持资全科医生计划。

所的绝大部分收入来自这一服务。

医院对于额外收费的服务项目有较高的定价自主权。Vish-nevskiy(2007)的研究发现,不同联邦医疗机构提供同样医疗服务的价格存在巨大差异,往往相差若干倍,如莫斯科部分医疗机构中脑部断层扫描的价格超过最低价格 4 倍,冠状动脉造影在不同医疗机构间的价格差距有 12 倍,血管造影术在不同医疗机构间的价格差距有 15 倍。

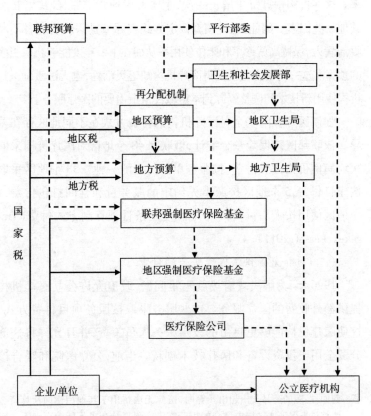

图5—4 俄罗斯联邦医疗保障体系中的财务流情况

第六节　被保障人群和医疗保障
提供者之间的关系

一、苏联时期行政化的分级诊疗体系

苏联时期的分级诊疗体系主要依靠行政层级化的公立医疗机构和受管制的个人自由得以实现(Käser,1976)。

当时的医疗服务主要依靠特定行政级别、科层制分布的医疗机构提供。以农村居民的就医路径为例,当时苏联最基本的行政单位是农村地区的镇(uchastok)。这一行政单位约覆盖7000人到30000人。这些人的初级医疗保健服务由镇卫生站提供,这些卫生站通常由护士和医生助手组成。任何需要更复杂医学处理的患者都被转诊到该患者所属的农村医学中心、医院或门诊中心。这些机构负责提供初级卫生保健和简单的二级医疗服务,通常雇佣1名内科或临床医生、1名儿科医生及相应的护理人员,这些医生是第一层次的医生[1],且通常具有一定数目住院病床。更加复杂的病例将被转诊到地区(rayon)联合诊所和医院,这些医疗机构负责提供专科二级医疗服务。通常,专科门诊服务由联合诊所提供,专科住院服务由医院提供。如果这一病例仍未得到解决,患者将被转为州(oblast)或地区联合诊所和医院。如有需要,将进一步转诊到共和国或苏联层面的顶级专科医疗机构。城市人口也依赖同样的层次逐级就医。

苏联模式的分级诊疗制度,逻辑上看似非常严密。但初级卫生保健和二级医疗机构之间的衔接仍然存在问题。特别是门诊和

---

[1]　所谓第一层次的医生,在苏联时期代表着低教育水平、低医学水平的医生。

住院分离导致治疗的连续性不足。同时,基层医疗机构推诿病人的情况非常普遍,基层医生更多的扮演转诊者角色,这使得苏联患者更多的依赖住院专科服务。这导致了苏联医疗服务体系的专科化和住院化(Rowland、Telyukov,1991)。

二、俄罗斯时期的分级转诊

俄罗斯联邦时期的分级转诊很大程度上延续了苏联时期的制度设计,但有所变化。需注意,当前俄罗斯强制医疗保险并未规定强制患者分级转诊。当前的分级诊疗体系更多的是一种非正式的设计,是民众的自发行为,也是苏联模式的残留。当然,俄罗斯联邦部分州(共和国和自治区)试图建立基于社会医疗保险的分级诊疗制度。但从尝试结果看,除少部分地区外,大部分地区改革尝试都不成功。

当前,按照制度设计,患者有权利选择所属的初级医疗保健提供者和联合诊所内的个体医生。通常,患者并未被强制必须在去专科医生处就诊前先到全科医生或初级医疗保健内科医生处就诊,但在实践中,大多数患者都会首先到他们所属的初级医疗保健医生处征求意见。因此,初级医疗保健医生并没有起到强有力的守门人角色,而是在整合患者护理方面扮演了重要的角色,当然这种角色的扮演是非正式的。

但在部分地区,守门人机制是初级医疗保健医生最重要的功能之一,如萨马拉州(Samara Oblast)、圣彼得堡(St Petersburg)、楚瓦什共和国(Chuvash Republic)和特维尔州(Tver Oblast),这些地区在20世纪90年代前后进行了医疗服务购买者和提供者分离为特色的改革,特别是公立医院进行了自主化甚至法人化改革。

当前,非正式分级诊疗体系存在的原因是思维惯性使俄罗斯许多居民仍认为获得二级医疗服务,除了支付非正式费用外,就是需要初级医疗保健医生的转诊。当然,实践中初级医疗保健医生的转诊在上级医院服务排队中有部分优先权。

三、楚瓦什共和国的守门人机制

楚瓦什共和国是俄罗斯联邦试点守门人机制和初级医疗保健改革试点的地区。从当前文献看,这一守门人机制的效果不错。

楚瓦什共和国守门人机制改革的目标是强化初级医疗保健服务并提高基层诊疗能力,以此为基础实现分级诊疗。

楚瓦什共和国新的初级医疗保健中心多通过新建或维修旧机构而来,主要通过投资新设备等方式改善基层诊疗能力。苏联时期独立设置的针对成年人、妇女和儿童的联合诊所,正逐渐被全科医学执业机构所替代。新的全科医学服务机构负责为一定地理区域内患者提供以全科医学服务为主的初级医疗保健服务。这一机构作为急性病治疗的补充,更加关注健康维护和疾病预防。同时,全科医生扮演了专科医生的守门人,并保证患者医疗服务连续性。2008 年,全科医生覆盖了楚瓦什共和国 65%的人口(World Bank,2011)。全科医生作为守门人的效果不错,有效降低了转诊率,楚瓦什共和国的转诊率从 2003 年的 8.7%下降到 2008 年的 2.3%(Tragakes、Lessof,2011)。

从守门人机制的支持系统看,楚瓦什共和国强制医疗保险基金是最主要的医疗服务付费者,医疗机构来自政府财政资金的比重较其他地区明显低。同时,运行强制医疗保险的医疗保险基金与医疗服务机构之间形成了服务购买关系。并且医疗机构有着较高的管理自主权,可以对医疗保险公司的经济激励做出正确的反馈。全科医生付费方面,强制医疗保险基金引入了一个以绩效为基础的工资制度。这一方式基于全科医生医疗机构雇员的事实，由一个特定比率的基本工资和一个附加的绩效工资组成。基本工资依照全科医生所处的位置、标准工资价格、医疗服务质量归类、管理责任、连续性医疗服务的年限、执业环境等综合决定；而绩效工资占 30%，绩效则主要关注诊疗流程、产出和影响方面。这一方式使全科医生获得比工资高 25% 的收入，从而吸引专科医生转岗成为全科医生，并更多的到农村地区和城乡结合部提供医学服务。

第七节　总结和讨论

一、俄罗斯的分级诊疗制度并不成功

需注意，由于俄罗斯联邦内各个地区（共和国、州、自治区等）有权利在一定程度上决定当地的医疗保障制度设计，因此当前俄罗斯分级诊疗制度大致可分为承袭自苏联时期的旧有分级诊疗制度和新的基于全科医生的守门人机制两类。

从部分地区承袭自苏联时期的分级诊疗制度运行情况看，实际上随着强制医疗保险计划的引入，这些地区已经放弃了强制分级转诊的要求，或者并没有明确实行强制分级诊疗制度。但是，由于制度的推进，特别是医疗费用的快速增长，部分地区尝试重建苏联时期的分级诊疗体系。农村地区的民众在罹患疾病时，通常遵循农村卫生站、农村医学中心、城市医学中心、地区医院、联邦医院的程序分级就诊，逐级转诊；城市地区的患者，则遵循城市联合诊所、城市医院、地区医院、联邦医院的程序分级诊疗、逐级转诊。需要注意，这一分级诊疗体系主要依赖行政化管理的医疗服务体系，这一医疗服务体系的医疗机构隶属不同层级政府管理运营。

部分地区则尝试建立新的守门人机制，新的守门人机制通常应用在引入医疗服务购买者和提供者改革的地区。这些地区强制医疗保险计划在医院收入中的占比比较高、初级医疗保健医生的医疗技术和收入也相对较高、全科医生的诊疗相对自由。主要是曾进行新经济改革的萨马拉州、圣彼得堡、楚瓦什共和国和特维尔州等地。

从这些地区的运行情况看，绝大多数地区试图重建苏联模式分级诊疗体系的效果不佳。这一重建的分级诊疗体系由于所需的高度行政管理与基于市场机制购买的社会医疗保险制度之间不适应、行政管理体系下初级医疗服务提供者技能较差、参保者不信任基层医生等原因，参保者越过守门人（基层医疗机构）直接到上级医疗机构就诊的现象非常普遍。

因此，在俄罗斯联邦，除少部分引入医疗服务购买者和提供者相分离的地区应用的守门人机制外，大部分地区的分级诊疗制度运行绩效非常差。

二、俄罗斯旧有分级诊疗体系运行不畅的原因

（一）民众对基层医疗机构医务人员缺乏信任，不愿首诊

实践中，俄罗斯联邦民众对于初级医疗保健医生的信任度不佳，民众不愿意到诊疗水平不佳的基层医疗机构首诊。这一情况由以下一系列问题导致。

第一，公立医疗机构所采取的行政管理体制，导致基层医疗机构所获资源不足。在俄罗斯，基层医疗机构和部分二级医疗机构属于地方政府所有，并负责运营。在这个行政体系内，有限资源分布与医疗机构行政级别挂钩，高级别医疗机构获得了绝大多数的医疗资源，仅有非常有限的资源分配给基层医疗机构，这导致俄罗

斯联邦许多基层医疗机构（特别是农村地区的基层医疗机构）纷纷关闭，未关闭的基层医疗机构也存在硬件设施差等问题。

第二，基层医疗机构医务人员素质普遍不高，且工作重心集中于公共卫生服务。一方面，俄罗斯基层医疗机构的重心并非基层首诊，而是公共卫生服务，这弱化了医疗服务网络的基层首诊功能；另一方面，基层医疗机构配置的医生并非优秀的医生，而是相对较差（教育和培训相对不足）的医生。这一情况影响了民众对基层医疗机构的信任程度。

第三，基层医生收入低，难以留住高水平医生。俄罗斯继承了苏联时期医务人员的工资制度，将医务人员视为非生产部门，给予的收入水平低于社会平均水平，这也是医务人员中女性比例高的重要原因。即便政府允许医疗机构提供可另收费的医疗服务，但由于基层医疗机构能够开展的此类服务较少，因此基层医务人员收入仍过低，医务人员转移到高级别医疗机构甚至离开医疗行业的情况非常普遍。

第四，医学训练方式难以适应全科医学服务的需要。俄罗斯继承了苏联医学教育过度强调专科化的特点，尽管近十年来，全科医学发展迅速，但由于薪酬低下，全科医学专业的毕业生以及参加转岗培训的专科医生大多未从事全科医生工作，全科医学人员匮乏。

第五，基层医疗机构中的医务人员属于医疗机构雇员，作为地方政府雇员领取工资。并且基层医疗机构的预算为条目预算制，医务人员收入与医疗服务绩效相关度较低，医生随意转诊情况普遍。

（二）专科医疗服务市场的设计特点

俄罗斯二、三级医疗服务市场的设计，也导致了分级转诊机制的失灵。必须首先说明,俄罗斯专科医疗服务基本由政府所属的公立医疗机构提供。这些医疗机构是预算制单位,缺乏管理自主权。

第一,医疗机构的付费制度设计。俄罗斯公立医疗机构的收入来源大致分为三个渠道:一是政府资金渠道,采取条目预算制;二是社会医疗保险资金,基本为按次均费用方式付费;三是个人付费,采取按服务项目付费。分级诊疗制度仅适用于政府渠道资金和社会医疗保险资金,不适用于个人付费。由于个人付费服务的收入可以由医院分配给医务人员,因此公立医院更喜欢接受这类病人,这是很多病人不经转诊直接到上级医疗机构就医仍能获得服务的重要原因。

第二,医疗机构的过度专科化服务倾向。当前,俄罗斯医疗服务体系仍然没有摆脱苏联时期的过度专科化、住院化诊疗服务倾向,民众对医疗服务仍倾向于专科住院服务。因此,民众倾向于到能够提供专科医院服务的机构就医,从而导致基层医疗机构首诊的失灵现象。

第三,除少部分引入全科医学服务提供者的地区外,大部分地区的基层医疗机构提供的服务是简化版的专科医学服务,与二、三级医疗机构提供的服务之间存在替代性,这也是参保者随意转诊的重要原因。

(三)公立医疗机构改革缓慢与基本医疗保险购买机制之间的不适应

俄罗斯公立医疗机构改革推进缓慢,基本维持着苏联时期的管理方式和治理结构。这种行政化的医疗服务机构管理体系与基本医疗保险所采用的服务购买机制之间存在强烈的不适应。

第一,公立医疗机构仍采取行政化管理模式,管理自主权有限,对社会医疗保险的经济激励缺乏反应。这是 1993 年法案中规定的诸多基于市场机制医疗服务购买者和提供者分开的设计难以奏效的重要原因。

第二,公立医疗机构被允许提供可收费医疗服务,并且有足够的管理自主权处置这些服务所获得收入。因此,公立医疗机构有着强烈的动机来提供可额外收费的这些医疗服务,而级别越高的医疗机构所能提供的这类可另行收费的医疗服务种类越多。也即级别越高的医疗机构越有动机更多的收治病人,这是分级诊疗体系瓦解的一个重要原因。

第三,公立医疗机构并未进行相应的薪酬改革,专科医生仍然参照国家公务人员领取极低的薪酬。这一方面使得医务人员认为个人的劳动成果并未得到充分的体现,另一方面,医务人员更多采取提供可收费的医疗服务方式获得补充服务。这也是医务人员有了更多接诊病人的动机。

第六章　典型国家分级诊疗
制度比较研究

本章首先对比英国、荷兰、法国和俄罗斯四国分级诊疗制度支持系统设计;随后总结国际上分级诊疗制度的基本模式;最后归纳分级诊疗制度有效运行的基础条件。

需注意,在分析四国分级诊疗(守门人)机制时,本部分将运行效果相对较好的英、法、荷三国归为一组,将运行效果相对较差的俄罗斯作为反例归为一组,重点进行两组之间的比较。

第一节　典型国家分级诊疗机制
支持系统的比较研究

一、医疗服务购买者的比较

归纳上述四国社会医疗保障制度内部设计情况时,可以发现上述四国的社会医疗保障制度均为医疗服务购买者和提供者分离的结构。医疗服务购买者在整个医疗保障体系中扮演了重要角色。医疗服务提供者和购买者之间的关系为购买合同关系。

守门人机制运行较好的英、法、荷三国中,医疗服务购买者的最大特点是其所具有的购买力水平较高,医院平均收入的70%以上来自法定社会医疗保障计划购买机构。这使医疗服务购买者能够有效通过市场购买力来调整和引导医疗服务提供者的行为。

俄罗斯的案例也验证了这一说法。由于 2011 年之前俄罗斯联邦将强制医疗保险定位为政府财政资金外的补充筹资渠道,强制医疗保险所属医疗服务购买机构所持资金占医院收入的比例不足 30%。这导致医疗保险公司(俄罗斯的医疗服务购买者)在与医疗服务机构谈判时处于劣势,很多时候医院甚至不愿意与医疗保险公司谈判。这使医疗保险公司难以通过经济手段引导医疗机构行为的变化。

表 6—1　典型国家医疗服务购买者基本情况

国家\项目	英　国	法　国	荷　兰	俄罗斯
名　称	初级医疗保健信托基金	地区层面的购买者联盟	医疗保险公司	医疗保险公司
制度模式	国家卫生服务	社会医疗保险	社会医疗保险	社会医疗保险
购买者市场结构	按地域划分参保人群、无相互竞争(共151家)	按地域划分参保人群、无相互竞争	自由竞争市场	理论上的自由竞争市场
机构属性	公共部门	公共部门	私人部门、可分享盈利	私人部门、不可盈利
所持基金的宽裕程度	约80%的国家卫生服务基金	相应地区所有的社会医疗保险基金	全部基本医疗保险基金	不足30%

二、医疗服务市场供给结构的比较

归纳四国的医疗服务市场的供给结构可以发现,运行效果良好的三国中,首诊医疗服务提供者都是以集体执业形态为主的全科医生,这些全科医生的属性为自雇形态的自由执业人群。因此,可以认为全科医疗服务的私营、自雇者形态的执业市场是守门人机制有效运行的重要前提条件。俄罗斯的实践也可以为这一判断提供佐证,在俄罗斯大部分地区采用政府所属基层医疗机构(医务人员领取工资)作为首诊人(守门人)机制的运行效果相对较差,转诊率较高。

二、三级医疗服务供给市场方面,三国并没有普遍的规律。对比看,荷兰的二、三级医疗服务提供者均为私立非营利医院和自雇形态的专科医生;法国则为公立医院(自主权较高)、私立医院(包括私立非营利医院、私立营利医院)和自雇形态的专科医生;英国则是自主权相对较低的国家卫生服务制度所属医院。俄罗斯的二、三级医疗机构则是分属地区、地方和联邦政府的公立医疗机构。

从专科医疗服务的供给效率看,荷兰和法国的二、三级医疗服务供给效率远高于政府色彩浓厚的英国公立医院主导体系,这表现为二、三级医疗服务的等待时间。当然,也高于管理自主权更低的俄罗斯医疗机构,但是这一结论仅指提供政府承诺免费的医疗福利包项目时,额外收费的医疗服务供给量相对充足。

因此,需要慎重考虑二、三级医疗机构以管理自主权相对较小的公立机构为主要供给主体的思路,防止二、三级医疗服务的供给短缺问题。

表6—2　四国首诊服务和二、三级医疗服务的提供者的基本情况

项目＼国家		英　国	法　国	荷　兰	俄罗斯
首诊服务提供者	名称	全科医生	全科医生	全科医生	农村卫生站/城市联合门诊;全科医生(少部分地区)
	特点	集体执业为主;自由执业者	集体执业为主;自由执业者	集体执业为主;自由执业者	基层政府所属机构;

项目 \ 国家		英 国	法 国	荷 兰	俄罗斯
二、三级医疗服务提供者	医疗机构	NHS 所属医院占绝对优势；有限私立医院	专科医生；公立医院；私立非营利医院；私立营利医院	专科医生；私立非营利医院	公立医院
	医疗机构特点	一定自主权的公立医院	公立医院管理自主权较高；私立医院份额较高	单一私立非营利医院	各级政府所属医疗机构
	医院医生关系	雇员	自雇者为主大学医院为雇员	自雇者为主	雇员

三、医疗服务购买者与提供者之间关系的比较

（一）协商谈判环节

1. 全科医学服务购买协商谈判

在医疗服务购买谈判环节，英国、法国、荷兰三国的全科医学服务主要采取集体合同形式的协商谈判，医疗服务购买者代表主要为购买者的联盟机构（法国、英国）或具有本地区最高市场份额的医疗保险公司（荷兰），全科医生的谈判代表则是全科医生医学会、工会、协会等各类全科医学专业自治机构。俄罗斯也拥有类似的机构，只是因为初级医疗保健机构和提供者是政府机构和政府雇员，因此地方政府在谈判中也扮演重要角色，政府的介入使本应由市场主体间进行的平等协商谈判难以实现，最终更多的交由政府行政机构裁决或协调。

2. 二、三级医学服务购买协商谈判

英国、法国、荷兰三国的二、三级医疗服务购买谈判中，针对专科医生的谈判与全科医学服务购买谈判类似，主要通过集体合同

形式购买,谈判代表为专科医生所属的自治机构;针对医疗机构的服务,则主要采取个体合同方式购买,谈判代表为医疗服务购买者和单个医疗机构。俄罗斯联邦则由于政府行政部门的干预,使这一协商谈判机制更多的流于形式。当然,俄罗斯部分曾经实行新经济改革的地区,由于医疗机构的去行政化,这一服务购买谈判则运行较为顺畅。

表6—3 四国医疗服务购买谈判环节特点对比

国家\项目	英 国	法 国	荷 兰	俄罗斯
购买者代表	国家卫生服务联盟	医疗保险基金国家联盟及其分支机构	本地区最大的保险公司	地区疾病保险基金健康保险协会
全科医生合同形式	集体合同	集体合同	集体合同为主	集体合同
全科医生代表	英国医学会全科医师学会	不同医务人员代表团体(学会和工会)	全科医生国家协会;全科医生地区协会	地方政府医学会
二、三级医疗服务供给合同形式	集体合同为主	集体合同为主(专科医生服务)个体合同为主(医疗机构服务)	集体合同为主(专科医生服务)个体合同为主(医疗机构服务)	集体合同
二、三级医疗机构代表	国家卫生服务联盟	医疗机构专科医生代表(学会和工会)	医疗机构专科医生代表(学会等)	地方政府医学会

(二)付费方式方面

1.全科医疗服务付费方式

从全科医疗服务的付费方式看,三国中英国和荷兰两国采取按人头付费为主,按服务项目付费为辅的组合式付费方式结构,而法国虽然在实践中受限于自愿参保的守门人机制并未应用类似的付费方式,而是因为政治原因不得不继续遵循按服务项目付费为主的方式,但却有研究认为法国应该学习英国、荷兰类似的付费方式,来规避现有计划中存在的问题(Dourgnon、Naiditch、2010)。俄罗斯联邦则继续延续苏联时期的方式,采取条目预算方式支付基层医疗机构费用。因此,本研究认为按人头付费为主,按项目付费和按绩效付费为辅可能是更适合守门人机制的付费方式。

2.二、三级专科医学服务付费方式

二、三级专科医学服务付费方面,英国、法国、荷兰三国对医疗机构的付费方式都主要是按病种付费,即疾病诊断相关分组(DRGs)系统的不同国家的变种;自雇形态的专科医生则分为采取按服务项目付费和按疾病诊断相关分组付费的两类;公立医疗机构所属专科医生则采取类似的按工资付费为主,同时允许接诊部分私人病人获取按服务项目付费的补充收入,当然按服务项目获得的收入仅能作为补充收入。而俄罗斯联邦对于二、三级专科医疗服务的支付仍采用较为僵化的条目预算制和不甚精细化的按床日付费和按次均费用等方式。

表6—4　典型国家医疗服务付费方式对比

国家 项目	英　国	法　国	荷　兰	俄罗斯
全科医学服务[*]	按人头付费为主,按服务项目付费、按绩效付费为辅	按服务项目付费为主,按绩效付费为辅	按人头付费为主,按服务项目付费为辅	机构:条目预算 医务人员:工资

续表

项目	国家	英　国	法　国	荷　兰	俄罗斯
二、三级医学服务	机构	总额预算,DRGs	DRGs	DBC,总额预算	条目预算(政府资金)按服务项目付费(MHIF)
	医生	按工资付费为主,按服务项目付费为辅	自雇形态:按服务项目付费公立医院雇员形态:工资为主,按服务项目为辅	DBC	工资

注:＊对于俄罗斯而言,大部分为初级医疗保健服务,少部分地区为全科医学服务。

四、参保者与医疗服务提供者和购买者之间关系的比较

（一）参保者与医疗服务提供者之间关系的比较

从守门人机制运行效果较好的英国、法国和荷兰三国情况看,法定医疗保障计划的被保障人群普遍拥有自由选择和更换全科医生的权力,只有在全科医生注册参保者人数过多以及地理距离过远难以保证提供及时的全科医学服务时,全科医生才能拒绝被保障人群的注册申请。这种自由选择权是保证全科医生作为守门人不因按人头付费方式设计产生过于强调控制医疗费用、影响医疗服务质量、耽误被保障人群必须诊疗服务的关键设计。仅有俄罗斯联邦采取按地理区域划分所属初级医疗保健机构的方式。

英国、法国、荷兰三国参保者获得守门人的转诊许可后,可以自由选择专科医学服务提供者,仅俄罗斯联邦仍试图采取逐级转诊的方式。

（二）参保者与医疗服务购买者之间关系的比较

被保障人群与医疗服务购买者之间关系看,除荷兰、俄罗斯的部分地区外,其他国家都是按照被保障人所处地理位置住址确定所属医疗服务购买者。仅荷兰在20世纪90年代引入了医疗保险机构的自主选择权,当前这一自由选择权已成为应用竞争性医疗保险经办市场地区的重要设计。这一参保者对医疗服务购买者的自由选择权已经成为"有管理竞争"机制的重要设计。

表6—5　参保者与医疗服务提供者和医疗服务购买者之间的关系对比

项目＼国家		英　国	法　国	荷　兰	俄罗斯
与医疗服务提供者之间关系	与全科医生之间关系	自由选择(如果全科医生不能保证服务质量和可及性情况下可拒绝)	自由选择	自由选择(如果全科医生不能保证服务质量和可及性情况下可拒绝)	按地理区域划分
	获得转诊后,与专科医疗服务提供者之间关系	自由选择	自由选择	自由选择	逐级就医
与医疗服务购买者之间关系		按所处地理位置对应购买者	按所处地理位置对应购买者	自由选择	自由选择

第二节　分级诊疗基本模式归类

一、分级诊疗基本分类

研究发现,分级诊疗制度的模式选择与全科医学服务提供者和二、三级医疗服务提供者之间的关系紧密相关。按照全科医生与二、三级医疗服务提供者之间的关系，分级诊疗制度大致可以分为两大类。

第一类适用于全科医学服务提供者为自由执业人群、且全科医学服务提供者与二、三级医疗服务提供者（专科医生和机构）之间互不隶属的情况，通常又被称为守门人机制。即全科医生为自由职业者，承担全科医学与专科医学服务之间的守门人职责，负责参保者的首诊和保障医疗服务供给的连续性。在这一大类下，按照参保者是否必须经过守门人转诊才能获得社会医疗保障制度补偿的专科医学服务，又可以分为强制型守门人机制和自愿型守门人机制两种。

第二类则适用于全科医学（初级医疗保健）服务提供者与二、三级医疗服务提供者都为一个政府行政体系内公立医疗机构的情况。这通常又被称为"分级转诊"机制。按照体系内各种医疗机构的所有权和资金支付归属的政府部门层次，可分为不同层级医疗机构归属于不同层次政府、由不同层级政府分别付费的模式和由同一层次政府付费的模式两种。

二、强制型守门人机制

强制型守门人机制，又称为硬性限制的守门人（赵斌，2014）。

这一守门人机制下，被保障人必须选择一名全科医生作为首诊人并注册。参保者在罹患疾病时，如果并非需要立即诊疗的危急重症，就必须到扮演守门人的医务人员处接受首诊，由首诊人判断其是否需要获得相应的专科医学服务，并负责转诊。如果参保者不经守门人转诊，直接赴专科医疗服务提供者处①接受二、三级

---

① 当然，各国初级医疗保健领域的部分专科服务可以不经全科医生转诊而直接享有。这里的专科医学服务主要指二、三级医疗服务。

专科医疗服务,就无法从法定医疗保障制度中获得补偿,只能由患者通过自费或私营医疗保险方式支付相关费用。

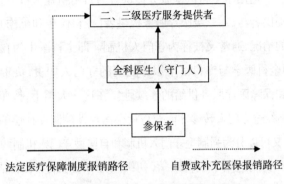

图6—1 强制型守门人机制的基本设计

无可否认,这一机制的主要目的是通过全科医生首诊,防止被保障人群盲目就医带来的医疗资源浪费,同时由全科医生作为全科医学服务和专科医学服务的衔接者,提高医疗服务供给的连续性。因此,这一制度往往在一国医疗费用支出快速上涨影响到医保制度的可持续性时被提出,这一守门人机制被视为控制医疗费用的重要工具,如日本、韩国、德国等国家在面对医疗保险费用增长过快的情况下都曾讨论过是否要应用这一机制。

在实践中,对于国家卫生服务制度而言,这一制度还有缓解专科医学供给不足矛盾的作用,由于国家卫生服务制度(含英国、苏联、南欧和北欧模式)的二、三级专科医疗机构由政府举办、且普遍缺乏管理自主权,公立行政化管理的医疗机构所对应的是严重的专科医疗服务供给不足问题,这表现为专科医学服务的排队等待现象。在这些国家中,全科医生的作用是尽可能合理的分配病人,提高专科医疗资源的利用效率。

需注意,这一守门人机制具有如下特点:

第一,法定医疗保障计划待遇需要足够慷慨,足够诱导患者进行首诊。如果法定医疗保障制度待遇过低,应用强制守门人机制往往效果不佳,如诸多中东欧国家应用在社会医疗保险计划作为补充筹资手段、待遇有限的情况下,这种类型守门人机制的运行效果往往较差(Balabanova、McKee、Pomerleau 等,2004;Rechel、McKee,2009;Balabanova、Roberts、Richardson 等,2012)。

第二,全科医疗服务提供者能够为参保者所信任。这就要求全科医生必须有足够高的医疗服务技术和足够为参保者所熟识,这实际潜藏着这些提供者必须有与专科医生相当(或稍低)的、足够高的收入。

第三,全科医疗服务提供者和专科医疗服务提供者之间是一种资源竞争的关系,不存在形成利益共同体的可能。这些机构的利益代表团体也各不相同。协商谈判环节,全科医疗服务提供者代表与二、三级医疗服务机构之间抢夺有限的医疗保障基金资源。

第四,后来引入强制守门人机制的国家,往往具有如下的特殊条件。一是这些国家有着悠久的自愿首诊传统,参保者在接受专科医学服务之前,往往倾向于到其熟识的家庭医生处获取相关建议,是一种非正式的首诊制。这一传统使得引入硬性守门人机制时,社会反映较小。二是部分国家虽不具备这些传统,但是这些国家存在较好的改革窗口,如在调整医疗保障计划待遇的同时引入守门人机制。

第五,付费方式上,全科医疗服务提供者的付费方式基础为按人头付费,配合按服务项目付费克服特定医疗服务供给不足的问题,同时采用按绩效付费改善医疗服务。

第六,参保者可以自主选择全科医生,防止全科医生过度的费用节省动机对医疗服务质量的伤害。

第七,全科医学服务提供者为自雇者形态的医务人员。

三、自愿型守门人机制

自愿型守门人机制,又称为软性、经济激励的守门人机制。这一机制的最主要特点是通过经济激励(惩罚)的方式激励患者接受守门人首诊,从而实现专科医学服务的守门人机制。

这类机制通常分为两种形式:

一种是经济奖励的引导方式。这一方式下,经过守门人首诊并获得转诊许可的患者,在享受专科医学服务时,法定医疗保障计划将提供更高水平的费用补偿。即通过守门人医生转诊的患者可以花费更少的自付费用获得所需专科医学服务。最典型的是土耳其引入自愿守门人机制,这也是一种软性的经济激励方式。在土耳其,如果参保者通过守门人转诊享受专科服务,其初级医疗保健服务的就诊免费,二级医疗服务免除共付费用(Tatar、Mollahaliloğlu、Şahin 等,2011)。

另一种则是经济惩罚的方式。这一方式对于未通过守门人转诊的患者在享受专科服务时,法定医疗保险计划降低专科医学服务的补偿水平。即如果患者没有经过守门人转诊,就必须花费更多的自付费用获得所需的医学服务。最典型的即为前文所述的2004 年法国的优选医生计划,这一计划中的参保者如果未经过首诊医生转诊,自主到其他全科医生或专科医生处就医,个人需要自付额外 40%的自付费用。即法定医疗保障计划的报销比例将从70%或80%下降到30%到40%。

表6—6 自愿型守门人机制的两种经济激励方式

类 型	特 点
经济激励方式	通过守门人医生转诊的患者,法定医疗保障计划提供额外的补偿待遇
经济惩罚方式	患者没有经过守门人转诊,法定医疗保障制度降低补偿待遇

这一自愿守门人机制主要应用于社会医疗保险国家中。这些国家在引入守门人机制之前,一直保留着社会医疗保险国家的自由就医传统,民众对于限制就医行为的守门人机制采取相对较为抵触的态度。同时,这些国家缺乏引入强制守门人机制的时间窗口,因此多选择采用自愿的守门人机制。

这些国家自愿型守门人机制的运行中通常具有除强制守门人机制第一、第二、第三、第六、第七的特点外,还具有如下特点:这些国家对于全科医学服务的付费方式往往并非按人头付费,而是按服务项目付费。这源自自愿参加守门人机制的特点。这也是这一类型守门人机制的最大短板。

四、医疗机构及其财务责任分属不同层级政府的分级诊疗体系

这一模式的最大特点即为医疗机构分属不同层级的政府,这些不同层级的政府分别承担所属医疗机构的财政资金筹集责任。最为典型的即苏联模式的分级诊疗体系,又称为按照医疗机构行政层级逐级转诊就医的体系。这一体系往往城乡有别。农村居民依照村镇卫生站、农村医学中心、区级医疗机构、州级医疗机构、共和国(地区)医疗机构、苏联层面医疗机构的层次逐级就医;城市

居民则依照区(企业)联合诊所(医院)、市联合诊所(医院)、州级医疗机构、共和国医疗机构、苏联层面医疗机构的层次逐级就医。简言之,这一体系内的国民在罹患疾病时,需要从所属最基层的行政单位所属医疗机构入手按照相应级别、逐级转诊就医。

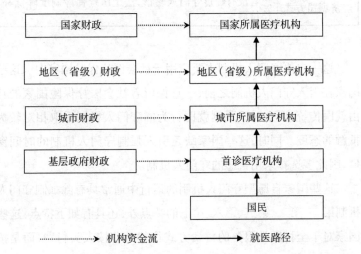

图6—2　医疗机构及其财务责任分属不同层级政府的分级诊疗体系

这一模式主要为学习苏联模式医疗保障体系的国家使用,如20世纪90年代医保制度转型之前的中东欧国家,部分拉美和非洲国家。但需说明,这一体系从逻辑上看设计非常合理,但是实践中运行效果非常不佳,这一机制有着远高于守门人机制的转诊率(Balabanova、Roberts、Richardson 等,2012),这一特点与不同层级政府财政承担不同级别医院的财务责任设置紧密相关。

归纳起来,这一模式的基本特点为:

第一,法定医疗保障计划(主要依赖政府财政资金)认可并支付的医疗机构从基层医疗保健服务机构到二、三级医疗服务机构都为政府所属医疗机构。基本没有私立医疗机构,或在公立医疗机构服务供给量充足的情况下,法定医疗保障计划基本不支付私立医疗机构提供的相关服务。

第二,各级政府都有所属的医疗机构,这些医疗机构负责所属区域内国民不同层次的医疗服务供给。这些医疗机构的财务来源都为所属级别的政府财政。

第三,被保障人群的属性为单位人,几乎没有自由选择医疗机构的权利,也认同这一逐级转诊的医疗服务体系。

第四,医疗保障待遇为国家福利,且待遇范围广泛和慷慨,近乎免费医疗待遇。制度不需要个人直接缴费,并未建立起缴费和待遇享受之间的权利与义务对应关系,待遇享受时不缴费或仅需缴纳很少的费用。这是约束被保障人群就医自主权的重要基础。

第五,所有医疗机构都为公立医疗机构,且公立医疗机构为管理自主权最低的预算制单位,通过条目预算方式获得资金。医疗保障制度内也没有实现医疗服务提供者和购买者的分离。

当然,由于上述设计特点,这一模式也存在诸多问题:

第一,由于医疗机构分属各级政府,其财务预算也来自各级政府,存在向上级医疗机构推诿病人的情况。同时,各级医疗机构雇员为政府雇员,领取政府规定的公务员工资。这导致这一体系内,转诊率相对较高,基层医疗机构并没有有效实现守门人的角色。最终表现为整个医疗保障体系服务供给的专科化和住院化。以苏联为例,在苏联时期这一国家拥有世界上最高比例的病床数,医疗服务供给呈现极度的专科化和住院化特点。

第二,不同层级的医疗服务体系都参照类似的专科化设置,缺乏全科医学概念,最终导致初级医疗保健服务的供给质量和数量不足,也为整个服务供给体系过于专科化和住院化埋下了隐患。同时,不同层级医疗机构之间医疗服务供给的同类性极高,相互之间可以互相替代,这也是基层医疗机构能够推诿病人的重要原因。

第三,行政化的管理体系以及预算分配方式,让各级医疗机构都有更多收治病人的欲望,从而表现出医疗机构需要追加预算和进一步扩大建设的倾向,但是由于基层医疗机构的能力缺乏,转为二、三级医疗机构规模和收治人数的不断扩大。这是苏联模式医疗保障体系呈现过度专科化和住院化的重要原因。

五、医疗机构由同一级政府财政支付费用的分级诊疗体系

不同层级的医疗机构由一个级别的政府财政资金进行支付的分级诊疗体系,是指全科医疗服务(初级医疗保健服务)提供机构和二、三级机构都为政府所属医疗机构,这些医疗机构可以分属于不同层级的政府,但是资金都由同一级别的政府财政支付,医务人员为国家雇员。这一体系内,国民要享受法定医疗保障待遇必须逐级转诊。基层医疗机构在很大程度作为财政资金的持资者(Fund Holding),负责购买更高级别医疗机构的医疗服务。如在芬兰,医疗服务体系分为提供全科医学服务和简单住院服务的卫生中心以及提供二、三级医疗服务的自治市之间联合举办的医院两个层次①。芬兰国民罹患疾病后,需要首先到卫生中心首诊,获得转诊后到自治市联合举办的医疗地区医院②就诊(Vuorenkoski、Mladovsky、Mossialos,2008)。

这一机制具有如下特点:

第一,这一机制下的医疗服务费用偿付主体为同一级政府财政,这使得政府可以通过所属医疗机构作为"守门人",严控二、三

---

① 芬兰有172个卫生中心,主要提供全科医疗服务,扮演守门人角色。
② 之所以成为由芬兰多个自治市共同组成的一个医疗地区,负责这一地区的医院成为医疗地区医院。

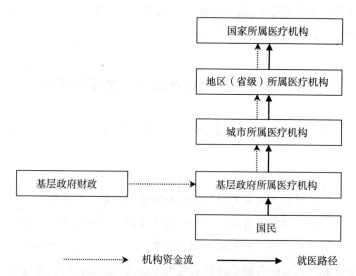

图6—3 医疗机构由同一级政府财政支付费用的分级诊疗体系

级医疗服务的供给。费用支付层级政府所属医疗机构实际扮演持资者的角色,负责代表所属公民购买各种医疗服务。如芬兰,自治市政府①负责运行所属卫生中心,并且支付所属医疗地区医院的医疗费用。这使得芬兰自治市政府出于控制医疗费用的动机,将卫生中心作为守门人,严控向地区医院的转诊人数。卫生中心的角色非常类似于英国的持资全科医生。

第二,提供全科服务的卫生中心和提供二、三级医疗服务的地区医院并未形成利益输送渠道,而是形成了有限资源的争夺结构。

第三,不同层级医疗机构提供的服务类型不同,是一种相互补充的关系,而不是一种相互替代关系。特别是基层医疗机构提供的全科医学服务和二、三级医疗机构提供的专科医学服务之间是

① 部分较小的自治市与其他自治市组成联盟共同运营卫生中心。

一种相互补充的关系,而不是相互替代的关系。这是有效分级诊疗制度的重要基础。

第三节　分级诊疗制度有效运行的基础条件

归纳上述内容,本研究发现守门人机制有效运行需要符合如下条件:

一、医疗服务购买者经济激励的有效传导是关键条件

守门人机制能否有效运行的关键条件是医疗服务购买者的经济激励能否有效传导给医疗服务提供者。因为,实践证明通过行政命令方式塑造的分级诊疗体系效果不佳,转诊率异常高,且这个医疗服务供给体系的供给效率非常低,专科医疗服务短缺问题非常明显。

因此,建立分级诊疗制度需要遵循市场机制的做法,而非通过行政体系内整合医疗机构的方式实现。即采取 20 世纪 90 年代兴起的医疗服务购买者和提供者分开的改革思路结构。从北欧和南欧等部分基层医疗机构归属于政府的国家情况看,其基层医疗机构实际是一种持资的守门人机制。

因此,上述需要实际上提出了如下几个要求:第一,医疗服务购买者必须合理设置经济激励,保障守门人机制的建立;第二,要求医疗服务供给市场能够响应医疗服务购买者的经济激励,即相应医疗服务购买者必须为市场主体,完全行政体系内的医疗服务购买者难以满足这一要求;第三,医疗服务购买者所拥有或代表的医疗保障资源必须足够充足,是医疗服务提供者无法拒绝的市场份额。

二、全科医疗服务和二、三级医疗服务提供者是市场竞争关系

在实践中，全科医疗服务提供者和二、三级医疗服务提供者之间是有限医疗资源的相互竞争关系，这一竞争必须是市场中的竞争，而不是行政体系内争夺行政资源的竞争。这种竞争关系可以防止全科医学服务提供者和二、三级医疗服务提供者之间形成利益输送和互通关系，从而更好地实现全科医生作为守门人的角色。

同时，从具体实践情况，自雇者形态的全科医生扮演"守门人"角色更成功，原因是医疗服务购买者的经济激励可以更好地直接作用到全科医生身上，也不存在通过基层医疗机构中转后发生经济激励的变形，较少存在机构目标和医生目标之间的差异和扭曲。因此，世界卫生组织研究报告在涉及东中欧国家初级医疗卫生服务市场改革时，提出是否实现初级医疗服务市场的私有化是初级医疗保健市场改革成功与否的重要条件，也是守门人机制能否有效运行和效果是否达到预期的关键条件（赵斌，2014）。

三、参保者信任全科医学服务提供者（守门人）是重要基础

守门人机制运行较为成功的国家表明，被保障人群信任扮演守门人的全科医学服务提供者是守门人机制有效运行的一个重要条件。这种信任使被保障人群在罹患疾病后的第一就医选择为其所注册的全科医生，更多的是一种自发行为，而非强迫下的选择。

这要求扮演守门人的全科医生满足以下几个条件：

第一，全科医生的医疗技术水平值得信任。这要求全科医生有相当的医学训练水平。即全科医生并不是所谓的"万金油"医

生,也并非简单的医疗和公共卫生服务提供者,而是健康管理和维护服务的提供者。其提供的服务贯穿于在全科医生处注册参保者的病前、病中和病后①。

表6—7　守门人在参保者不同健康阶段扮演的
角色和负责的具体内容

个人所处健康阶段	扮演的角色	负责的具体内容
病前	预防保健政策的执行者	早期预防(疫苗接种等);健康筛查及应用;生活方式干预(健康教育和干预等);亚健康状态干预等;
病中	病人的代表人	提供基础的初级医疗服务;负责代表患者参加医院治疗方案的制定;代表患者描述病情等;慢性病控制和管理等;
病后	康复和治疗政策的执行者	后期康复和功能恢复服务;定期回访和复查;监督定时、定期服药;慢性病管理;健康档案维护等

资料来源:赵斌、孙斐、韩礼健、梁海伦:《门诊统筹政策下基本医疗保险强化基层医疗机构的方式——以支付方式为纽带的国际守门人机制设置经验》,中国医疗保险研究会:《中国医疗保险理论研究与实践创新(2013年卷)》,化学工业出版社2014年版,第708—727页。

　　第二,适宜的全科医生收入水平。全科医生获得的收入能够使其愿意留在基层提供相应服务,即留得住人。从国外数据看,专科医生收入与全科医生的收入比较起来差异并不悬殊。在部分国家,由于专科医务人员为公立医疗机构雇员,自雇者形态的全科医生收入甚至高于机构雇员身份的医务人员。

---

① 如后期康复和功能恢复服务,定期回访和复查,监督定期定时服务等内容。

表6—8　不同执业状态的专科医生与全科医生之间的收入差距

项目 国家	个人执业专科医生与个人 执业全科医生收入比	领取薪酬专科医生与个人 执业全科医生收入比
奥地利(2009)	1.55	—
捷克(2009)	1.01	0.70
加拿大(2010)	1.57	—
丹麦(2010)	1.35	0.94
法国(2010)	1.69	1.03
爱尔兰(2010)	—	1.22
墨西哥(2010)	—	—
荷兰(2010)	1.77	1.00
新西兰(2007)	—	1.65
英国(2010)	—	0.70

资料来源:欧洲全民健康数据库(HFA—DB)。

表6—9　专科机构雇员和自雇者状态守门人扮演者的收入对比

（单位:欧元）

项目 国家	作为机构雇员的 医务人员收入	自雇者状态的 医务人员收入	自雇状态医务人员与机构雇 员状态医务人员的收入对比
丹麦(2011)	1000623	1065164	1.06:1
荷兰(2010)	75907	121700	1.60:1
英国(2010)	57600	104100	1.81:1

资料来源:经济合作与发展组织数据库。

　　第三,守门人医务人员与被保障人群之间人际关系亲昵,邻里关系色彩超过医生和患者之间的关系。在欧洲,参保者将其所注册的全科医生视为熟人,双方更多的是邻里关系,相互信任和熟悉,这既源自参保者自己的选择,也与各国限定参保者所注册全科医生与参保者居住地之间的地理距离有关。

四、按人头付费为主的付费方式组合是重要条件

从各国实践看,对扮演守门人的全科医生最为适宜的付费方式为按人头付费。这种付费方式下全科医生更加注重初级卫生保健服务供给以及能够更好地扮演守门人角色,也更能为全科医生提供稳定和可预期的收入。同时,在此基础上,采用按服务项目付费,鼓励初级医疗保健领域改善医疗服务的提供。按绩效付费负责考核全科医生服务绩效,激励全科医生改进并完成相应绩效要求以获得额外的奖金。

表6—10　部分国家扮演守门人的全科医生付费方式

奥地利	按人头付费为主,按服务项目付费为辅,补充执业补贴
以色列	按人头付费为主,按服务项目付费为辅(部分健康计划)
荷兰	按人头付费为主,按服务项目付费为辅
斯洛伐克	按人头付费为主,按服务项目付费为辅
保加利亚	按人头付费为主,按服务项目付费为辅
克罗地亚	按人头付费为主,按服务项目付费为辅
爱沙尼亚	按人头付费为主,按服务项目付费、绩效付费为辅
罗马尼亚	按人头付费为主,按服务项目付费、绩效付费为辅
波兰	按人头付费为主,按服务项目付费为辅
匈牙利	按人头付费为主,按绩效付费为辅
斯洛文尼亚	按人头付费为主,按服务项目付费为辅
意大利	按人头付费为主,按服务项目付费、执业补贴为辅
拉脱维亚	按人头付费为主,按绩效付费和执业补贴为辅
英国	按人头付费为主,按服务项目付费、绩效付费为辅

资料来源:赵斌:《基于国际经验的社会医疗保障制度购买医疗服务机制研究》,中国言实出版社2014年版。

五、参保者自由选择和更换守门人

实践中,在守门人机制运行效果较好的国家中,参保者可以自由选择其所签约的、负责扮演守门人的医生,并能够按照相应的规则更换守门人医生,相对自由的选择二、三级医疗服务提供者。扮演守门人的医生除非在因地理区域或签约人数已满的情况下,否则不得拒绝签约。当然,这种更换的允许程度有所不同,部分国家完全自由更换,部分国家则有规则限定。

这一方式的核心目的是通过参保者自主选择守门人这一"以脚投票"的方式激励守门人之间的竞争。同时,医患之间关于初级医疗保健领域服务信息不对称程度也相对较低,参保者拥有一定的服务评价能力,这使全科医生间的竞争主要集中于医疗服务质量上。这种"以脚投票"的方式与按人头付费相结合,可有效激励提供者改进服务质量。

六、参保者是否首诊的医疗保障待遇差异程度足够大

保证守门人机制运行效果的一个重要条件是法定医疗保障制度提供的医疗保障待遇足够慷慨;同时,不经过守门人转诊带来的医疗保障待遇损失足够高,能够迫使参保人不得不经过守门人首诊。这是对参保者最重要的经济激励。

从中东欧部分试图重新引入守门人机制的国家看,法定医疗保险计划提供的保障水平较低是导致守门人机制效果不佳的重要原因,由于苏联模式的政府筹资渠道的残留,法定医疗保险计划提供的补偿水平约为 20%—30%,所以在面临情况不明的疾病时,很大程度上民众倾向于直接到二、三级医疗服务提供者处就医,这表现为这些国家畸高的转诊率。

同时,从法国经验看,法国的自愿守门人机制可以是参保者的

专科医学服务报销比例产生 30%—50%的补偿差异,这一巨大差异使得参保者自愿经过守门人首诊。

七、全科医学服务和专科服务之间的不可替代性

从国际经验看,全科医学服务和专科医学服务存在较大的差异,全科医学服务更多地用于处理常见健康问题,负责疾病的早期预防、健康行为干预、后期医疗服务照顾、医疗服务整合、健康管理等一系列服务;专科医学服务则主要负责疾病形成后一段时间的诊疗,主要处理全科医生无法明确和处理的服务,强调临床干预。因而,全科医学服务与专科医学服务之间是相互补充的关系,而非相互替代的关系。即基层医疗机构与二、三级医疗机构之间提供的服务存在差异,基层医疗机构提供的服务不能够是简化的专科医学服务,这就堵住了下级医疗机构将就医参保者向上推诿的可能性。

第七章　我国分级诊疗机制
　　　　发展与现状

　　本章主要讨论我国分级诊疗发展的基本情况,首先归纳了国内分级诊疗机制的历史演进,随后评估了当前各种尝试建立分级诊疗机制的努力。在此基础上,使用前述研究用分析框架分析我国对分级诊疗机制支持制度的基本情况,最后总结我国整个医疗保障体系中影响分级诊疗机制建立和完善的原因。

第一节　国内分级诊疗机制的历史演进

　　我国基本医疗保障制度分级诊疗机制的演变和发展大致可分为计划经济时期分级诊疗的建立和完善时期、1979—1997 年间旧有分级诊疗体系的解体和松动时期、1997—2008 年间新的分级诊疗机制的探索重建时期、2009 年至今新医改以来重建分级诊疗制度的尝试时期四个时期。

一、计划经济时期分级诊疗的建立和完善时期

　　新中国成立后,借鉴苏联医疗保障制度经验,我国自 20 世纪 50 年代起逐步建立与计划经济相适应的覆盖城镇居民的公费医疗和劳保医疗制度以及覆盖农村居民的农村合作医疗制度。1978 年,全国 1.14 亿职工参加劳保医疗,覆盖 75％ 以上的城镇职工

及离退休人员,公费医疗覆盖 2300 万人,77% 的城镇人口享有制度性医疗保障(刘燕生,1999);农村合作医疗鼎盛时期,95%的农村居民获得保障(原卫生部,1976)。同时,计划经济时期,政府直接举办的公立医疗机构是几乎唯一的医疗服务提供者。这些机构不以营利为目的,投入由政府或集体负责,通过计划方式管理;机构医务人员为政府部门雇员,领取政府财政提供的工资,医疗机构收入与医务人员经济利益没有直接的联系。这一时期的医疗机构建设由政府统一规划、组织和投入,医疗服务体系快速发展,并从中央和地方形成了层次分明的医疗服务体系。同时,发展重点更加注重基层医疗机构和农村医疗服务体系的建设。

在计划经济时期,城市地区、工矿、机关、学校等单位普遍建立了医院或医务室,大中型城市的街道医院、门诊部、群防站、红十字卫生站等基层医疗机构普遍建立,城市地区大致形成了市、区两级医院和街道(单位)门诊部(所)组成的三级医疗服务体系;在农村地区,随着农业合作化运动、"赤脚医生"运动和合作医疗制度的发展推进,初步形成了依托集体经济的县医院、公社卫生院、大队(村)卫生室组成的三级医疗服务网。由此可见,这一时期我国医疗保障制度与苏联制度非常类似,整个医疗服务体系依据行政级别单位建立,并由相应级别单位负责医疗服务的补偿。医疗机构的设置遵循相应的分级医疗概念,也即整个医疗服务网络为行政化的分级医疗服务体系。

在这一医疗服务供给体系的基础上,依附于其上的劳保医疗和公费医疗也实行"分级就医转诊制度",单位所属基层医疗机构(卫生室或卫生站)是最基本的医疗单位并扮演分级诊疗的守门人;部分较小的单位则委托街道的卫生所(站)代行守门人职责,尽管也有部分没有附属医疗机构的单位定点到大医院,但总体上看,城镇地区基层医疗机构的守门人制度效果显著。在农村,传统农村合作医疗基本为大队或公社统筹的情况,医疗问题主要通过大队卫生室和公社卫生院解决,只有极少数患者被转诊到县级医疗机构,因此在农村,合作医疗实际也遵循着大队卫生室、公社卫生院和县卫生院的逐级转诊的医疗服务体系,大队卫生室实质发挥着就医守门人的作用,提供初级医疗服务和首诊服务。

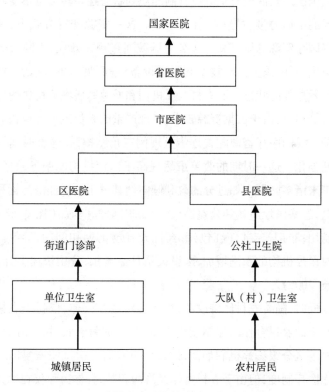

图7—1 计划经济时期的我国分级诊疗体系

二、1979—1997 年间旧有分级诊疗体系的解体和松动时期

改革开放后,一方面政府财政困难,有限财政投入难以满足民众的医疗需求;另一方面公立医疗机构服务供给效率较低,饱受质疑。为此,自 1985 年开始以"放权让利"为特色的医疗服务市场改革开始,在政府对公立医疗机构财政拨款下降的同时,通过引入市场机制、允许医院创收等措施,提高医院自我筹集资金的能力,并推动医院的自主化改革,特别是收入来源的自主化改革。这使得我国医疗资源配置从政府管制和规划状态逐步转为由不受政府干预的市场力量主导(顾昕,2007)。这一资源配置方式下,占有较多医疗资源的城市高等级公立医院通过规模效应,不断吸引优秀医生,不断添置高新技术和先进设备,进而吸引更多患者,形成了强者愈强的状态。而农村医疗机构和城镇基层医疗机构的处境则恰恰相反,由于占据资源较少,呈现严重的人员流失和设备老化问题。我国医疗资源配置逐步呈现倒三角结构,并随着时间推进不断强化。这一时期的改革虽然提高了医疗机构的服务效率,但也带来诸多问题。如过分的盈利倾向使其过于重视经济指标和服务量,忽略医疗质量和公益性;诱导需求问题和药品(耗材、检查)的滥用;非正式支付(红包)和药品及耗材的回扣问题;等等。社会对医疗机构的不满增加,医患关系日益紧张,费用快速上升(钟东波,2005)。

同时,随着农村经济改革,集体经济逐步解体,依托于农村集体经济的农村合作医疗制度也逐步解体,依附于农村合作医疗的农村地区分级诊疗机制崩溃,即便中央政府多次试图恢复旧农村合作医疗制度,但由于农村集体经济的凋敝,合作医疗仅在少数几个省份的少数地区仍然存在。由于缺乏医疗保障,农村居民普遍陷入严重的看病难和看病贵的状态,"小病扛、大病挨"成为当时

农村居民罹患疾病后生活状态的真实写照。城市方面,随着经济的市场化转型、社会的现代化转型,单位制管理体系逐步解体,原本依托于单位制管理制度的计划经济时期劳保医疗制度的分级诊疗机制逐步失去作用,特别是随着公有制经济比重的下降,劳保医疗覆盖人群比例逐步缩小,到1994年城镇仅有48%的城镇户籍人口仍参加劳保医疗和公费医疗,即便这部分人群也由于国有单位经济效益的恶劣情形,实质也处在一个名存实亡的保障之中,城镇地区基于劳保医疗的分级诊疗机制逐步弱化,患者自主就医的情况开始普遍存在。

简言之,随着这一时期医疗机构的放权让利改革使得医疗机构具有了强烈的盈利动机,并且医疗资源倒三角结构基本形成,加之劳保医疗和农村合作医疗制度的逐步弱化甚至解体,计划经济时期建立的分级医疗的医疗服务体系逐步打破,守门人制度逐步松动和淡化。

三、1997—2008年间新的分级诊疗机制的探索重建时期

1997年,《中共中央、国务院关于卫生改革与发展的决定》提出"把社区医疗服务纳入职工医疗保险,建立双向转诊制度"。但实践中,重建分级诊疗的进程并不顺利。随后进行的基本医疗保险制度改革也并未有效扭转这一局面。自1998年,我国开始建立适应社会主义市场经济体制的基本医疗保险制度,公费医疗和劳保医疗制度逐步退出历史舞台,新的城镇职工基本医疗保险制度(1998年)、新型农村合作医疗制度(2003年)和城镇居民医疗保险制度(2007年)逐渐建立。新建立的城镇职工医疗制度实行"统账结合"模式,在板块式结构下,由个人账户支付门诊待遇,绝大多数的地区实际上并不提供门诊统筹待遇;新农合和城镇居民医

疗保险也是以保障住院服务为主的待遇结构,即便引入了有限水平的门诊统筹,也难以依托这些有限水平的门诊统筹建立有效的分级诊疗机制。

需要注意的是,除部分城乡居民医保(含新农合)统筹地区在门诊统筹制度中设立了自愿或强制的社区首诊机制外①,三项医疗保险都没有建立强制的守门人机制,参保人可自由选择定点医疗机构,仅仅是报销或补偿比例不同,基层就医补偿比例相对较高。但是,由于基层医疗机构的软硬件水平不足,民众对基层医疗机构的信任度较差,基本医疗保险制度的有限经济激励不足以促使参保者接受基层医疗机构首诊。在医疗服务供给市场日益呈现倒三角资源分配结构和基本医疗保险制度注重患者自由选择医院权利的情况下,分级诊疗并未有效实现。

这一时期,政府曾经在两个时间窗口中试图重建分级诊疗机制。

第一个时间窗口是 2006 年。2006 年出台的《国务院关于发展城市社区卫生服务的指导意见》首次提出"要实行社区卫生服务机构与大中型医院多种形式的联合与合作,建立分级医疗和双向转诊制度,探索开展社区首诊制试点"。这一改革要求建立的分级医疗、双向转诊制度的含义是小病在社区医院诊断,大病由社区医院转向大医院;大医院治疗完成后转回社区医院进行康复。当年,卫生部采取"先试点、后推开"的思路,在深圳、南京、上海等社区卫生服务规范化示范城市进行了试点。

第二个时间窗口是 2007 年。2007 年开始了城镇居民医疗保

---

① 当然,部分在 2008 年以后引入职工医保门诊统筹的地区也引入了基层医疗机构首诊机制。

险制度的试点工作。部分试点城市在新建立的城镇居民医保中试行这一机制。如北京、南宁、南京、兰州、江西、南昌、乌鲁木齐等地区纷纷出台相关政策,相继进行社区首诊制的试点(李娇月、景琳,2009;冯立中、陈会扬,2008)。

从当前情况看,分级诊疗机制主要是通过基本医疗保险的政策调整,通过医疗保险的经济杠杆尝试实现分级诊疗。按照是否强制要求社区首诊,这一社区首诊机制可分为强制型和自愿型两类。

第一种是强制社区首诊机制,主要依托于覆盖非城镇职工医保覆盖人群的基本医疗保险制度。这一机制下,医疗保险制度规定参保者除急诊外,必须经过基层医疗机构的首诊,如果不经首诊和转诊自主到高级别医疗机构就医,医保基金不予支付。这一类型的最早尝试是深圳市2006年颁布的《深圳市劳务工医疗保险暂行办法》,规定劳务工住院诊疗实行逐级转诊,"一般转诊程序为,市内一级医院向市内二级医院转诊,市内二级医院向市内三级医院转诊,市内三级医院向市外三级医院转诊。因病情需要,可以由结算医院直接转诊到市内同级或上一级有专科特长的医院或专科医院"。城镇居民医保所使用的社区首诊办法基本类似,如2007年《青岛市城镇居民基本医疗保险暂行办法》规定"老年居民、重度残疾人员基本医疗保险实行社区首诊及转诊制度。参保人应当选择一家社区卫生服务机构作为本人定点社区卫生服务机构。参保人患病首先在本人定点社区卫生服务机构就诊,因病情需要转诊的,所在社区卫生服务机构应当及时为患者办理转诊登记手续","未经社区卫生服务机构办理转诊登记手续而发生的住院医疗费用,基本医疗保险基金不予支付。急诊、手术住院治疗、抢救直接住院治疗的除外"。东莞在2008年建立全市统一的社会基本医疗保险制度时,也建立了类似的强制社区首诊的分级诊疗制度。

第二种是经济激励的自愿社区首诊机制。即并不强制规定参保者必须经过社区首诊,而是通过经济激励的方式鼓励参保者进行社区首诊。一般分为两种形式。

一是对不同级别医疗机构设定不同的报销待遇(起付线),且级别越高的医疗机构报销比例越低(起付线越高),从而使参保者更多的在基层就医。这一设计在城镇职工医保改革之初就应用在多数地区的基本医疗保险中。但是,自2008年新医改之后不断强化这一待遇差的现象非常普遍。如北京市职工医保在2010年进一步将社区就医报销待遇提高到90%,其他机构为70%。重庆市为了激励基层首诊,不断下调一级医院和二级医院的起付线,2012年职工医保参保者在一级及以下医院的起付线由400元降至200元,二级医院由640元降至440元,一、二级医疗机构住院报销比例差距从零扩大到3%。东莞2009年调动起付线后,一、二、三级医院的起付线从400元、500元、800元调整为300元、400元、800元。但这一方式的最大问题是对真正需要三级医疗服务的参保者造成不利,特别是对于城镇居民医保的参保者而言。如重庆市城乡居民医保的住院补偿方面,选择一档缴费的参保者在一、二、三级医院的报销比例分别设置为80%、60%和40%,导致真正需要三级医疗服务的参保者待遇非常有限。

二是对经过社区首诊的参保者给予医保待遇上的优惠。例如青岛职工医保曾对经过社区服务机构转诊到医院进行住院治疗的参保者,减半执行统筹基金起付线,并对起付线之上、2万元以内费用增加2%的报销比例(朱彪,2010)。上海市《本市市民社区就诊和定向转诊普通门(急)诊诊查费减免试行办法》规定2007年使用"上海市医疗机构定向转诊单",上海市民按自愿原则,选择户籍地、居住地或工作地所在的一个区(县)内的全部社区卫生服务中心作为社区门诊和定向转诊诊查费减免的约定单位。病人持"定向转诊单"接受定向转诊到本市二、三级医疗机构,在挂号时即可按规定予以普通门(急)诊诊查费由个人自负部分的部分费用减免。这一方式往往仅在尝试引入社区首诊机制的早期应用。

四、2009 年至今新医改以来重建分级诊疗制度的尝试时期

2009 年的新一轮医改重点完成五项改革任务:加快推进基本医疗保障制度建设、初步建立国家基本药物制度、健全基层医疗卫生服务体系、促进基本公共卫生服务逐步均等化、推进公立医院改革试点。

到 2011 年,我国基本医疗保险覆盖人口达到 95%,基本实现了全民覆盖,基层医疗服务体系硬件条件和建设得以强化。但需要注意的是,随着基本医疗保险覆盖范围的扩大,待遇的提升,民众的医疗服务需求不断得以释放,无序就诊和就诊向上集中的问题日益严重。因此,新医改以来诸多文件要求建立分级诊疗体系。

表 7—1　新医改以来分级诊疗相关政策颁布时间及主要内容

政策颁布时间	政策名称	主要内容
2009 年 4 月	《关于深化医药卫生体制改革的意见》	提出健全基层医疗卫生服务体系;采取增强服务能力、降低收费标准、提高报销比例等综合措施,引导一般诊疗下沉到基层,逐步实现社区首诊、分级医疗和双向转诊
2009 年 4 月	《医药卫生体制改革近期重点实施方案(2009—2011 年)》	鼓励地方制定分级诊疗标准,开展社区首诊制试点,建立基层医疗机构与上级医院双向转诊制度

续表

政策颁布时间	政策名称	主要内容
2010 年	温家宝总理的政府工作报告	开展社区首诊试点,推动医疗机构功能区分合理、协作配合的服务体系
2011 年	《医药卫生体制五项重点改革2011 年度主要工作安排》	深化公立医院与基层医疗卫生机构的分工协作机制,提高医疗体系整体效率;探索建立长期稳定、制度化的协作机制,逐步形成基层首诊、分级医疗、双向转诊的服务模式
2011 年 6 月	国务院常务会议	提出全科医生制度的建立和发展的目标:2012 年,全国每个城市社区卫生服务机构和农村乡镇卫生院,都将有合格的全科医生
2012 年	《国务院办公厅关于印发深化医药卫生体制改革的通知》	鼓励有条件的地方开展全科医生执业方式和服务模式改革试点,推行全科医生(团队)与居民建立稳定的契约服务关系;建立健全分级诊疗、双向转诊制度,积极推进基层首诊负责制试点
2013 年	《深化医药卫生体制改革 2013 年主要工作》	研究推进基层首诊负责制试点,建立健全分级诊疗、双向转诊制度和机制,增强医疗服务连续性和协调性
2013 年 1 月	《2013 年卫生工作要点》	提出要加强乡村医疗卫生机构标准化建设,试点基层首诊制
2014 年 3 月	李克强总理的政府工作报告	健全分级诊疗体系,加强全科医生培养,推进医师多点执业,让群众能够就近享受优质医疗服务
2015 年 9 月	《国务院办公厅关于推进分级诊疗制度建设的指导意见》	建立基层首诊、双向转诊、急慢分治、上下联动的分级诊疗模式

　　2009年以后关于建立分级诊疗的尝试主要是上一时期试图重建分级诊疗政策的改进和延续。大致呈现出如下特点：

　　一是强制社区首诊制度的应用范围进一步扩大，特别是城乡居民医保(含新农合)计划中，在新增门诊报销待遇时多建立这一机制。如北京市2010年颁布的《北京市城镇居民基本医疗保险办法实施细则》规定，"城镇老年人和无业居民门诊就医实行定点社区卫生服务机构首诊制度。未经定点社区卫生服务机构首诊转诊到其他医疗机构就医，其发生的门诊(除急诊)医疗费用自理"。太原市2013年提供居民医保待遇时，也将门诊待遇限定在基层医疗机构。常州市也规定"参保人员未经首诊医疗机构转诊而发生的普通门诊医疗费用，不纳入普通门诊统筹范围"。

　　二是部分地区强制首诊和经济激励并行。如常德市就规定经首诊"门诊治疗时，直接减收费用总额的6%；住院治疗时，直接减收费用总额的4%；每年免除不少于5次门诊挂号费"，同时规定"未在首诊医疗机构诊治的，不予报销住院医疗费用"。

　　三是尝试通过医疗机构集团化和医联体方式实现分级诊疗。新医改以来，为促进分级诊疗的实现和控制公立医院的单体扩张，大多数公立医院改革试点城市都开展了由政府主导的医疗集团改革或医联体改革。如江苏省镇江市于2009年底以资产和技术为纽带，在市区组建了实体整合和虚拟整合的两大医疗集团，均以三级甲等医院为核心，纳入二级医院/专科医院和社区卫生服务中心，从而满足市区大部分居民的基本医疗卫生服务需求，试图通过内部集团化形式实现分级诊疗。

　　四是一些试点地区开展以家庭医生制度为主体的分级诊疗体系改革。如上海市2011年在长宁、闵行等10个区启动家庭医生制度，在黄浦(原卢湾)、崇明启动瑞金—卢湾、新华—崇明两个医疗联合体试点,开展了一系列社区首诊、有序转诊、分级诊疗服务模式的探索。探索建立将家庭医生与居民建立签约服务关系作为制度构建的基础的家庭医生制度,推动家庭医生签约、社区首诊服务;启动区域医疗联合体试点,探索有序转诊,推动分级诊疗,区域医疗联合体建立"三二一"模式,即由一所试点三级医院,联合区域内若干所二级医院、社区卫生服务中心,为群众提供连续全程的医疗和健康管理服务(卫生计生委,2013)。

五是部分地区通过行政命令强制推进分级诊疗制度。如青海省人民政府于2013年9月制定了《城镇职工和城乡居民基本医疗保险分级诊疗制度》(青政办〔2013〕259号),从2013年10月1日起,青海省城镇职工和城乡居民基本医疗保险,对居民住院开始严格实行分级诊疗制度。这一文件主要通过行政强制方式,要求参保患者如需住(转)院,应在统筹地区内遵循乡镇中心卫生院和社区卫生服务中心或一级定点医疗机构(首诊医疗卫生机构)转诊至二级定点医疗机构再转诊至三级定点医疗机构分级诊疗和转诊的程序。需要住(转)院的患者必须持有首诊医疗卫生机构出具的审批表,并经首诊机构领导签字、单位盖章后才能转往二级医疗卫生机构。二级转三级,三级转省外医疗卫生机构程序类似。同时,转入上一级医疗卫生机构的患者,对诊断明确,经治疗病情稳定,可在下一级医疗卫生机构进行治疗和康复的,应转回下一级医疗卫生机构。

第二节　国内重建分级诊疗机制的两种思路

从我国实践看,对于重建分级诊疗机制的尝试,需要从医疗服务购买方和医疗服务提供方两个角度分别描述,也要总结人力资

源和社会保障部、国家卫生和计划生育委员会两个部门的做法和
尝试。

一、基本医疗保险设置方面的做法

基本医疗保险对于分级诊疗机制只能够从医疗保险的偿付和
结算角度入手,引导参保者和医疗机构按照分级诊疗机制的原则
享受医疗服务和提供医疗服务。同时,我国基本医疗保险待遇基
本可分为住院和门诊(含门诊特病)两部分,故而本节分为住院和
门诊两部分进行梳理。

(一)住院服务方面的尝试

1. 阶梯形设置的住院待遇起付线,基层医疗机构最低

在各地基本医疗保险的实践中,对于住院待遇普遍设置起付
线,从而约束参保者可能出现的滥用医疗服务的行为。各地区医
保经办部门为了配合分级诊疗机制,也开始在这一经济引导功能
上面做文章。为了更有效地引导患者到基层就医,各地普遍采取
按照不同医院的级别设置阶梯形的起付标准,在低级别医院就医
可以享受较低的起付线,到高级别医院就医就需要承担较高的起
付标准。

特别是强调强化基层首诊和分级诊疗后,部分地区进一步降
低了基层医疗机构的起付线。如重庆市为鼓励参保者到基层首
诊,2012 年下调职工医保一级和二级医院起付线,一级及以下医
院起付线由 400 元降至 200 元,二级医院由 640 元降至 440 元;青
岛在 2014 年将职工医保一级医疗机构起付线从 500 元下调到 200
元;东莞经过 2001 年、2009 年初、2009 年 6 月三次调整,市内一级
医院起付线从 1000 元下调到 300 元。

表7—2　广东省21个地级市城镇职工医疗保险起付线

（单位：元）

城　市	起付线					
	在职职工			退休人员		
	一级医院	二级医院	三级医院	一级医院	二级医院	三级医院
广　州	400	800	1600	280	560	1120
深　圳（一、二、三档）	100	200	300	100	200	300
珠　海	300	500	700	300	500	700
汕　头	200	400	1000	200	400	1000
佛　山	400	600	1200	300	500	1000
韶　关	200	500（专科300）	1000	200	500（专科300）	1000
河　源	250	350	500	250	350	500
梅　州	450	600	800	450	600	800
惠　州	300	400	500	300	400	500
汕　尾	400	600	800	400	600	800
东　莞	500	800	1300	500	800	1300
中　山（基本医疗保险+补充医疗保险）	600	800	1000	600	800	1000
江　门	500	600	900	400	500	800
阳　江	400（基层300）	500	900	400（基层300）	500	900
湛　江	200	500	800	200	500	800
茂　名	200	500	700	200	500	700
肇　庆	400	800	1200	400	800	1200
清　远	300	600	900	300	600	900
潮　州	300	500	800	300	500	800
揭　阳	200	300	400	200	300	400
云　浮	300	600	900	300	600	900

资料来源：广东省各地市相关文件。

表7—3 广东省21个地级市城乡居民医疗保险起付线

（单位:元）

城市		起付线		
		一级医院	二级医院	三级医院
广州	未成年人和学生	300	600	1000
	非从业人员	300	600	1000
深圳	一 档	100	200	300
	二 档	100	200	300
珠海	成年人一档	300	500	700
	成年人二档	300	500	700
	未成年人	0	0	0
汕头	一 档	200	400	1000
	二 档	200	400	1000
佛 山		400	600	1200
韶关	一 档	100	400 （专科300）	800
	二 档			
河源	A 档	250	350	500
	B 档			
梅州	一 档	200	500	800
	二 档	200	500	800
惠州	一 档	300	400	500
	二 档	300	400	500
汕 尾		200	600	800
东 莞		500	800	1300

城市		起付线		
		一级医院	二级医院	三级医院
中山	基本医疗保险	600	800	1000
	基本医疗保险+补充医疗保险	600	800	1000
江 门		400 （基层200）	600	700
阳 江		200	400	700
湛江	一 档	100	300	500
	二 档	100	300	500
茂 名		100	300	500
肇 庆		200	500	800
清 远		150/300	600	900
潮州	一 档	300	500	800
	二 档	300	500	800
揭 阳		200	300	400
云 浮		300	600	900

资料来源:广东省各地市相关文件。

2. 报销待遇向低级别医疗机构倾斜

在各地基本医疗保险管理实践中,基本医疗保险待遇多采取按比例报销的方式,由参保者个人承担一定比例的自付费用,控制其过度医疗消费。一般而言,基本医疗保险的待遇随着医疗机构的提高而逐步下降,基本医疗保险统筹基金支付的待遇向基层倾斜,提高基层医疗机构的报销比例,从而形成越高级别医疗机构待遇报销比例越低的情况,从而引导参保者到低级别医疗机构就医。

新医改之后,各地普遍增加了基层医疗机构的报销比例。如重庆市2012年将一级医疗机构住院诊疗的报销比例从85%提高到90%。

表7—4　广东省21个地级市城镇职工医疗保险住院待遇报销比例

（单位:%）

城　　市		报销比例					
		在职职工			退休人员		
		一级医院	二级医院	三级医院	一级医院	二级医院	三级医院
广　州		90	85	80	93	90	86
深圳	一档　二档	90	90	90	95	95	95
	三档	85	80	75	85	80	75
珠　海		92	92	92	94	94	94
汕　头		90	85	80	92	88	84
佛　山		98	90	85	100	93	85
韶　关		88	84	80	90	87	83
河　源		92	85	85	92	85	85
梅　州		85	85	85	90	90	90
惠　州		95	95	95	95	95	95
汕　尾		95	85	80	95	85	80
东　莞		95	90	85	100	95	90
中山	基本医疗保险	90	90	85	90	90	85
	基本医疗保险+补充医疗保险	90	90	85	90	90	85
江　门		85	80	75	90	85	80
阳　江		82（基层86）	80	76	84（基层88）	82	78
湛　江		90	85	80	93	88	83
茂　名		90	80	80	92	85	85

续表

城市	报销比例					
	在职职工			退休人员		
	一级医院	二级医院	三级医院	一级医院	二级医院	三级医院
肇 庆	91	85	80	93	90	85
清 远	87	87	87	90	90	90
潮 州	95	90	80	95	90	80
揭 阳	85	85	85	90	90	90
云 浮	90	85	85	90	85	85

资料来源：广东省各地市相关文件。

表 7—5　广东省 21 个地级市城乡居民医疗保险报销比例

（单位：%）

城市		报销比例			
		在职职工		退休人员	
		乡镇卫生院	一级医院	二级医院	三级医院
广州	未成年人和学生	—	85	75	65
	非从业人员	—	85	70	55
深圳	一　档	—	90	90	90
	二　档	—	90	90	90
珠海	成年人一档	—	80	80	50
	成年人二档	—	90	90	70
	未成年人	—	90	90	2万元及以下部分支付75%，2万元以上按90%支付

续表

城　市		报销比例			
		在职职工		退休人员	
		乡镇卫生院	一级医院	二级医院	三级医院
汕头	一　档	—	85	70	50
	二　档	—	85	75	60
佛　山			90	75	52
韶关	一　档	—	90	75	50
	二　档	—	90	80	60
河源	A　档		75	65	50
	B　档		85	75	65
梅州	一　档	—	90	70	55
	二　档	—	90	70	55
惠州	一　档	—	95	75	65
	二　档	—	95	85	75
汕　尾		80（社区卫生服务中心也按 80%支付）	70（其他所有辖区内定点医院都是按70%支付）	70	70
东　莞		—	95	90	85
中山	基本医疗保险	—	90	90	85
	基本医疗保险+补充医疗保险	—	90	90	85
江　门		85（经批准的社区卫生服务中心也按 85%支付，连续参保2年以上按 90%支付）	80（连续参保2年以上按85%支付）	70（连续参保2年以上按75%支付）	50（连续参保2年以上按55%支付）

续表

城　　市		报销比例			
		在职职工		退休人员	
		乡镇卫生院	一级医院	二级医院	三级医院
阳　江			85	70	55
湛江	一　档	85	80	70	50
	二　档	85	80	70	50
茂　名		90	85	70	55(恶性肿瘤等17个病种报销比例按75%支付)
肇　庆		—	90	75	60
清　远		—	90	75	55
潮州	一　档		85	80	65
	二　档		88	83	68
揭　阳		—	85	70	60
云　浮			80	70	60

资料来源:广东省各地市相关文件。

3. 规定转诊转院程序,未遵循程序者降低报销待遇甚至不予补偿

在医疗保险管理实践中,出于形成合力的异地就医秩序的目标,绝大多数统筹地区都限制了转院到异地就诊的程序来控制参保者随意异地就医的情况。在此启发下,许多地市也规定了严格的市内转诊转院程序,对于不遵守相关规定的随意转院者,予以下调报销比例的处罚。如广东河源,职工住院医疗保险参保者如果未经批准自行转院到定点医疗机构就医的,报销比例下降20%;广东东莞规定,基本医疗保险参保者未按有关转院规定自行选择

市内其他定点医疗机构或市外定点医疗机构住院的,基本医疗保险基金各段支付比例减少 15 个百分点;广东韶关在基本医疗保险中建立了基层首诊、首院负责、逐级转院制度。参保病人需要转院治疗的,先由转出医院提供转院证明,报当地医疗保险经办机构审批备案才可转诊,如果参保病人自行转院发生的医疗费用由本人负担。

4. 在低级别医疗机构实行住院费用包干责任制

在基本医疗保险结算管理中,部分地区尝试将低级别医疗机构作为参保者医疗费用的持有者,采用住院费用包干的方式,试图让更多的患者在基层就医。具体而言,就是将一定参保者在低级别医疗机构能够诊疗的疾病的资金完全拨付给低级别医疗机构,这些参保者患病后在这一医疗机构就医,如果出现因这一疾病的向上转诊,参保者在上级医疗机构的医疗费用由住院费用包干的医疗机构支付。最典型的为萧庆伦教授 2012 年在宁夏盐池和海原县医院实行的住院包干责任制,对这些医院根据历史技术估算出医保预算总额,按病种包干给县医院,规定县医院不愿意或不能诊疗县内参保患者,而将其转往上级医疗机构的,所发生的医疗费用也将从预算总盘子中扣除,包干的医保经费结余有奖,超支受罚。这一做法在部分实行总额控制的地区有所体现,如河南省直医保对于推诿参保者的医院,所推诿病人在其他医院所发生的费用,从推诿患者的预算总额中支付。

(二)门诊待遇方面的尝试

随着 2007 年城镇居民门诊统筹制度的推进,到 2014 年绝大多数地区建立了城镇居民门诊统筹制度,少部分地区建立了职工基本医疗保险门诊统筹制度,这为推进门诊领域的分级诊疗创造了平台和基础条件。基本医疗保险依托门诊统筹进行的引导分级诊疗的办法和尝试大致包括以下几种。

1. 依托基层医疗机构,实行首诊制

在实践中,绝大多数统筹地区建立的门诊统筹制度都依托于基层医疗机构,实行社区首诊制。通常允许参保人在经审核确定的普通门诊定点医疗机构范围内,按照就近原则自主选择一家作为本人的门诊定点医疗机构,并向社会保险经办机构备案确认。定点基层医疗机构通常一年度可变更一次。参保者必须到所选定的基层医疗机构才能享受门诊待遇。如广东惠州规定"参保居民应就近选择一家乡镇卫生院(含所辖行政村卫生站)或社区卫生服务中心;参保职工可选择一家基层卫生服务机构或二、三级定点医疗机构,作为本人的门诊首诊医疗机构"。广东江门规定"参保人选择当地一家已建立医疗保险实时结算的基层卫生服务定点医疗机构,作为个人门诊就医的门诊定点机构。未选定门诊定点医疗机构或在非选定的医疗机构就医的,不能享受普通门诊统筹待遇"。

2. 需经基层转诊,才可享受其他医疗机构的门诊统筹待遇

各地的门诊统筹制度普遍规定只有经过基层医疗机构首诊后,转诊到二、三级医疗机构的患者才能享受门诊统筹的待遇给付。如果不经所选定的基层医疗机构转诊,参保者直接到二、三级医疗机构就医,不能享受门诊统筹待遇,如广东韶关规定参保者"由约定基层医疗机构同意转往二级医院的补偿40%,转往三级医院的30%";广东珠海规定由基层医疗机构转诊到二、三级医疗机构的患者,门诊可以享受30%的报销待遇;广东东莞规定转诊"到镇(街)定点医院门诊部或市属定点专科医院门诊部的,报销50%;转到市内定点三级医院门诊部的,报销35%"。这类规定通常应用在城乡居民医保的门诊统筹制度中,职工医保的门诊统筹

制度设计相对较为宽松。

3. 报销待遇水平向基层倾斜

与住院待遇通过经济激励引导患者到基层就医的情况非常类似，基本医疗保险的门诊报销待遇也向基层倾斜，越基层的医疗机构的报销比例越高。如广东中山规定，参保者"在村（社区）定点医疗机构就医的，门诊基金支付80%"，"在镇（区）级定点医疗机构就医的，门诊基金支付20%"。广东佛山顺德区规定"区级医疗机构支付比例60%，镇级和民营医院支付比例75%，社区卫生服务中心、社区卫生服务站及其延伸网点的支付比例100%"，南海区规定"社区卫生服务站按药品100%、诊疗项目80%的比例报销；一类医院按药品和诊疗项目70%的比例报销；二类医院按药品和诊疗项目40%的比例报销"。广东阳江规定"社区卫生中心和乡镇卫生院统筹基金支付80%；一级医院统筹基金支付50%；二级医院统筹基金支付40%"。

同时，许多建立门诊统筹制度较早的地区，也增大了对基层医疗机构的报销比例，引导患者到基层就医。如北京2010年将社区就医的报销比例从70%提高到90%，苏州在2010年将社区卫生服务机构门诊费用报销比例从70%提高到80%。

4. 转出机构支付转诊患者的就医费用

在门诊服务领域，部分统筹地区学习英国和西班牙的经验，将门诊统筹基金委托给参保者所选择的基层医疗机构管理，由其提供初级医疗保健服务并支付转出参保者到上级医疗机构的医疗费用。如广东河源规定"因病情需要按规定转诊到二级以上（含二级）医院就诊的普通门诊就诊费用报由转出门诊机构负责报销"。广东清远规定"因病情需要按规定转诊到一级（不含一级）以上医院就诊的普通门诊就诊费用报由转出门诊机构负责报销"。政策设计者希望通过这一方式增强基层首诊机构的费用意识,从而更好地实现基层首诊。

5. 按人头付费的方式

从国际经验看,按人头付费是实现基层首诊的重要设置,也是国际上支付全科医生最重要的支付方式。从当前各地门诊统筹的实践看,除大部分地区的职工医保门诊统筹仍然采用按服务项目付费外,少部分地区的职工医保门诊统筹和绝大多数的统筹地区都实行按人头付费。从具体形式上看,分为"按人头付费、据实结算"和"按人头付费、结余奖励"两种。

按人头付费、据实结算模式,实质是将按人头付费方式作为确定基层医疗机构总额预算控制额的工具,年末支出低于总额控制额时据实结算,高于总额控制额时超支不补。绝大多数的地区由于审计等方面的原因都采用这种方式,如广东茂名。

按人头付费、结余奖励模式,是典型西方意义的按人头付费模式,按人头将基层医疗机构签约患者的医疗费用拨付给基层医疗机构,年末支出低于总额控制额时,依据事先合同的约定,对基层医疗机构进行奖励,高于总额控制额时超支不补。一部分地区采用这一方式,如广东韶关规定"医疗经办机构与普通门诊定点医疗机构的结算方式:在实施总额预算管理的基础上,实行按人头付费结算方式,节余奖励,超支不补"。广东东莞进一步细化规定"年度内门诊医疗费用自费费用比例少于门诊总费用的25%(不含25%)和医保基金使用率达到年度包干总额的85%(含85%)以上时,年度结算时医保基金按年度总包干金额给予支付;否则,年度结算时医保基金在年度总包干金额内按实际发生的门诊医疗费用支付;超过年度总包干金额的部分,医保基金不予支付"。广东清远职工医保门诊统筹制度规定"年度结算:全年定额包干费用使用率大于或等于70%且不超过定额包干费用的,结余额中的70%补偿给普通门诊统筹定点医疗机构,余下的30%留作统筹基金。全年定额包干费用使用率低于70%的,结余额中的30%补偿给普通门诊统筹定点医疗机构,余下的70%留作统筹基金"。

二、医疗服务机构方面的尝试

(一)医疗机构集团化和医联体化

自新医改以来,我国在公立医院改革中注重推动医疗机构的集团化和医联体化,这一趋势的一个重要目标就是希望通过这种方式在医联体或集团或联盟的内部形成合理化的医疗服务体系。其内部逻辑是通过形成区域化的医疗服务体系,基层医疗机构与上级医疗机构之间的双向转诊,促进实现分级诊疗机制和慢性病基层医疗机构就诊。最为典型的是镇江的两大医疗集团结构,安徽省芜湖市也组建了类似的医疗集团。

(二)通过各种方式,提升基层医疗机构服务能力

从各地的实践情况看,卫生部门通过各种行政措施和鼓励政策强化基层医疗机构服务能力。这些手段包含结成基层医疗机构与高级别医疗机构之间的合作关系,由高级别医疗机构通过派遣人员、提供培训、建立远程会诊和预约服务的数字化平台等方式提供技术指导,从而形成以业务、技术、管理、资产等为纽带,不断强化基层医疗机构的服务能力。这一内容体现在几乎所有地区的公立医院改革方案之中。例如厦门通过高级别专科医生到基层就诊方式强化基层对慢性病的诊疗能力。

(三)按人群细分不同类型的医疗服务包

各地实践中,部分地区开始尝试对不同类型患者定制不同类型的医疗服务包,从而实现针对不同患者的定向施治。如河南省

大丰县在分析不同群体医疗服务需求的情况下,遴选针对性强、认可度高、实施效果好的个性化服务项目,形成"梯度结构、种类合理、特色明显、内容丰富、适应不同人群"的健康包。重点面向老年人、儿童、慢性病患者等,提供 50 元初级包,包括健康巡诊、血常规、健康评估等服务;100—150 元中级包,包括慢性阻塞性肺疾病型、儿童型、老人型、高血压型、糖尿病型、复合型等类型,根据需要提供心电图、数字化摄影、彩色多普勒(彩超)检查、眼底检查、肾功能检查等服务;200—800 元不等的高级包,分为健康体检型、防癌型、慢性病型等不同类型,如糖尿病Ⅱ型高级包提供全年治疗药品(居民自愿选择)等服务。在此基础上,卫生部门不断优化服务项目,根据人群特点,不断推出更有针对性的服务包类型。

(四)在农村地区重建按地域划分的医疗服务供给体系

在各地其他部门主导的政策实践中,部分地区试图重建计划经济时期的严格按照地域划分、医疗机构服务分层分级的医疗服务供给体系。科学合理确定医疗机构的疾病诊治范围。为充分发挥县、乡、村三级医疗机构的服务功能,形成村卫生室作为所辖区域内患者的签约服务第一责任人,乡镇卫生院负责多个自然村的医疗服务,县医院则负责若干个乡镇的医疗服务,从而形成按区域划分、多个层次的医疗服务供给体系,逐步实现小病不出村、一般疾病和常见病不出乡、大病不出县的目标。例如,长春市农安县根据县级公立医院、乡镇卫生院、村卫生室三级医疗卫生机构的实际疾病诊治能力,分别确定了县、乡、村三级诊治疾病种类 501 种、68 种和 31 种,请上级医疗机构医师到县级医院指导可以治疗的有多种并发症或病情危重的疾病种类 40 种。河南省大丰地区依托乡镇卫生院的统一管理以及医疗检验等技术支持,村卫生室作为签约服务主体,乡村医生为签约服务第一责任人,实施划片负责。乡镇卫生院提供慢性病诊断、治疗、健康体检等技术支持,每月下村服务不少于2次。检验检查项目由乡镇卫生院承担,劳务性服务大多由村医负责。如河南省息县组织县、乡、村共同研究制定了病种协作服务的核心路径,明确了各级医疗机构的功能定位,不同医疗机构在标准核心路径的基础上进行完善,确定个性化辅助路径,按照核心路径实施跟踪监管。各级医疗机构之间按照临床路径的执行情况进行费用分解和分配,经过谈判签订协作医疗服务协议。县级医疗机构主要负责疑难重病的主要治疗阶段,乡级医疗机构主要负责基本医疗服务机构、县级医疗机构住院患者的后期康复和慢性病的诊断治疗,村级医疗机构主要负责疾病门诊、慢性病的康复和管理,并协助开展公共卫生服务,形成县、乡、村一体化、分工明确的分级诊疗体系。通过明确责任,上下联动,引导各级医疗机构按照功能定位开展医疗服务和健康管理。

(五)基层医疗机构转诊优先预约公立医院专家,强化基层医疗机构吸引力

在各地基层医疗机构和公立医院改革政策中,为了强化基层医疗机构吸引力,实现基层首诊。部分地区卫生行政部门通过使基层医疗机构优先转诊到大型医疗机构,获得专家就诊,以此为吸引,强化基层首诊。这主要集中在医疗资源较为丰富的大城市。如长沙为引导群众到基层就诊,要求公立医院专家网络预约优先基层,并为基层转诊预留足够号源。

(六)依托全科医生培训,尝试建立分级诊疗体系

部分统筹地区依据新医改方案中的全科医生培养计划,依托全科医生规范化培训和转岗培训等,以全科医生为主体逐步在市内推进家庭医生制度试点,组建以全科医生为核心、公卫医师、社区护士、志愿者等共同组成的家庭医生服务团队,与居民开展长期

稳定的签约服务关系,以此为基础加强居民慢性病管理、构建分级诊疗体系。如上海市 2011 年在长宁、闵行等 10 个区启动家庭医生制度,随后拓展到全市,探索建立将家庭医生与居民建立签约服务关系作为制度构建基础的家庭医生制,推动家庭医生签约、社区首诊服务。全科医生作为居民健康守门人,主要为居民提供社区首诊,甄别患者,开展常见病、多发病初步诊疗;健康管理,以电子健康档案为基础,评估居民健康、分类管理;二、三级医疗机构派出医生集中为家庭医生服务提供技术支撑;二、三级医院预留部分门诊和住院等医疗资源由家庭医生调配,落实优先预约、优先就诊、优先检查、优先住院等措施。

第三节　国内典型地区重建分级诊疗制度的实践

从 1998 年新的医疗保障制度开始建立起,国内很多地方开始各种重建分级诊疗制度的尝试。

一、青海:政府行政命令推动的强制首诊、逐级转诊制度

（一）青海省基本情况

青海省地域辽阔,医疗资源分布不均,大多数医疗资源集中在省会西宁市。基层医疗机构人才匮乏,新医改后配备到基层的多数医疗设备处于闲置状态,与其他地区的医疗技术存在一些差距。

青海省的医疗服务体系分为省、州、县、乡四级医疗机构。截至 2014 年末,青海全省有卫生机构 1721 个,床位 3.3 万张。其中,医院 185 个,床位 2.69 万张;卫生院 404 个,床位 4234 张;社区卫生服务中心（站）167 个。卫生人员 3.84 万人,其中,执业医

师 1.21 万人,注册护士 1.24 万人。医院口径中含 40 家民营医院。①

至 2014 年末,青海省基本医疗保险参保人数为 559.41 万人。其中,职工医疗保险参保人数 93.3 万人;城乡居民基本医疗保险(含新农合)参保人数 466.11 万人。城镇职工基本医疗保险报销比例为 85%,高于全国平均水平。

(二)主要做法

青海省人民政府于 2013 年 9 月制定了《城镇职工和城乡居民基本医疗保险分级诊疗制度》(青政办〔2013〕259 号),自 2013 年 10 月 1 日起正式实施。

这一分级诊疗机制针对青海省城镇职工和城乡居民基本医疗保险,为住院服务的分级诊疗制度。主要要求参保患者如需住(转)院,应在统筹地区内遵循首诊医疗卫生机构(乡镇中心卫生院和社区卫生服务中心或一级定点医疗机构)转诊至二级定点医疗机构再转诊至三级定点医疗机构分级诊疗和转诊的程序。需要住(转)院的患者必须持有首诊医疗卫生机构出具的审批表,并经首诊机构领导签字、单位盖章后才能转往二级医疗卫生机构。二级转三级,三级转省外医疗卫生机构程序同此。同时,转入上一级医疗卫生机构的患者,对诊断明确,经治疗病情稳定,可在下一级医疗卫生机构进行治疗和康复的,应转回下一级医疗卫生机构。

这一制度在 2014 年 2 月得以进一步完善,青海省政府又出台《关于进一步完善分级诊疗制度的若干意见》。当前主要的做法如下:

---

① 　数据来源:《青海省 2014 年国民经济和社会发展统计公报》。

住院首诊、分级转诊、转院审批制。分级诊疗流程中,参保者首先需要在一级医疗机构,如果病情需要可转院到二级定点机构诊疗,如需进一步上转的患者可转诊到三级医疗机构。一级医疗机构转二级医疗机构的,需要由一级医疗机构单位负责人签字盖章;二级医疗机构转上级医疗机构的,需要二级医疗机构就诊患者的主治医生签字,医疗机构医保办审批盖章。离退休定居内地,省内异地居住,县、乡(社区)医疗卫生机构确认必须转诊的特殊、急、危、重症参保患者,参保的异地就读大学生、外地农民工,参保职工和居民在出差、旅游等途中突发急、危、重症患者可以先按"就近、就急"的原则进行抢救和住院治疗。双向转诊程序方面,规定凡是转入上一级医疗机构的患者,诊断明确且治疗后病情稳定,可在下一级医疗机构治疗和康复的,应转回下一级医疗卫生机构。对转入下一级医疗机构继续康复治疗的患者,接收机构减免挂号费,取消医保起付线,优先安排住院。同时,配以对医疗机构严格的监控指标。主要包括控制医疗费用增长:当年的医疗总费用、医保基金支付费用、门诊和住院次均费用在考虑物价增长基础上控制在前三年平均水平。严格控制住院率和转诊率的增长:结合前三年各地在不同医疗机构的住院率和转诊率,将当地居民住院率和转诊率控制在前三年平均水平。严格控制出入院诊断符合率:二级及以上医疗机构出入院诊断符合率不低于95%,一级及以下医疗卫生机构不低于90%。

从效果上看,分级诊疗机制取得了一定的效果。2014年,相较于分级诊疗机制实施前,青海省三级医疗机构的住院人次和医保基金支出比例分别下降3.5%和2.6%,基层医疗卫生机构分别上升10%和6.5%(新华网,2015)。

（三）评述

1. 基金支付压力是分级诊疗制度出台的根本原因

青海省分级诊疗制度出台的根本原因是城乡居民医保、职工医保面临的财务压力。2013 年，青海省城乡居民医保和城镇职工医保基金都呈现赤字状态，职工医保当期赤字率为 8.5%，而且青海全省 8 个统筹地区全部出现了当期赤字，基金支付压力非常大。同时，部分地区出现了累计基金赤字，需要地方财政进行补贴，因此地方政府对于控制医疗费用增长有着强烈的意愿。

2. 分级诊疗制度推进过程中的问题

从实践看，青海省推行分级诊疗过程中遇到了一系列的问题：第一，突出的民众抵触问题，民众对基层医疗机构的不满情绪增加，患者认为开转诊单是一件费时费力的事情，同时基层医疗机构检验结果不被上级医院认可，如此重复检查加重了患者负担。第二，存在医联体内部调剂使用转诊指标的情况，部分医联体将转诊较少的牧区基层机构指标转移到城郊或近西宁地区使用，导致强制转诊的效果打了折扣。第三，基层医疗机构缺乏合格的专业医务人员，首诊能力有限，存在延误病人患情的隐患。第四，控制转诊许可的医疗机构的医患关系恶化明显，医患矛盾问题凸显。

出现这些问题的原因主要包括：第一，基层医疗机构诊疗能力差、医疗资源分布不合理是根本原因；第二，采取简单的行政强制方法，没有给予参保人相应的心理补偿（如提高转诊人报销比例）是重要原因；第三，各级医疗机构之间的行为范式没有发生改变是主要原因。

同时，还需要特别注意的是，这一改革是在政府大量增加投入的情况下。青海省在基层新增 2000 个编制，将长期无法入编医师纳入编制;每个卫生院预留 2 个编制,专门用于招聘医学本科毕业生;财政每年拨付 2000 万元,奖励基层优秀医务人员。目前,青海省卫生支出已达到财政支出的 7% 以上。

二、厦门:卫生行政推动的多种形态的基层诊疗制度

(一)厦门市基本情况

厦门是福建省内医疗资源较为丰富的地区,是区域性医疗中心城市。统计数据显示,截止到 2013 年末,厦门市拥有各类医疗卫生机构 1222 个,其中医院 40 家、社区卫生服务中心 25 个(公立)、卫生院 13 个、门诊部 116 个、妇幼保健机构 7 个;专业卫生技术人员 2.14 万人,其中执业医师 8105 人、执业助理医师 564 人、注册护士 9301 人;医疗机构实有开放床位 13169 张,其中医院 11817 张、疗养院 328 张、卫生院 353 张、妇幼保健院 591 张。基本医疗参保人数达到 296.69 万人,其中外来务工参保人数为 103.00 万人;全年各类社会保险基金征收 204.15 亿元,增长 25.9%;支出 101.81 亿元,增长 22.9%。各类社会保险基金历年累计结余 441.71 亿元。全市有医疗保险定点医疗机构 178 家,医疗保险定点零售药店 553 家①。

根据人力资源和社会保障部门以及民政部门的数据,目前,厦门市基本医疗保险支付了医疗保障项目支出的 96%—99%。厦门医疗保障制度可以分为 3 个层次 6 个部分,一是兜底线的医疗救助体系②;二是主体的基本医疗保险体系,包括城镇职工基本医疗

---

① 数据来源:《厦门市 2013 年国民经济和社会发展统计公报》。
② 包括民政部门管理的医疗救助计划,红十字会管理的城乡居民重特大疾病医疗救助,卫生部门主导、多部门管理的疾病应急救助。

保险、城乡居民基本医疗保险①;三是补充医疗保险②;四是基本医疗保险参保人员自付医疗费用困难补助③;五是商业健康保险;六是厦门市职工医疗互助保障。

其中,前四项制度适用范围是政策范围内医疗费用,仅商业健康保险产品和工会的职工医疗互助提供目录外医疗费用补偿。

在医院服务调查中发现,厦门慢性病发病率高、患病人数多,三级医院门诊服务人次中,慢性病患者接近84%,其中约30%都是到医院开药维持常规治疗的患者。按照这一情况,自2012年起,厦门把慢性病一体化管理作为分级诊疗制度改革的切入点,开始实行慢性病分级诊疗制度改革。最主要的模式即为2012年初建立的"糖尿病全程保健网",组建"三师组合"对入网糖尿病患者进行全程管理。

(二)基于"三师组合"的慢性病基层管理计划

所谓"三师组合"指的是三名医师的合作。即每一位进入"糖尿病全程保健网"的糖尿病患者都是由一名三级医院中级及以上职称的糖尿病专科医生、一名基层医疗机构全科医生和一名经过培训认证的健康管理师进行全程照料。其中,专科医生负责对患者进行诊断,制订个体化治疗方案,并定期下社区巡诊,同时负责

---

① 厦门市两项制度基本实现了对常住居民的全覆盖(仅有外来务工人员的不就业配偶和极少数子女未纳入保障)。

② 由人社部门经办机构代表参保者向保险公司购买补充医疗保险产品,相应覆盖人群范围较基本医疗保险稍窄,主要原因是城镇职工医保中的外来务工人员必须连续缴费满2年才能参加大病医疗保险。城乡居民医保参保者基本纳入补充医疗保险。

③ 这一计划由人社部门经办机构管理,主要针对厦门籍低保、残疾、五保、三无人员、70岁以上老年居民(户籍满5年)、退休金低于1617元的人群,是一个针对特殊人群、待遇有限的二次报销业务。

带教全科医生;全科医生执行全科医生的诊疗方案,做好病情随访,及时将情况反馈专科医生,协助健康管理师进行个体化健康教育;健康管理师负责联系患者与医生,负责患者日常随访与健康教育,强化个体化健康教育,指导患者日常管理,及时向医生反馈患者病情变化,负责安排患者复诊时间及双向转诊事宜。

为配合"三师组合"共管模式,厦门市相关部门还提供一系列配套措施。

第一,提升基层医疗机构服务能力。一是增加和改造社区卫生服务中心(站),2014年厦门市计划改造社区卫生服务中心7个,5年内增设社区卫生服务中心(站)44个;二是招聘高素质医务人员配备基层医疗机构,两年来共录用了840名本科学历医务人员;三是全市范围内每年对基层医务人员进行为期3个月的慢性病防治知识轮训;四是厦门市作为国家健康管理师培训试点城市,培养了一批健康管理师;五是改革基层医疗机构绩效工资制度,加大奖励绩效激励力度;六是医保对基层医疗机构实行按服务项目付费,鼓励基层医疗机构提供服务。

第二,改革大医院补偿和考核分配机制,控制医院门诊规模的增加。一是取消对三级医院门诊量的定额补助;二是进一步上调三甲医院诊查费收费标准,提高三甲医院急诊科、专家门诊诊查费;三是提高"多学科会诊""远程会诊"收费标准;四是降低公立医院大型检查收费标准;五是将慢性病分级诊疗工作质量纳入院长年度目标考核;六是三甲医院在门诊设立"全科门诊",由大内科、老年科、干诊、中医科、康复科医师担任主治医师并进行合理分诊,同时探索全科门诊打包收费。

第三,调整收费价格和医保报销比例,引导参保者基层就诊。一是协调医保提供500元的统筹基金提前支付;二是增加基层医疗机构慢性病用药目录,延长一次性处方用量;三是大医院"专家下社区制度",在社区预约就诊享受免专家挂号费。

（三）改革效果

改革两年后,厦门市基层医疗机构诊疗人次同比增长43.62%。35 岁以上门诊首诊测血压人数同比增长 67.01%。随访管理高血压病人人数同比增长 93.66%。随访管理糖尿病病人人数同比增长 135.91%。通过"医院—社区"一体化管理由医院向社区转诊并接受社区管理的高血压患者 125072 名,糖尿病患者51514 名,社区上转高血压患者约 2.1 万人次,糖尿病患者约 1.01万人次,初步达到慢性病患者分诊 20%的目标。由医院和社区共同管理的高血压病人 197605 名,糖尿病病人 72684 名。

（四）存在的问题

第一,厦门模式的可复制性较差。厦门市的分级诊疗机制选择最容易的模式,以慢性病管理为出发点,实际是最简单的分级诊疗模式,将基层医疗机构作为慢性病管理和开药护士的角色。但即便如此,这一改革也伴随着高投入的增量改革模式,而不是存量改革。为实现这一改革目标,无论是财政和医保都增加了投入。这得益于厦门为农民工流入城市的特点,财政情况好,医保结余资金规模较大。这使得其他城市难以有效复制这一改革。

第二,尽管效果的宣传数字喜人,但实际入网管理者并不多。当前,厦门全市只有 27 支"三师组合"团队,入网患者 4000 余人。这相对于 2014 年 381 万的常住人口而言,规模仍然非常小。

第三,厦门市符合规定的专科医生的数量能否满足全人口慢性病管理还有待考察。"三师组合"的最大特点是依托于高级别医院的专科医生,如果将所有需要慢性病管理的病种纳入"三师组合",厦门专科医疗机构医务人员能否承担相应工作量尚有待明确。

第四,财务关系并未理顺。"三师组合"模式下,将涉及参保者在两家医疗机构的医保支付,在当前情况下实质采取分别支付的模式,即基层采取按服务项目付费,上级医院仍采用原本的付费方式,并未体现医疗费用上的节省。也即并非传统意义上的打包付费模式,并非处于机构费用控制动机而形成的就医流程和诊疗方式的优化。

第五,这一慢性病分级诊疗机制的基层医疗机构仅限于公立社区卫生机构,并未将厦门数量较大的私营门诊部纳入其中,当前基本为每家公立社区卫生服务中心建立一个"三师组合",按此规模公立社区卫生服务中心难以承担相应的慢性病管理功能,导致厦门不得不大规模扩建社区卫生服务中心。

第六,最根本的是没有改变公立医院和医生的行为模式。仅仅是在现有行为的基础上通过增量改革方式推进了些许分级诊疗,导致这一模式无法进行扩展和复制。

三、宁夏盐池:基于付费方式的改革尝试

2009年,宁夏回族自治区与美国哈佛大学签订《宁夏创新支付制度提高卫生效益试点项目协议书》,选择经济条件相对薄弱的盐池县和海原县开展改革试点。这一改革由哈佛大学提供技术和经费,改革试点范围涵盖盐池、海原两县的5所县医院、28个乡镇卫生院、378个村卫生室,共分五年。

(一)改革试点的具体内容

第一,在乡村医疗卫生机构实施包括基本医疗和公共卫生两部分的门诊包干预付制。乡村两级医疗卫生机构门诊费用按人头包干预付制模式,确定乡镇卫生院作为该乡镇参保者的基本医疗

服务的守门人。在盐池县当年城乡居民医保基金中,将本年度乡村两级门诊基本医疗经费包干,并与公共卫生经费一并打包支付给乡镇卫生院。这一资金按季度预拨70%,剩余30%根据相应的绩效考核结果支付。乡镇卫生院负责监管和预拨村卫生室门诊包干经费和公共卫生经费。同时,从统筹基金中划拨部分基金建立门诊统筹制度,通过报销比例的调整,引导参保者小病在基层、在门诊。

第二,县级医院实施住院包干预付制。县级医疗机构实行住院费用总额包干预付制,县级医院作为县域范围内的住院服务守门人。对县级医院按照病种诊疗能力进行功能定位,将有能力治疗的病种住院费用总额包干给县医院和中医院,鼓励县级医院提高诊疗水平,主动吸引病人县内治疗,确需转诊者由县级医院依照病情情况转诊到协作三级医院或专科医院,转诊患者发生的医疗费用由县级医院从总包干费用中支出。同时,降低非转诊病人报销比例,引导住院病人县内就医。住院包干经费由县医保中心按季度预拨70%,剩余30%根据年底绩效考核结果支付。

第三,强化对关键指标的检测和调整。为确保改革效果,专家设计了服务质量、绩效考核和远程监测信息系统,从而实现对乡村医疗机构、县级医院主要业务指标和关键质量指标的跟踪监测,及时发现问题和反馈纠正。项目组每年根据信息系统汇总的数据评估试点效果,并调整每年的试点方案。

第四,强调不同行政部门间的协调。为保证改革的顺利实行,宁夏回族自治区政府专门成立了试点项目组织协调工作小组,分管主席任组长,自治区卫生计生、人力资源社会保障、财政、发展改革委、民政、医改办为成员单位,负责试点项目自治区层面政策协调和组织指导。两个试点县也成立了项目领导小组。

（二）主要成效

这一试点项目已实施 5 年多,取得了许多积极的成果。

第一,基层医疗服务能力和规范化程度有所提高。该项目通过经济和培训等方式引导基层医疗机构主动规范医疗行为,医疗质量有所提高。抗生素使用率方面,乡镇卫生院控制在 30% 以下,村卫生室从 2010 年的 24.2% 下降到 2013 年的 17.5%。乡村医生处方书写合格率相较于项目实施前有了明显提高。同时,盐池县投资近 2.1 亿元新建了县人民医院,改装了县中医医院,并安排了 3000 多万元大型设备购置资金。试点县村卫生室规范化建设任务全部完成,基层卫生机构基础设施条件得到根本改善。

第二,医疗费用得到有效控制。数据表明,2013 年盐池县乡镇卫生院次均门诊费用为 24.4 元,与 2009 年持平;村卫生室次均门诊费用为 11.9 元,较 2009 年明显下降;住院次均费用、农村居民住院率、医保资金使用率均低于全区平均水平。

第三,基层医疗机构有效扮演了守门人角色。预付方式和经费包干方式缓解了基层医疗机构的垫支压力,同时考核结果和包干经费挂钩调动了医务人员的积极性,改变了医疗机构的运行模式。县级医院非常好的扮演了守门人角色。

（三）述评

第一,试点方案通过改变付费方式改变基层医疗机构行为动机的方式,最终实现了分级诊疗。这是这一试点的最大意义。通过改变医疗机构经济行为动机的方式,实现基层医疗机构与上级医疗机构的利益分割,形成利益争夺关系,从而实现分级诊疗。

第二,这一改革模式主要依靠行政力量的强力推动。宁夏盐池县的改革实际依靠宁夏回族自治区政府多部门之间的协调和推动,这是保证改革最大的行政保障。这也是宁夏盐池县可以将公共卫生资金统一纳入医保进行医疗服务购买最主要的原因。

第三,这一模式的可复制性较差。一是上文所述,这一改革基于省级行政力量的协调;二是依托于哈佛大学的技术支持和实时动态数据系统支持,专家团队的指导和数据积累的支持;三是试点县为农业县,区域医疗资源有限,可以形成按地域分布的、层次性的医疗服务机构。

四、青岛:基于自愿参加门诊统筹的经济激励型基层首诊制度

(一)青岛基本情况

青岛是山东东部地区的医学中心,医疗资源丰富。截至 2013 年末,全市共有卫生机构(含诊所)2938 处,其中,医院、卫生院 285 处,疾病预防控制中心 27 处,妇幼保健机构 13 处,门诊部(所)、卫生保健所、医务室 2207 处。年末各类卫生技术人员 6.1 万人,其中,医生 2.2 万人。全市拥有医疗床位 5.2 万张,其中,医院、卫生院床位 4 万张。①

目前,青岛的医疗保障体系包括医疗救助、基本医疗保险制度、补充医疗保险、特病救助。其中,医疗救助由民政部门管理,主要面对城乡困难居民,由城乡困难居民医疗救助和城乡困难居民大病医疗"特殊救助"两部分组成;基本医疗保险制度处于整合的过程之中,当前仍然包括城镇职工基本医疗保险(以下简称"职工医保")、城镇居民基本医疗保险(以下简称"居民医保")、新型农村合作医疗(以下简称"新农合")、门诊统筹制度以及长期医疗护理保险。同时,建有全民普享的大病保险制度以及针对政策范围外费用的特药、特材救助。

---

① 数据来源:《青岛市 2013 年国民经济和社会发展统计公报》。

青岛自2009年1月开始推行城镇职工基本医疗保险门诊统筹制度(以下简称"职工医保门诊统筹")试点;到2012年4月,职工医保门诊统筹制度在青岛全面推行。在制度设计上,职工医保门诊统筹制度筹资全部来自基本医保基金划入,参保者不需另外缴费。当前,按在职职工每人每年260元、退休职工420元标准从职工医保统筹基金划拨。门诊统筹单设药品目录,包含442种西药(以通用名计),247种中成药,中草药按基本医疗保险药品目录执行,常用查体和诊疗项目74项。一个医疗年度内,签约参保职工发生的符合规定的1600元以内的门诊医疗费,由门诊统筹金报销60%,基本药物的报销比例为提高10个点。这一待遇的享受不设起付线。门诊医疗年度内,参保人签约不足一年的,根据协议月数折算其纳入统筹支付的普通门诊医疗费最高限额。年最高限额当年有效,不滚存,不累计。

(二)基本医疗保险中的相关设置

第一,门诊统筹采取签约定点就医制度。参保人本着就近和方便原则,选择一家(仅限一家)具备门诊统筹资格的社区定点医疗机构,与其签订《基本医疗保险门诊统筹医疗服务协议》,参保人自签约之日起享受门诊统筹相关待遇。未签约参保人不享受。定点社区不得拒绝参保人签约定点,每个家庭医生签约服务人数不得超过3000人。服务协议期限为一年;因工作调动、住址搬迁等特殊情况需中途变更定点单位的,应在签约后满一个季度再办理变更手续。普通门诊医疗年度为每年1月1日至12月31日。

第二,签约参保人在非本人门诊统筹定点单位发生的普通门诊医疗费,门诊统筹金不予支付,仍由原渠道解决。

第三,按人头为基础的付费方式。门诊统筹对社区定点医疗机构实行限额包干管理,对社区医疗机构按月结算拨付,月度间可调剂,年内平衡。对单个社区医疗机构的支付总额控制额度的计算采取定点人数与包干费用相乘的方式获取,不同人群的包干费用不同,其中在职职工为 260 元/年,退休职工为 420 元/年。年度结束后,超支不补,结余不转。城镇基本医疗保险门诊统筹金限额包干标准含一般诊疗费。

(三)效果

第一,取得的成就方面。一是职工医保门诊统筹签约人数逐年提高,门诊统筹制度互济功能日益显现,特别是 2012 年 4 月以后,青岛市取消了签约个人账户扣减费用方式,转为采用普遍调整个人账户计入比例的方式筹集统筹资金后,城镇职工医保门诊统筹签约率从 2011 年的 5.6% 上涨到 2014 年上半年的 45%。二是减轻了参保人的门诊负担,特别是解决了部分不符合门诊大病统筹待遇享有条件的慢性病患者的门诊治疗负担,2013 年参保职工在社区就医的门诊统筹费用报销额占到 67%。三是医保资源得到更合理有效的配置和使用,依托社区医疗机构开展门诊统筹的方式,让更多的患者到基层医疗机构就医,这对医保资源配置进行了有效的影响和调整,提高了医保资金的使用效率,如 2013 年青岛综合医院门诊次均费用为 260 元左右,而社区门诊统筹次均费用为 75.6 元。这就引导资源向社区流动,促进形成“大病进医院、小病进社区”的就医格局。四是促进社区卫生服务机构的快速发展,医疗保险工作纳入定点社区管理的方针,大大促进了青岛市社区卫生服务机构的发展,社区定点医疗机构数量的快速增加,已从 2005 年的 41 家上涨到 2014 年上半年的 711 家。五是强化了医保机构的谈判能力,特别是可有效打破大医院的垄断,青岛市医保经办部门通过调整门诊统筹和住院统筹之间资源分配、通过门诊统筹引导资源配置等方式,不断提高医保经办机构对基层医疗机构和二、三级医疗机构的谈判能力。

第二,存在的问题方面。一是门诊统筹签约率和签约结构仍有待完善,目前青岛职工医保签约门诊统筹约 136 万人,仅占参保职工总数的 45%,且退休职工签约率明显高于在职职工。二是门诊统筹保障力度仍稍显薄弱,特别是慢性病的早期健康干预不足,门诊大病统筹制度主要面对伴有并发症的慢性病病人,对于很大一部分的慢性病病人,特别是糖尿病、高血压等早期状态的罹患者,达不到享受门诊大病统筹待遇的标准。三是门诊统筹制度的超标社区医疗机构数目逐步增多,从 2012 年的 31 家上升到 2013 年的 89 家,2013 年总额超标的社区医疗机构占全部社区定点医疗机构的 15.8%,平均超标率为 5.6%。

五、东莞:基于门诊统筹的强制社区首诊机制

(一)东莞市基本情况

到 2013 年末,东莞全市有医疗机构 2254 个,其中,三级甲等医院 8 所,门诊、诊所、医务室、卫生站、社区卫生服务机构等基层医疗机构 2132 个。全市卫生技术人员 4.21 万人,医疗机构病床 2.57 万张。全市建成并投入使用的社区卫生服务中心(站)389 个。全年总诊疗人数下降 2.7%。

东莞市医疗保障体系大致分为最低生活保障对象基本医疗救助、基本医疗保险、补充医疗保险和大病医疗保险四个层次。每一层次都分为门诊待遇和住院待遇两类。东莞市基本医疗保险覆盖东莞几乎全部常住人口,2013 年达 618.09 万人次,实现了三保合一、市级统筹。基本医疗保险费以上年度全市职工月平均工资为基数,按住院 2%、社区门诊 1%费率缴费,由单位、个人、政府三方分担。基本医疗保险包括社区门诊待遇、基本住院待遇、特定门诊待遇和基本生育保险待遇。

2008 年 7 月 1 日,东莞市政府颁布《关于建立东莞市社会基本医疗保险制度的通知》(东府〔2008〕51 号),按统一制度、统一标准、统一管理、统一基金调剂使用的原则,统筹城乡居民与职工基本医疗保险发展,建立起全市统一的社会基本医疗保险制度,其中一项重要内容就是与卫生服务体制改革紧密联动,全面实施社区门诊医疗保障制度。东莞市门诊统筹是基本医疗保险待遇的一部分。其中,社区门诊统筹基金与住院统筹基金分别缴纳,单独管理、分别结算。门诊统筹基金用于支付参保人的门诊医疗费用,包括普通门急诊、门诊抢救、门诊转诊、部分特定门诊等费用。东莞市社区门诊统筹实行社区首诊制度。参保者享受门诊统筹待遇必须到指定医院就医,并逐级转诊,不到指定医院就医,不能享受相应待遇。参保人到相关卫生服务机构就诊结算时只需缴纳个人自付部分的费用,其他费用由基本医疗保险经办机构与各社区定点卫生服务机构之间定期进行结算,待遇水平约为 50%—70%。

表 7—6　东莞市门诊统筹筹资机制设置

参保人类别	缴费费率				缴费方式	缴费基数
	单位	个人	财政补贴	合计		
职　工	0.3%	0.5%	0.2%	1.0%	按月缴费	上年度全市职工月平均工资
城乡居民、学生	—	0.5%	0.5%	1.0%		
灵活就业人员	—	0.8%	0.2%	1.0%		

(二)东莞市门诊统筹制度的基本设计

第一,基层医疗机构首诊。按属地原则指定一家定点社区卫生服务机构作为参保人门诊就医点。参保者须在指定就医机构享受门诊待遇。

第二，逐级转诊，梯次设置报销待遇。参保者因病情诊治需要，应按本镇社区卫生服务中心、镇定点医院门诊部、市属定点医院门诊部顺序逐级转诊。随着转诊医院级别提高，报销比例有所降低。

表7—7　东莞市门诊统筹制度报销待遇设置

就医行为	就医地点	支付比例
自行就医	选定的定点社区卫生服务中心（站）	70%
	非选定的定点社区卫生服务中心（站）	不予支付
转　诊	本镇（街）定点社区卫生服务中心	70%
	镇（街）定点医院门诊部或定点专科医院门诊部	50%
	市内三级定点医院门诊部	35%
	其他医疗机构	不予支付
门诊抢救	本镇（街）定点社区卫生服务中心门诊	70%
	选定的定点社区卫生服务机构及本镇（街）定点社区卫生服务中心以外的市内医疗机构门诊	60%
急　诊	在选定的定点社区卫生服务机构服务时间外，直接到本镇（街）定点社区卫生服务中心	70%

第三，明确界定门诊医疗待遇支付范围。制定了门诊统筹基金支付的药品、诊疗项目和服务设施范围，社区卫生服务机构全面实施国家基本药物制度。同时，将部分高血压、糖尿病等慢性病用药增补为社区门诊用药，并予以报销。推行慢性病社区首诊服务模式，将高血压、糖尿病等16类慢性疾病由社区卫生服务机构首诊，直接向参保人提供诊治和病情跟踪服务。

第四，按人头付费。根据2014年2月《东莞市社会医疗保险定点医药机构医疗费用结算办法》(东社保〔2014〕6 号),东莞市社会保险经办机构与定点社区卫生服务机构按"人头付费、按月核定、年终清算、超支不补"方式结算参保人社区门诊及社区门诊转诊医疗费用,即采取"总额预付"下的按人头付费的方式,按月核算总额数量,年终进行全年资金的清算。这一付费方式可归纳为"依照按风险调整的人头费计算总量定额,按照考核绩效分配当期结余和医疗服务保证金",采取精确到社区医疗机构的总额控制方式,总额控制采取支出目标制,根据社区医疗机构合理超支情况,利用调剂金对合理超支部分进行部分补偿。医保财务年度之初,考虑各个社区医疗机构覆盖人群的发病率、年龄构成、疾病构成等情况,对该社区医疗机构覆盖患者的人头费进行调整,确立社区医疗机构年度总预算。年度结束时,依照各个社区医疗机构的绩效考核情况,对其当期结余和预先提取的医疗服务保证金进行分配。同时,由于精确到社区医疗机构的总额预算为支出目标制,经办机构考核超支医疗机构原因,根据考核和审查情况予以相应补偿。

(三)评价

第一,效果方面。一是门诊统筹覆盖范围不断扩大,制度不断发展。东莞市门诊统筹社区结算人次从 2009 年的 521 万人上升到 2013 年的 1271 万人;转诊结算从 2009 年的 149 万人提高到 2013 年的 424 万人。二是资源分配向基层倾斜,社区医疗机构服务能力全面提升。三是形成了基层医疗机构和医院之间的资源争夺关系,强化了社保部门调配医疗资源配置的能力。

第二,存在不足方面。一是参保人认为限制自由就医,转诊不方便;二是参保人反映社区机构服务能力不足,缺医少药;三是存在户籍地和居住地及工作地分离的情况,一个定点就医点,不能满足工作和生活期间就医需要;四是受限于部分社区机构管理机制(由镇街医院托管)、参保人转诊医院强烈等原因,导致参保者转诊率高企。

第三,模式可复制性方面。需要考虑东莞市的特殊情况,一是参保人员年龄结构年轻,且以外来务工人员为主,参保者中户籍人口仅占20%左右。二是东莞市医保制度为三线合一的制度模式,全体居民(含职工)参加统一的基本医疗保险制度,以及统一的门诊统筹制度。三是基层医疗机构并非典型的收支两条线的机构,对经济激励的付费方式能够有所反应。

第四节　国内探索分级诊疗的模式总结及述评

一、国内探索分级诊疗的主要模式

总体而言,国内各地区探索分级诊疗主要存在以下四种模式。

(一)医疗集团化和医联体模式

医疗集团化和医联体模式是各地普遍进行的一种分级诊疗体系的探索。其最主要的特点是以三级医疗机构为龙头,与区域内外其他医疗机构通过签订合作协议或托管等方式形成紧密的或半紧密的协作关系。从而加强基层医疗机构服务能力,实现优质医务人员等资源的向下配置,从而引导患者到基层就医。

(二)基于医疗保险制度的模式

这种模式是各地普遍视同通过医疗服务购买者角度,探索强化分级诊疗体系的做法。通常的做法是通过强化门诊统筹制度,强化不同级别医疗机构间报销待遇的差异,强调基层首镇、分级诊疗、双向转诊的财务制度调整,改革付费方式引导医疗机构改变行为模式,从而引导参保者到基层就医,强化基层医疗机构服务能力,实现费用控制和优化就医秩序的目的。

（三）家庭医生签约服务模式

家庭医生签约服务模式是基层医疗服务体系建设的一项重要制度,是因应全科医生规范化培训推出的改革模式,在北京、上海、杭州、厦门等东部城市进行了较早的实践,取得了不错的效果。具体做法主要是:通过家庭医生签约服务模式,调动基层医疗机构医务人员服务的主动性;在全科医生和社区居民之间建立长期稳定的健康管理关系,形成以基层医疗机构为核心的健康管理体系;将大量慢性病和老年病患者稳定在社区接受门诊服务,避免急性加重期的出现,减少对医院专科服务的使用。

（四）慢性病一体化管理模式

这一模式主要指以慢性病管理为切入点,通过医院的专科医生和社区医疗机构的全科医生及其他医务人员建立整合的慢性病医疗服务供给网络,从而提高社区医疗机构对慢性病患者的管理服务能力,将优质医务人员下沉到基层,引导患者到基层就医。

二、分级诊疗机制重建中的问题

首先必须肯定各方对于重建分级诊疗机制所做的努力。但是,从实践看,当前的分级诊疗制度并不完善,还存在诸多问题。

（一）制度层面的问题

第一,绝大多数地区的各类分级诊疗尝试效果不佳的根本原因在于未能改变医疗机构的运行机制。大型公立医院盲目发展,追求医院规模扩大,争夺优质资源,大小病统收;医院扎堆提供疾病急性期诊疗服务,对于康复和护理服务重视不足。这使得通过医疗集团化和医联体模式未能改变高级别医疗机构的盈利动机，在紧密的医联体内部调剂使用转诊指标，人为引导转诊情况时有发生；许多地区建立基本医保门诊统筹时虽然设计了按人头付费、结余奖励的机制，但由于基层医疗机构的收支两条线改革，改革效果并不好。

第二，当前试点地区做法的可复制性较差。当前基于医保的分级诊疗制度运行效果较好地区的一个不可忽略的特点是参保者年龄结构年轻，且多为外来务工者流入城市，并不具有普遍性，也难以为其他城市所复制，在全国推广困难。如深圳、东莞等城市的分级诊疗制度。另外，部分地区的分级诊疗机制的效果得益于地区医疗资源的匮乏，能够形成按地域划分的多层次的医疗保障体系，这一做法在医疗资源丰富的地区难以复制，如宁夏盐池县的做法。此外，很多地区的成功案例，源自行政力量的强力推动和投入增量性质的改革，难以为各地所复制和借鉴。

第三，很多地区的分级医疗机制设置对于基层医疗机构的设置仅限于公立的社区卫生服务组织和乡镇卫生院，并未将基层社会办医疗机构纳入。这一方面减弱了纳入门诊统筹的基层医疗机构的供给能力，另一方面公立基层医疗机构由于收支两条线改革对于经济激励不敏感，也不愿在繁重的公共卫生服务基础上，增加过多的额外医疗服务。

第四，政府以行政命令方式强制进行社区首诊，特别是强制城镇职工医保参保者进行社区首诊的民众反弹压力大。调研发现，通过政府行政命令方式强制推行社区首诊、双向转诊机制后，负责审批转诊许可的医疗机构面临的压力非常大，民众的反弹严重。

第五，国内所有关于双诊制的实践均缺乏统一、有效的转诊标准和制度，转诊受到很大局限，转上容易转下难等问题普遍。事实上,各地相关政策实施细则均没有公开发表,且对社区卫生服务机构和医院而言,向上转诊和向下转诊都缺乏统一的标准,既没有明确的转诊程序,也没有相应健全的规章制度。

第六,缺乏有效的激励、监督、约束机制。医院与社区卫生服务机构之间的双向转诊缺乏强有力的内在动力,也缺乏政策等外在的激励和约束机制,对社区卫生服务机构进行合理向上转诊没有奖励或惩罚手段。同样,对于上级医疗机构不愿将患者转回基层医疗机构的情况也缺乏有效的制约手段。此外,缺乏对分级诊疗的绩效管理考核体系,难以监督各级机构履行各自分工定位。

第七,医疗服务体系布局不合理,结构和层次不分明。一是医疗资源配置机制存在缺陷,城乡、区域、各级医疗机构之间资源配置不均衡,农村地区和城乡结合部的医疗资源尤其分配不均;二是对疾病没有进行诊疗复杂度分类和急慢分期管理,医院和基层医疗机构的规模和功能设置不清。

第八,医保、医疗、药品供给等领域缺乏协调,尚未形成系统性框架,无法实现三医联动,也无法为分级诊疗的实施提供完整的政策支撑。

(二)医疗保险方面的问题

第一,从分级诊疗机制涉及的险种和服务内容上看,当前分级诊疗制度的试点主要集中在门诊医疗服务领域,较少涉及住院服务领域,住院领域并未有较多改变。同时,分级诊疗的相关制度设计主要集中在城乡居民医保(含新农合)以及面向外来务工人员的医疗保险计划中,很少涉及职工基本医疗保险制度。

第二,医疗保险的经济激励效果有限,特别是在缺乏门诊统筹待遇和门诊统筹待遇低下的地区尤其有限。在部分缺乏门诊统筹待遇的地区,分级诊疗制度失去了所依附的医保制度基础。

第三，受审计部门等多方条件限制，许多地区的按人头付费、结余奖励变异为按人头付费、据实结算、结余滚存入基金的情况，付费方式变为一个预算总额封顶的按服务项目付费，导致基层医疗机构行为的异化。特别是在异化的付费机制下，导致分级诊疗机制设计的异化。

（三）医疗服务机构方面的问题

第一，社区卫生服务机构的技术水平薄弱，人员素质、服务质量整体偏低，限于各种外部条件限制，基层卫生医疗机构相对缺医少药是现实存在的问题，患者对基层卫生医疗机构的能力信任度不够，这影响了分级诊疗制度的实现。

第二，全科医生制度建立艰难，全科医生资源不足。参与全科医生培训后的医务人员不从事全科医生执业的情况普遍。因而，受全科医生服务供给能力所限，全科医生目前尚难形成与大医院转诊、分诊的协作机制，也难以发挥分流看病人群的作用。同时，三级等大型医疗机构在内部设置全科医学科，也导致了全科医学服务设置的混乱，并强化了基层医疗机构缺乏全科医生的情况。

第三，基层医疗机构在用药、检查和治疗与医院存在差距，无法充分满足常见病、慢性病和多发病的门诊诊疗需求。如针对同种疾病，不同医疗机构在用药方面的差异。

第五节　对当前建立分级诊疗
机制尝试的评估

从 1998 年新的医疗保障制度开始建立起，各种重建分级诊疗机制的尝试都取得了初步成效。部分地区的社区首诊制试点也取得了不错的效果。全国部分地区开始社区首诊制试点。如深圳市社康中心诊疗人次从 2008 年 2375 万人次上升到 2012 年 3021 万人次,增加了 27.2%,而平均诊疗人次费用每年递减。2012 年,深圳市社康中心用 10% 的人力资源完成了全市 35% 的门诊工作量。2010 年,深圳全市 780 万外来务工人员实现了 100% 社区首诊、逐级转诊,诊疗人数达 1329.03 万人次,占社康中心总诊疗量的 47.28%,劳务工人次均诊疗费用为 35.65 元。门诊病人次均医药费用从 2005 年的 59.05 元降低到 2010 年的 49.57 元,下降了 16.1%,年递减 3.4%。深圳市社康中心首诊率接近 40%,在个别区这一数字超过了 60%。另有一些地区则利用医保制度调整实现了分级诊疗的基础,即基层医疗机构首诊。比如,2013 年,南京等城市已将城镇居民医保首诊绑定在基层医疗机构,从而大幅提高了基层医疗机构的首诊率。有一些地区继续为了建立分级诊疗体系开展了医疗服务体系的集团化改革,整合进入医疗集团的社区卫生服务中心数量增长迅速,同时这些地区社区服务中心就诊次均门诊费用和次均住院费用呈现负增长情况,效果明确。但是,从实践看,当前的分级诊疗机制并不完善,还存在诸多问题。当前分级诊疗机制的试点主要集中在门诊医疗服务领域,较少涉及住院服务领域。同时,分级诊疗机制主要集中在城乡居民医保以及面向外来务工人员的医疗保险计划中,很少涉及城镇职工医保制度。当前分级诊疗机制运行效果较好地区的一个不可忽略的特点是参保者年龄结构年轻,且多为外来务工者流入城市,但是这一特点并不具有普遍性,也难以为其他城市所复制,在全国推广困难,如深圳、东莞等城市的分级诊疗机制。政府强制社区首诊的做法,特别是强制城镇职工医保参保者进行强制社区首诊的压力大。如调研发现,通过政府行政命令方式强制推行的社区首诊、双向转诊机制之后,负责审批转诊许可的医疗机构面临的压力非常大,民众的反弹情绪严重。经济激励的效果有限,特别是在门诊统筹待遇低下的地区尤其有限。部分缺乏门诊统筹机制的地区,使得分级诊疗机制失去了所依附的医保制度基础。社区卫生服务机构的技术水平薄弱,人员素质、服务质量整体偏低,基层卫生医疗机构相对"缺医少药"是现实存在的问题,患者对基层卫生医疗机构的能力信任度不够,这些都影响了分级诊疗机制的实现;国内所有关于"双诊制"的实践均缺乏统一、有效的转诊标准和制度,转诊受到很大局限,导致转上容易转下难等问题普遍。事实上,各地相关政策实施细则均没有公开发表,且对社区卫生服务机构和医院而言,向上转诊和向下转诊都缺乏统一的标准,既没有明确的转诊程序,也没有相应健全的规章制度。缺乏有效的激励、监督、约束机制。医院与社区卫生服务机构之间的双向转诊缺乏强有力的内在动力,也缺乏政策等外在的激励和约束机制,对社区卫生服务机构进行合理向上转诊没有奖励或惩罚手段。同样,对于上级医疗机构不愿将患者转回基层医疗机构的情况也缺乏有效的制约手段。全科医生制度建立艰难,全科医生资源不足。参与全科医生培训后的医务人员不从事全科医生执业的情况普遍。因而,受全科医生服务供给能力所限,全科医生目前尚难形成与大医院转诊、分诊的协作机制,也难以发挥分流看病人群的作用。同时,三级等大型医疗机构在内部设置全科医学科,也导致了全科医学服务设置的混乱,并强化了基层医疗机构缺乏全科医生的情况。

第八章　基于我国国情构建分级
诊疗机制的建议

本章主要基于我国国情提出构建我国基本医疗保险分级诊疗机制的建议:首先,沿用前文分析框架分析我国医疗保障体系的基本情况,归纳我国难以有效构建分级诊疗机制的根本原因;其次,探讨和明确我国建设分级诊疗机制的基本思路;最后,提出我国构建分级诊疗制度的具体建议。

第一节　沿用典型国家分析框架
考察我国基本情况

一、医疗服务提供者

(一)我国医疗服务市场的发展历史

追溯历史,我国最早的现代意义上的西医医疗机构可追溯至清朝末年和民国初期教会举办的医院。1835 年传教士在广州建立的博济医院可视为我国的首个现代西医医院。到民国初期,西医医疗机构呈现出以教会医院为主的情况。1920 年,我国共有教会医院 326 座,拥有 1.7 万余张病床(中华续行委办会调查特委会,1987)。

新中国成立后,为恢复被战争破坏的医疗服务体系,借鉴苏联经验,政府投资建立了大量的公立医疗机构。同时,自 1956 年起,政府以各种方式逐步将各类私营医疗机构、公私合营医疗机构转为公有制医疗机构。与苏联时期医疗服务市场结构非常类似，在完成全行业公有化后，公立医疗机构成为唯一的医疗服务供给主体，且分属卫生、工业及其他部门分别管理。公立医疗机构按照其所属单位拥有对应的行政级别，相关医务人员为政府或集体工作人员，依照国家规定领取工资。在改革初期，这一高度行政管制、中央计划的医疗服务体系表现出较高的效率，特别是在建立全面覆盖的医疗服务网络方面体现了社会主义制度的优越性。但是，自20世纪60年代起，这一高度行政管制、中央计划的医疗服务体系开始逐步显现出服务效率低，对民众需求反应慢等诸多问题。

"文革"期间，更是医疗服务市场发展"失去"的十年。"文革"结束后，我国公立医疗服务体系得到部分恢复。但当时公立医院普遍存在设备陈旧、医疗服务供给不足等问题，如沿用旧有体系需要继续加大政府投入，而当时"以经济建设为中心"的工作方针决定了政府对医疗卫生服务领域的投入有限。为此，医疗服务部门开始了以扩大管理自主权为导向的改革，希望医疗机构通过引入市场机制等方式既能自主获得发展资金又能提高服务供给效率和数量。因此，1979年我国政府要求医院进行经济管理。1985年的《国务院批转卫生部关于卫生工作改革若干政策问题的报告的通知》标志着我国以放权为主要特点的医疗服务机构改革的正式开始。这一指导意见下，各种形式的放权让利出现在医疗服务市场。1992年，为了增大医疗服务的供给量，缓解医疗服务短缺的问题，卫生部颁布《关于深化卫生改革的几点意见》进一步扩大公立医疗机构管理自主权，并可尝试私有化形式的各种改革。在这一文件指导下，20世纪90年代许多地区探索将中小型医院转制为股份制医院和私人医院，股份制改造、医院职工内部持股等产权制度改革形式相继出现(钟东波、迟福林、殷仲义,2008;李卫平、宋文舸,2002)。与此同时,大型公立医院也开始进入了快速扩张时期(李卫平,2006)。

2000 年《国务院办公厅转发国务院体改办等部门关于城镇医药卫生体制改革指导意见的通知》要求实行"医疗机构分类管理","转变公立医疗机构运行机制",希望能够既取得市场机制的效率,又能够维护公立医疗机构的公益性。在实践中,很多地区开始探索公立医院私有化和治理结构改革尝试。如在辽宁海城、江苏宿迁、河南新乡、山东菏泽等地都出现了公立医疗机构转为私营医疗机构的情况(李卫平、宋文舸,2002)。很多地区在保留公立医院国有产权的基础上,探索公立医院组织与治理结构的改革,如无锡将市属的 9 家公立医疗机构委托给以医院院长为法人代表的领导责任集团进行管理;上海探索将公立医疗机构委托给申康医院管理董事会管理(李卫平、黄二丹,2010)。浙江东阳医院则借鉴国外非营利医院组织结构,建立了董事会对院长直接问责的法人结构(李卫平、黄二丹,2010)。潍坊探索公立医院管理的医管局模式等。

2009 年,《中共中央、国务院关于深化医药卫生体制改革的意见》强调推动公立医院改革,恢复公立医院的公益性。自 2009 年起,全国 17 个国家级、37 个省级试点城市,近 2300 家医院参加了改革试点工作。2012 年《关于县级公立医院综合改革试点意见》的颁布,将公立医院改革扩展到县级公立医院,并将在 2015 年覆盖全国。同时,政府不断试图引导社会资本参与医疗卫生事业改革,《国务院办公厅转发发展改革委卫生部等部门关于进一步鼓励和引导社会资本举办医疗机构意见的通知》(国办发〔2010〕58号)、《国务院关于促进健康服务业发展的若干意见》(国发〔2013〕

40号)都要求充分调动社会力量的积极性和创造性,引入社会资本,促进多元化办医格局。

(二)我国医疗服务市场现状

按照卫生统计年鉴口径,我国医疗机构分为医院、基层医疗卫生机构、专业公共卫生机构、其他机构四类。其中,医院包括综合医院、中医医院、中西医结合医院、民族医院、各类专科医院和护理院;基层医疗卫生机构则包括社区卫生服务中心(站)、乡镇(街道)卫生院、村卫生室、门诊部、诊所(医务室)。整体看,我国当前仍是公立医疗机构占主导,无论是二、三级医疗服务还是基层医疗卫生服务,公立医疗机构都占据主导地位。同时,从公立医疗机构改革趋势上看,我国公立医疗机构"再行政化"改革色彩非常浓厚,管理自主权呈现逐步缩小的趋势,也并未形成真正的法人治理结构。

1. 医院服务部门仍然是公立医院占主导

第一,从当前统计数据反映的情况看,公立医院仍然占据医院服务市场的主导地位。

2008年起,尽管民营医院数目快速增加,总量从最初的5403家增长到2012年的9786家,同时在医院总数中的占比也从30.75%上涨到42.24%。但是,从规模上看,公立医院规模仍然在不断扩大,平均单位病床数约为81.81张,而私营医院单位病床数却在不断下降,仅为18.19张。这意味着新增的私营医院主要为小型医院,主要集中在技术难度较小的男科、妇产科、眼科等领域。这从医院人力资源的配置上也可以发现,2012年公立医院平均配备执业(助理)医师91.59人,注册护士121.49人,民营医院仅为18.19人和20.86人。

表8—1　公立医院和民营医院医院数、床位数、平均床位数占比情况

（单位:%）

项目 年份	医院数占比		床位总数增加占比		平均床位数占比	
	公立医院	民营医院	公立医院	民营医院	公立医院	民营医院
2008	72.59	27.41	90.53	9.47	78.31	21.69
2009	69.25	30.75	89.49	10.51	79.09	20.91
2010	66.21	33.79	88.96	11.04	80.44	19.56
2011	61.6	38.4	87.56	12.44	81.44	18.56
2012	57.76	42.24	86.01	13.99	81.81	18.19

资料来源:《中国卫生统计年鉴(2013)》。

表8—2　2012年公立医院和民营医院医务人员配备情况

项目	总数（家/名）			每家医院平均数（名）	
	医院数	执业（助理）医师	注册护士	执业（助理）医师	注册护士
公立医院	13384	1225831	1626030	91.59	121.49
民营医院	9786	177966	204172	18.19	20.86

资料来源:《中国卫生统计年鉴(2013)》。

表8—3　公立医院和民营医院年平均入院人数、总入院人数占比情况

项目 年份	年平均入院人数（人/医院）		总入院人数分布（%）	
	公立医院	民营医院	公立医院	民营医院
2008	4802.99	961.32	92.97	7.03
2009	5558.11	1087.18	92.01	7.99
2010	6299.06	1131.15	91.61	8.39
2011	7170.03	1240.88	90.26	9.74
2012	8466.23	1426.83	89.03	10.97

资料来源:《中国卫生统计年鉴(2013)》。

第二,公立医院管理自主权并未有所扩大,反而有所缩小。尽管,自 2009 年开始的新一轮医改强调推进公立医院改革,但从各地的实际执行情况看,去行政化改革的色彩并不浓厚,许多试点城市的改革仍在"去行政化"和"再行政化"思路之间摇摆。总结各地的公立医院的改革文件,可以发现在公立医院的"管办分开"改革领域,再行政化改革的色彩相当浓厚,关于取消公立医院行政级别这一初级改革项目在绝大多数试点地区的改革方案中都并未提及。反而是新成立医院管理局(中心)的模式非常普遍,这些医院管理局(中心)或直属于卫生部门或与卫生部门存在难以隔断的关系。

再行政化思路在公立医院改革中体现较为明显,简而言之就是将公立医院所有医院资源配置权力集中于卫生行政部门。具体表现为:组织关系上,卫生行政部门试图成为全行业的行政管理者,也即将各类医疗机构纳入卫生部门行政管理;资金配置上,卫生行政部门也试图在所有公立医疗机构实行其所主导的"收支两条线";人力资源配置上,卫生行政部门强调负责医疗机构管理者的任命,并试图掌控相应医疗机构的人员编制配备,强化对医疗机构招聘的行政管制;硬件配置上,卫生行政部门逐步掌握相关基础设施、物资配置的审批与药品招标采购;卫生部门还试图负责制定医疗服务、耗材、药品价格(顾昕、朱恒鹏,2014)。

当然,由于众多其他政府行政部门对于卫生行政部门这种借医改扩充部门权力的做法的不满。当前,卫生行政部门最集中的呼声和利益诉求是希望对公立医疗机构财务实行"收支两条线"或全额预算管理。在这一改革主导思想的引导下,公立医院的管理自主权不仅并未逐步扩大,反而逐渐缩小。

2. 基层医疗机构中公立医疗机构占主导,但供给能力有限

第一,我国基层医疗机构中公立医疗机构占主导,且这些机构的管理自主权不断缩小,再行政化改革色彩十分浓厚。由于1985年起的放权让利的改革,在2009年新一轮医改启动之前,我国基层医疗机构实际上的私有化程度较高,2009年私营机构占到社区卫生服务中心的40.07%,社区卫生服务站的68.75%,乡镇卫生院的2.97%。但是,随着2009年新一轮医改以"强基层"名义推动的基层医疗机构综合改革,特别是在基层配备基本药物制度和"收支两条线"改革的推进,以及随之而来的政府反向收购私营基层医疗机构的行为,政府办基层医疗机构重新成为主流,到2012年政府办社区卫生服务中心占比上升到79.44%,社区卫生服务站占比上升到51.53%,乡镇卫生院占比上升到98.84%。

第二,基层医疗机构管理自主权逐步降低,工作积极性也逐步下降。基层医疗机构的"绩效工资"改革虽然从理论上可以缓解以药养医问题,帮助基层医疗机构回归公益性。但实践中,基层医疗机构在实行"收支两条线"改革后,基层医疗机构的工资薪酬体系越来越难以体现技术骨干的技术价值和劳动价值,影响了这些技术骨干人群的工作积极性和主动性,大量骨干技术人员流失。基层医疗机构"招不到人"和"留不住人"的现象不断强化。同时,管理自主权也不断下降,医疗服务供给效率不断下降,尽管在"强基层"思路指导下,基层医疗机构医疗设施不断完善,但医务人员的医疗服务供给量也在不断下降。

第三,尽管政府投入大量公共资源,基层服务能力的提高仍然有限。2008年至今,尽管政府增加了基层医疗机构的硬件投入和日常运营补贴,城乡基层医疗机构硬件设施极大改善,公立基层医疗机构医务人员投入量不断增加。但是从诊疗产出看,基层医疗

机构服务量增长缓慢,远不如二、三级医院服务量的增长速度快。这表现为基层医疗机构提供门诊服务数比重的下降,以及住院服务总量的快速下降。

表8—4 基层医疗机构中政府办和私营机构的占比

(单位:%)

项目 年份	社区卫生服务中心		社区卫生服务站		乡镇卫生院	
	政府办	私 营	政府办	私 营	政府办	私 营
2008	59.12	40.88	30.72	69.28	96.95	3.05
2009	59.93	40.07	31.25	68.75	97.03	2.97
2010	85.47	14.53	48.34	51.66	98.36	1.64
2011	83.56	16.44	53.01	46.99	98.81	1.19
2012	79.44	20.56	51.53	48.47	98.84	1.16

资料来源:《中国卫生统计年鉴(2013)》。

表8—5 2012年基层医疗机构人力资源配备情况

(单位:名)

项目		总 数			平均数	
		机构数	执业(助理)医师	注册护士	执业(助理)医师	注册护士
社区卫生服务中心	政府办	6500	105652	77554	16.25	11.93
	私营	1682	18982	17469	11.29	10.39
社区卫生服务站	政府办	13079	9049	7054	0.69	0.54
	私营	12301	33731	26575	2.74	2.16
乡镇卫生院	政府办	36667	420031	245283	11.46	6.69
	私营	430	3319	2072	7.72	4.82

表 8—6　基层医疗机构、医院之间诊疗人次情况

项目 年份	诊疗人次分布占比（%）		机构平均诊疗人次（万人）	
	医　院	基层医疗机构	医　院	基层医疗机构
2008	37.56	62.44	9.04	4.68
2009	36.17	63.83	9.47	5.16
2010	36.09	63.91	9.75	5.12
2011	37.25	62.75	10.28	5.43
2012	38.22	61.78	10.97	5.82

资料来源:《中国卫生统计年鉴（2013）》。

表 8—7　医院、基层医疗机构入院人次情况

项目 年份	入院人数 （万人）		平均机构入院人数 （万人）		占比 （%）	
	医院	基层医疗 机构	医院	基层医疗 机构	医院	基层医疗 机构
2008	7392.00	3508.00	0.38	0.06	67.82	32.18
2009	8488.00	4111.00	0.42	0.06	67.37	32.63
2010	9524.00	3950.00	0.46	0.06	70.68	29.32
2011	10755.00	3775.00	0.49	0.05	74.02	25.98
2012	12727.00	4209.00	0.55	0.06	75.15	24.85

资料来源:《中国卫生统计年鉴（2013）》。

二、医疗服务购买者

在我国最主要的医疗服务购买者就是基本医疗保险经办机构。医疗救助机构并没有专门的经办服务机构,更多的是依赖于基本医疗保险经办管理;商业健康保险则由于并未有效发展,即便其介入医疗保险业务,也因循基本医疗保险的管理方式,注重与基本医疗保险经办机构之间的合作。

（一）新的多层次医疗保障体系的建立和发展

我国新的多层次医疗保障体系的建立可以追溯到 1993 年的《中共中央关于社会主义市场经济体制若干问题的决定》中所提的"在我国建立市场经济体制时，要建立多层次的社会保险体系"。为此，1994 年为应对旧的计划经济时期的劳保医疗和公费医疗对经济体制改革的不适应，国务院下发《关于职工医疗制度改革的试点意见》开始了职工医保改革的"两江试点"，正式开始了新的医疗保障体系的改革。1996 年这一改革扩展到 27 个省的57 个城市。1998 年，随着《国务院关于建立城镇职工基本医疗保险制度的决定》的正式推行，城镇正规就业部门劳动者逐步由劳保医疗和公费医疗转为职工医保制度。

同时，为应对旧有农村合作医疗制度的逐步解体，农村居民缺乏医疗保障导致的"看病难、看病贵"问题。2002 年 10 月，《中共中央、国务院关于进一步加强农村卫生工作的决定》明确指出"逐步建立以大病统筹为主的新型农村合作医疗制度，到 2010 年，新型农村合作医疗制度要基本覆盖农村居民"。随后从 2003 年起，新型农村合作医疗制度逐步在农村建立，同期建立了面对农村贫困人群的农村医疗救助计划。2005 年，为解决城镇非劳动人口中贫困人口的医疗保障问题，城市医疗救助制度开始建立。随后的2007 年国务院下发了《关于开展城镇居民基本医疗保险试点的指导意见》，逐步建立城镇居民基本医疗保险制度。2007 年，我国已在制度层面实现了全覆盖。随着制度的发展和推进，到 2011 年，三项基本医疗保险的覆盖率已近 95%，基本实现了全民医保。

截至当前，我国基本形成了三个层次的、覆盖全民的医疗保障体系。第一层次为医疗救助，包括政府各项医疗救助制度及社会慈善救助，主要包括普通医疗救助、重特大疾病医疗救助和疾病应急救助。第二层次为基本医疗保险,主要为职工医保、居民医保、新农合三项社会医疗保险制度。第三层次为各种形式补充医疗保险,如大额医疗补助(补充保险)、公务员医疗补助、企业补充医疗保险、职工医疗互助、商业健康保险等。

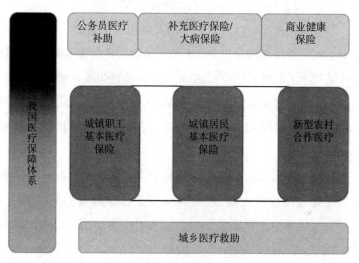

图 8—1　我国多层次医疗保障体系的结构和组成

（二）我国基本医疗保障体系以基于缴费的基本医疗保险为基础

我国多层次的基本医疗保障体系以基本医疗保险为基础,医疗救助及大部分的商业医疗保险都参照基本医疗保险管理模式进行管理。我国的基本医疗保险属性为基于缴费的社会医疗保险计划。

城镇职工医保以城镇劳动人口为参保对象,部分地区将农村户籍农业工人也纳入覆盖范围。职工医保筹资采取雇主和雇员分担方式,依照 1998 年 44 号文规定雇主缴纳工资总额的 6%,个人缴纳个人工资的2%,退休人群不缴费。职工医保基金结构为"统账结合"结构,个人账户负责支付门诊费用和自付费用,统筹账户用于支付住院和门诊大病待遇。当前,个人账户资金的使用范围不断扩大,部分地区允许将个人账户基金用于预防保健服务、个人健身、购买商业健康保险和长期护理保险等支出。

城镇居民医保则以城镇非劳动人口为参保对象,主要覆盖城镇职工医保未覆盖的城镇户籍人员。城镇居民医保的筹资采取政府补贴和个人缴费相结合,其中政府补贴接近70%—80%,福利色彩浓厚。城镇居民医保的基本待遇结构与职工医保类似为普通门(急)诊统筹、住院和门诊大病统筹,仅仅是在报销比例上有所差异。

新农合则以农村居民为参保对象。筹资上采取政府补贴和个人缴费相结合的方式,政府补贴资金占总筹资的80%以上。大部分地区采取按家庭参保方式。基本待遇结构为门诊统筹和住院统筹。

表8—8 我国基本医疗保险的制度设计

		城镇职工基本医疗保险	城镇居民基本医疗保险	新型农村合作医疗
基金结构		统筹基金+个人账户	统筹基金	统筹基金
待遇内容		住院、门诊大病、普通门急诊	住院、门诊大病、普通门急诊	住院、门诊
保障对象	覆盖人员	城镇所有用人单位雇员(强制参保)	学生、少年儿童等非从业城镇居民(自愿参保)	农业户籍人口(自愿参保)
	覆盖率(2013年)	19.56%	20.06%	59.45%

		城镇职工基本医疗保险	城镇居民基本医疗保险	新型农村合作医疗
筹资机制	筹资方式	单位:6%工资总额 个人:2%本人工资	个人缴费+政府补贴	个人缴费+政府补贴
	人均筹资水平 (2013年)	2573元	401元	370.6元
保障水平	报销范围	基本医疗保险三大目录	与职工医保一致	相对较窄
	统筹基金实际住院待遇(2013年)	73.2%	56.9%	56.6%
	经办管理	人力资源和社会保障部	人力资源和社会保障部	卫计委

(三)当前我国多层次医疗保障体系的情况

第一,基本医疗保险基本实现了全民覆盖。依靠三项基本医疗保险,我国在2007年实现制度层面的全覆盖,2011年实现覆盖人群层面的全覆盖。依据《2013年度人力资源和社会保障事业发展统计公报》,2013年末全国参加城镇基本医疗保险人数为5.7072亿人,其中,参加城镇职工基本医疗保险人数为2.7443亿人,参加城镇居民基本医疗保险人数为2.9629亿人(人力资源和社会保障部,2014),新农合参合人数达到8.02亿人(国家卫生计生委,2014),共计13.73亿人。

表8—9 基本医疗保险制度的覆盖人数 (单位:亿人)

年 份	职工医保	居民医保	新农合	合 计
2007	1.80	0.43	7.26	9.49
2008	2.00	1.18	8.15	11.33

续表

年　份	职工医保	居民医保	新农合	合　计
2009	2.19	1.82	8.33	12.34
2010	2.37	1.95	8.36	12.69
2011	2.52	2.21	8.32	13.05
2012	2.65	2.72	8.05	13.41
2013	2.74	2.96	8.02	13.73

资料来源:《中国人力资源和社会保障年鉴(2009—2013)》《中国劳动和社会保障统计年鉴(2008)》《中国卫生统计年鉴(2013)》。

第二,医疗救助制度不断完善,救助项目不断增多,救助能力不断提高。民政部门医疗救助已从最初的普通医疗救助,发展到普通救助、重特大疾病救助、应急救助一体化的多层次医疗救助体系。救助人群和水平不断提高,2013 年城市资助参保 1490.1 万人,农村资助参保 4868.7 万人,2012 年普通救助城乡水平分别为858.6 元/人次和 721.7 元/人次(民政部,2014)。

表 8—10　医疗救助制度的救助情况简表

年份	居民医保				新农合			
	资助参保		直接救助		资助参保		直接救助	
	资助人数(万)	人均额度(元)	救助人次(人)	人均水平(元)	资助人数(万)	人均额度(元)	救助人次(人)	人均水平(元)
2005	—	—	—	—	654.9	14.5	199.6	240.48
2006	—	—	187.2	434	1317.1	19.7	241.9	366
2007	—	—	442	326.6	2517.3	19.1	344.1	543
2008	642.6	60.5	443.6	483.5	3432.4	20.7	759.5	360.3
2009	1095.9	53.5	410.4	764.7	4059.1	25.9	730	676.6
2010	1461.2	52	460.1	809.9	4615.4	30.3	1019.2	657.1

续表

年份	居民医保				新农合			
	资助参保		直接救助		资助参保		直接救助	
	资助人数（万）	人均额度（元）	救助人次（人）	人均水平（元）	资助人数（万）	人均额度（元）	救助人次（人）	人均水平（元）
2011	1549.8	67.9	672.2	793.6	4825.3	45.6	1471.8	635.8
2012	1387.1	84	689.9	858.6	4490.4	57.5	1483.8	721.7
2013	1490.1	96.7	—	—	4868.7	61.7	—	—

资料来源:《民政部社会服务发展统计公报(2010—2013 年)》《民政部民政事业发展
　　　　统计公报(2005—2009 年)》。

第三,商业健康保险有所发展。一是市场规模不断扩大,商业健康险保费从 2007 年的 384.17 亿元上涨到 2013 年的 1123.50 亿元,承保人次从 2006 年的 3.77 亿人增长到 2011 年的 9.50 亿人(保监会,2014)。二是业务范围不断扩大,除了传统承保业务外,商业保险公司还不断介入社会医疗保险业务中,积极参与大病保险的推进。

表 8—11　商业健康险收支情况

年份	保费收入（亿元）	保费支出（亿元）	结余（亿元）	简单赔付率（%）	短期健康险赔付率（%）
2007	384.17	116.86	267.30	30.42	80.39
2008	585.46	175.28	410.18	29.93	81.28
2009	573.98	217.03	356.94	37.81	79.70
2010	677.47	264.02	413.44	40.14	78.22
2011	691.72	359.67	332.06	52.00	69.66
2012	862.76	298.17	564.59	—	—
2013	1123.50	411.13	712.37	—	—

资料来源:保监会统计数据。

（四）基本医疗保险占医疗机构收入的比重不断提高，市场购买力不断提高

从宏观数据上看，当前基本医疗保障制度（含基本医疗保险和医疗救助）支付的费用占卫生总费用的比重从 2009 年的 21.94%上涨到 2013 年的 31.48%，其中基本医疗保险的支付比例从 2009 年的 21.58%上涨到 2013 年的 30.67%。需要注意的是，卫生总费用统计口径中包含众多非医疗的内容，具体到医院，医保占比应比这一数字更高，但由于数据的不可及，仅能获得部分数据，依据健康届测算 2014 年医院收入中医保占比约为 51.2%。这意味着基本医疗保险作为医疗服务购买者份额的不断扩大，购买者的医疗服务购买能力不断强化。

表 8—12　基本医疗保险和基本医疗保障计划
支付卫生总费用的比重

指　标	2009 年	2010 年	2011 年	2012 年	2013 年
我国基本医疗保险基金总支出（亿元）	3784.90	4877.90	6339.60	8172.60	9709.20
基本医疗保障总支出（亿元）	3849.50	5029.90	6537.60	8393.60	9966.80
卫生总费用（亿元）	17541.90	19980.40	24345.90	27846.80	31661.50
基本医疗保障支付的总费用比重（%）	21.94	25.17	26.85	30.14	31.48
基本医疗保险支付的总费用比重（%）	21.58	24.41	26.04	29.35	30.67

资料来源：《人力资源和社会保障事业发展统计公报（2009—2013）》《中国卫生统计年鉴（2013）》。

(五)政府财政资金和基本医疗保险基金分渠道支付分散了基本医疗保险购买力

依据卫生统计年鉴数据,研究发现卫生费用支出中政府支出比重从 2008 年的 24.7%上涨到 2013 年的 30.1%,社会卫生支出的比重从 2008 年 34.9%上涨到 2013 年的 36%。这意味着个人自付比重的不断下降。但这一数据同时也表明了我国类似俄罗斯的"双渠道"支付(补贴)医疗机构支付模式的存在。也即我国公立医疗机构的筹资来源非常类似俄罗斯公立医疗机构,部分费用支出来自基本医疗保险,同时还有相当规模的资源来自政府其他渠道,这意味着经济激励渠道的分散,特别是基本医疗保险分属卫生计生委和人力资源和社会保障部两个部门管理,进一步分散了基本医疗保险的经济激励能力,没有形成合力。

表 8—13 不同主体的卫生费用支付比例 （单位:%）

年　份	政府支出比重	社会卫生支出比重	个人自付支出比重
2008	24.7	34.9	40.4
2009	27.5	35.1	37.5
2010	28.7	36	35.3
2011	30.7	34.6	34.8
2012	30	35.6	34.4
2013	30.1	36	33.9

资料来源:《中国卫生统计年鉴(2014)》。

(六)市、县两级政府所属经办机构是医疗服务的购买机构

自 1998 年城镇职工医保改革开始到当前,我国基本医疗保险经办体系基本建立。在城镇,人力资源和社会保障部门管理的自

上而下的,包含中央、省、市、县、乡五个管理层次的经办服务体系基本形成,农村地区中央、县两级新农合经办机构基本建立。从当前看,我国基本医疗保险购买机构主要为市、县两级经办机构。即医疗服务购买者是地域性统筹地区行政层级的基本医疗保险经办机构。从性质上看,这些基本医疗保险经办机构主要为参照公务员管理的事业单位和全额事业单位,行政管理色彩浓厚。尽管,自2009 年起商业保险公司不断介入社会医疗保险经办工作中来,但所承建经办服务多是费用审核、前台服务等事务性非核心业务,医疗服务购买这些核心业务并未委托给商业保险公司,仍由社保所属经办机构负责提供。

(七)基本医疗保险待遇水平仍有待改善

由于不同基本医疗保险制度的筹资水平不同,其医疗保障待遇水平也各不相同。

第一,城镇职工医保的保障待遇水平已接近最优保险水平。2009 年新医改以来,历年医改工作中仅提出提高职工医保报销比例,但并未设定具体的目标。这是因为按照 1998 年 44 号文设计的各地职工医保待遇水平已达到一定水平,大部分地区都能够提供 90%左右的政策范围内报销水平。现有可及的有限的实际报销比例的数据显示,职工医保的实际报销比例也已接近 75%,基本接近美国兰德实验所提供的最优保险的水平。

第二,城乡居民医保(含新农合)待遇还有待提升。按照历年医改重点工作任务,城乡居民医保有着明显的政策规定目标,2014 年城镇居民医保政策范围内报销比例被确定为 70%,新农合政策范围内报销比例目标为 75%,但实际报销比例仅在 50%左右徘徊,不足 60%,需要进一步提高。

表 8—14 2009—2014 年政府承诺提供的基本医疗保障待遇

年份	新农合		职工医保		居民医保	
	报销比例（%）	支付限额	报销比例（%）	支付限额	报销比例（%）	支付限额
2009	50%统筹地区比 2008 年提高 5%	当地农民年人均纯收入的 6 倍左右	50%统筹地区比 2008 年提高 5%	当地职工年平均工资的 6 倍左右	50%统筹地区比 2008 年提高 5%	当地居民可支配收入的 6 倍左右
2010	60	当地农民年人均纯收入的 6 倍以上	—	当地职工年平均工资的 6 倍以上	60	当地居民可支配收入的 6 倍以上
2011	70	当地农民年人均纯收入的 6 倍以上,不低于 5 万元	—	当地职工年平均工资的 6 倍以上,不低于 5 万元	70	当地居民可支配收入的 6 倍以上,不低于 5 万元
2012	75	全国农民年人均纯收入的 8 倍以上,不低于 6 万元	—	当地职工年平均工资的 6 倍以上,不低于 6 万元	70	当地居民年平均工资的 6 倍以上,不低于 6 万元
2013	75				70	
2014	75				70	

资料来源:《国务院办公厅关于印发医药卫生体制五项重点改革 2009 年工作安排的通知(国办函〔2009〕75 号)》《国务院办公厅关于印发医药卫生体制五项重点改革 2010 年度主要工作安排的通知(国办函〔2010〕67 号)》《国务院办公厅关于印发医药卫生体制五项重点改革 2011 年度主要工作安排的通知(国办发〔2011〕8 号)》《国务院办公厅关于印发深化医药卫生体制改革 2012 年主要工作安排的通知(国办发〔2012〕20 号)》《国务院办公厅关于印发深化医药卫生体制改革 2013 年主要工作安排的通知(国办发〔2013〕80 号)》《国务院办公厅关于印发深化医药卫生体制改革 2014 年重点工作任务的通知(国办发〔2014〕24 号)》。

表8—15　基本医疗保险政策范围内报销比例目标和实际报销比例

年份	新农合		职工医保		居民医保	
	报销比例（%）	实际报销比例（%）	报销比例（%）	实际报销比例（%）	报销比例（%）	实际报销比例（%）
2009	50%统筹地区比2008年提高5%	—	50%统筹地区比2008年提高5%	—	50%统筹地区比2008年提高5%	—
2010	60	43.1	—	71.2	60	50.2
2011	70	49.2	—	73.0	70	52.9
2012	75		—	72.8	70	54.8
2013	75				70	
2014	75				70	

资料来源：《国务院办公厅关于印发医药卫生体制五项重点改革2009年工作安排的通知（国办函〔2009〕75号）》《国务院办公厅关于印发医药卫生体制五项重点改革2010年度主要工作安排的通知（国办函〔2010〕67号）》《国务院办公厅关于印发医药卫生体制五项重点改革2011年度主要工作安排的通知（国办发〔2011〕8号）》《国务院办公厅关于印发深化医药卫生体制改革2012年主要工作安排的通知（国办发〔2012〕20号）》《国务院办公厅关于印发深化医药卫生体制改革2013年主要工作安排的通知（国办发〔2013〕80号）》《国务院办公厅关于印发深化医药卫生体制改革2014年重点工作任务的通知（国办发〔2014〕24号）》。

注：报销比例为政策范围内报销比例的缩写。

三、医疗服务购买者和提供者之间的关系

随着我国基本医疗保险全民覆盖的逐步实现，基本医疗保险的发展方向逐步转为强化基本医疗保险管理服务，医疗保险经办机构在医疗服务购买中扮演着日益重要的角色。本部分主要归纳我国医保经办机构购买医疗服务机制的特点。

（一）经办机构以行政合同形式购买医疗服务

从我国各地实践情况看，基本医疗保险经办机构购买医疗服

务提供者服务的合同(协议)为行政协议。这一医疗服务购买协议称为《定点医疗机构医疗服务协议》,是一项与定点医疗机构管理伴生的制度。这一服务购买协议最早的政策依据是1999年劳动部的《关于印发城镇职工基本医疗保险定点医疗机构管理暂行办法的通知》(劳社部发〔1999〕14号),要求经办机构与定点医疗机构之间签订医疗服务协议。《定点医疗机构医疗服务协议》在我国是一种由行政法规范的行政合同,是政府干预医疗服务市场的一种措施,并非依据平等协商方式确立的民事合同。这一合同(协议)的争议采取行政复议或行政诉讼方式进行解决。

(二)医疗服务购买协议内容不断完善

我国《定点医疗机构医疗服务协议》在最早的时候仅涉及简单的医院对参保者的医保就医管理、诊疗项目管理、药品、费用结算、争议的处理等基本内容。但随着基本医疗保险制度的发展,医保经办服务不断复杂化,医保医师管理制度、医疗机构分级管理和预算管理等内容纷纷推出,在此基础上基本医疗保险购买协议的内容也开始不断丰富和完善。新一轮医改对医疗服务提供者的各种新要求大多纳入协议管理,为此协议中新增了诸如总额控制、付费方式、预算管理、分级管理、医保医生管理、异地就医管理、协议执行情况等各项新条款,并强化了协议的监督、激励和惩罚等机制。

(三)《定点医疗机构医疗服务协议》对公立医疗机构普遍签约

尽管,文件规定定点医疗机构必须经过相应地区人力资源和社会保障行政部门的审查,再由社保经办机构确定。但实践中,各地公立医疗机构通过各种方式几乎全部被纳入定点医疗机构范围,只对民营医疗机构严格遵循这一规定进行审核。公立和民营医疗机构在纳入定点管理时存在难度差异。需要特别注意的是,公立医疗机构一旦成为定点医疗机构往往难以被取消,从各地实践看,被取消定点资格的多为民营医疗机构或小型医疗机构。

(四)费用支付方式主要为总额控制下的按服务项目付费

基本医疗保险对医疗服务机构的支付方面,我国最早对于医疗服务付费方式的规定可追溯到 1999 年《关于印发加强城镇职工基本医疗保险费用结算管理意见的通知》规定的"具体结算方式,可采取总额预付结算、服务项目结算、服务单元结算等方式,也可以多种方式结合使用"。但在实践中,各地主要采取按服务项目付费的方式,这一付费方式设计被许多学者视为是医疗服务滥用诱导的重要原因。因此,自 2009 年新医改以来付费方式改革被视为医药卫生体制改革的关键,甚至被部分学者所深化。相关部门也颁布诸多文件推进支付方式(制度)改革,如2011 年《人力资源和社会保障部关于进一步推进医疗保险付费方式改革的意见》,2012 年《关于推进新型农村合作医疗支付方式改革工作的指导意见》《关于开展基本医疗保险付费总额控制的意见》。

从当前情况看,各地的医疗服务付费方式仍主要是总额控制下的按服务项目付费,按照 2011 年人力资源和社会保障部社保中心的普查情况,当时城镇基本医疗保险仍主要采取按服务项目付费,且组合式付费方式占主流。卫生部新农合研究中心 2011 年的调查发现,按服务项目付费仍是主流的支付方式,单病种付费和总额预算制是改革应用较多的支付方式,部分改革地区应用付费方式组合。

表 8—16　应用相应支付方式地区占总调查地区的比重

（单位:%）

支付方式	项目名称	应用范围		
		住院	门诊大病	门诊统筹
按服务项目付费	职工医保	77.1	67.3	53.9
	居民医保	78.2	64.5	56.8
总额预算	职工医保	8.6	2.5	3.7
	居民医保	5.7	2.4	4.9
按病种付费①	职工医保	24.3	34	—
	居民医保	16.7	32.3	—
按人头付费	职工医保	7.2	4.3	7.9
	居民医保	6.2	4.0	14.9

资料来源:赵斌:《基于国际经验的社会医疗保障制度购买医疗服务机制研究》,中国言实出版社 2014 年版。

表 8—17　新农合各种支付方式的分布

指　标	住　院					门　诊	
	单病种定额	单病种限额	按床日	总额预算	其他	总额预付	总额控制
实行的县级统筹单位数(个)	926	579	100	124	170	369	783
实行县占总调查地区的比重(%)	43.56	27.23	4.70	5.83	8.00	17.36	36.83

资料来源:宋大平、张立强、任静、赵东辉、汪早立:《新农合供方支付方式改革现状分析》,《卫生经济研究》2011 年第 3 期。

---

① 这里的按病种付费主要是单病种付费。

四、医疗服务提供者和被保障者之间的关系

(一)部分地区试行分级诊疗制度但效果不理想

研究发现,尽管我国学术界和实务界都认为重建分级诊疗制度是实现我国医改目标的重要工具之一。但受限于我国基层医疗机构的服务能力,试图建立分级诊疗制度的改革尝试普遍效果不佳。从现有各地实践情况看,大致可分为如下三种:一是卫生行政部门推动的模式,如湖北、浙江、江苏等省份,卫生部门通过行政管理手段建立分级治疗标准和程序,并协调价格和医保部门支持。二是医保部门推动的模式,主要是通过支付政策引导,试图以经济激励引导的方式建立分级诊疗体系。三是医疗机构主导的模式,主要是期望医疗机构通过整合和内部联合实现分级诊疗,如城市地区所采取的大医院牵头、社区医疗机构参与的方式;农村地区县医院牵头、乡村医疗机构参与模式,这主要是通过各种合作方式形成松散或紧密型的医疗联合体。

但从实施效果看,除少部分医疗资源丰富的特大城市(北京、南京)外,大部分地区的尝试成效并不好,分级诊疗制度多流于形式,所设想的分级诊疗制度效果并未真正实现。

(二)参保者具有自主选择医疗机构的权利

在我国,参加不同基本医疗保险制度的参保者选择医疗机构的权利稍有差异。当然,这一差异仅限于门诊医疗,住院医疗方面几乎都由参保者自由选择。

城镇职工基本医疗保险方面,参保者需事先选定若干家医疗机构,参保者可以自由在这若干定点医疗机构中就医。当然,许多地区通过类似北京市医保 A 类定点机构等各种方式,逐步扩大了参保者就诊医疗机构的范围。部分地区的城乡居民医保参保者则在门诊待遇方面需要经过基层首诊或者必须在基层医疗机构接受

门诊服务。门诊大病制度则通常需要在定点医疗机构享受。

住院服务方面,选择医疗机构自主权相较门诊待遇更加自由。城镇基本医疗保险的参保者基本上可自主选择医疗机构就医。绝大多数的统筹地区允许参保者事先选定若干医疗机构作为定点医疗机构,患病后可自由选择这些机构就医;当然也有一些统筹地区允许参保者在所有定点医疗机构间自主就医,不受限制。当然,实践中为防止参保者不当向上就医,经办机构往往对不同级别医疗机构设定不同报销比例,级别越高的医疗机构的报销比例越低。

第二节　影响分级诊疗制度建立
和完善的原因

一、医疗服务市场结构不适应分级诊疗制度

医疗服务市场对于分级诊疗制度的不适应大致表现为以下几个方面。

第一,医疗服务市场的"再行政化"改革。一是 2009 年后,原本蓬勃的基层私营医疗机构发展势头被遏制,基层医疗机构再次公有化,财务"收支两条线"改革非常普遍,这导致基层医疗服务市场再度呈现公立医疗机构一家独大的局面,基层医疗机构服务供给积极性有所下降。同时,再行政化改革使医保经办机构的经济激励难以有效传递给基层医疗机构的医务人员。二是公立医院的再行政化措施为主的改革,公立医院自主权逐步缩小,难以对医保机构的经济激励形成有效的反映。

第二,基层医疗机构和二、三级医疗机构之间的定位不清。一是基层医疗机构更像小型的、精简版的二、三级医疗机构,负责提供低水平的专科医学服务,这使得基层医疗机构很大程度被视为

水平较低的专科医疗机构;二是基层医疗机构和二、三级医疗机构都提供全科医学服务,部分三级医院甚至设有专门的全科医学科,争夺基层医疗机构业务。

第三,基层医疗机构和二、三级医疗机构之间缺乏利益争夺关系。一是基层医疗机构为实行收支两条线的全额拨款事业单位,服务数量、质量与医务人员收入的相关程度较低,加之基本药物制度限制基层医疗机构用药范围,基层医疗机构工作积极性和效率下降,患者上转率上升;二是部分地区在行政力量主导下通过"拉郎配"方式实行医联体整合基层医疗机构和二、三级医疗机构,结果反而形成了基层医疗机构和二、三级医疗机构之间的利益输送平台,调剂使用基层医疗机构转诊指标、依据需求转诊等情况出现,同时医联体中的高级别医疗机构不断将所属基层医疗机构的高质量医务人员收归所属,反而强化了倒三角形态的医疗资源配置结构;三是在一个行政体系内,基层医疗机构和二、三级医疗机构全部隶属于卫生行政部门管理,两者之间的利益钳制被弱化,反而容易形成利益共同体。

二、医疗服务购买者的购买能力亟待加强

第一,购买力分散在多个购买者中,难以形成购买合力。一是公共资金投入分为政府和基本医疗保障两个渠道,并且采用不同的投入方式,缺乏整合分散了医疗服务购买力;二是基本医疗保障制度资金分为医疗救助、基本医疗保险两个渠道,两者之间缺乏有效协调;三是基本医疗保险制度资金分属卫生和人社两个部门管理,更进一步分散了医疗服务购买者的购买能力。

第二,医疗服务购买者经办能力的限制。一是医疗服务购买者为参公单位或事业单位,受限于管理体制,这些机构的经办服务

效率有限;二是投入(含软硬件)不足问题非常普遍,难以适应日益增加的经办管理服务量和复杂程度需求;三是人力资源配置和管理方法不适应医疗服务购买需要,亟待调整人员机构;四是经办机构旧有的费用结算机构定位色彩浓厚,难以适应新的医疗服务购买角色。

三、医疗服务购买者和服务者之间的关系与分级诊疗制度不适应

（一）协商谈判环节设置的不适应

第一,医疗服务购买协议为行政协议,这一协议所反映的是行政体系内的博弈结果,而非市场机制下的协商谈判形成的分配结果。这一协议形式导致在行政资源分配体系下难以形成有效的基层医疗机构牵制二、三级医疗机构的互动机制,必然呈现高层次行政级别医疗机构在资源分配中占据优势的情况。

第二,制定医保总额费用分配额时,基层医疗机构与二、三级医疗机构之间并未形成牵制关系。绝大多数地区总额控制指标的分配依据医疗机构前三年数据计算获得,并非由基层医疗机构与二、三级机构之间协商谈判确定,这实际承认了之前资源分配方式的合理性。因而,基层医疗机构难以在这一资源分配体系和计算方式下获得新的突破性发展。

（二）支付环节设计的不适应

第一,医保经办机构的付费方式形态的经济激励难以有效传递给医疗机构。随着医疗机构的"再行政化"改革,医疗机构的行政化管理色彩越来越浓厚,医保付费方式的经济激励相较于之前更难以有效地传递给医疗机构。即医疗机构对于经济激励缺乏有效的反映。

第二,医务人员为单位人,无法自由执业,医疗机构内部对医务人员的分配方式再次扭曲医保经办机构通过支付方式所传导的经济激励。

第三,医疗保险并未建立有效的针对基层医疗机构的付费方式,按服务项目为主导的付费方式不利于分级诊疗制度的建立。一是大部分统筹地区的门诊统筹制度的待遇并不慷慨,甚至可以视为聊胜于无的设计,难以引导参保者的就医行为①;二是按人头付费并非主流付费方式,即便少部分声称采取按人头付费的地区实际也是按人头限费,即医保机构规定每一位参保者年度最高支付限额,超过这一限额超支不足,低于这一限额也并不结余留用。这实际是加了按人头限额帽子的按服务项目付费,基层医疗机构的动机并非节省费用,而是精确的将其使用到限额附近,这异化了按人头付费的优缺点。

四、参保者和医疗服务提供者的设计难以符合分级诊疗设计

第一,参保者对于基层医疗机构缺乏足够信任。一是基层医疗机构的软硬件条件较二、三级医疗机构要差,民众对基层医疗机构缺乏信任;二是关于医疗机构绩效信息缺乏透明度,民众只能依靠医疗机构评级这一唯一可得的信号来确定自己对医疗机构的信任程度,级别越高民众的信任度越高;三是基层医疗机构专科化的医疗模式,使其表现为小型的二、三级医院,也即能力较差、简化版的医院。

第二,大部分统筹地区参保者门诊统筹待遇有限,难以对参保

---

① 部分地区的门诊统筹制度的年均限额不足 100 元,每次待遇补偿限额不足 20 元,难以形成有效的经济激励。

者形成吸引力,依托这类门诊统筹制度建立的分级诊疗制度也就难以发挥效果。

第三,绝大多数统筹地区都未在住院服务领域设定分级转诊机制,同时住院治疗服务往往是与参保者生命紧密相关的服务,在生命和金钱的选择中,参保者必然倾向于生命,因此经济激励的机制难以有效影响参保者的住院就诊行为。

五、参保者和购买者之间的关系设置难以有效适应分级诊疗制度

在我国参保者依据地理范围划分所属经办机构,同一统筹地区内仅有一家经办机构,这形成了经办资源上的垄断,参保者难以通过"以脚投票"方式激励经办机构间的竞争,从而有效提高医疗服务效率和服务质量。

第三节　基于我国国情构建分级诊疗制度的建议

一、难以有效构建分级诊疗制度的根本原因是政府的过度介入

我国难以有效建立分级诊疗制度的根本原因可以归纳为政府过度介入医疗保障市场,最终导致了政府机制和市场机制之间的错配。

(一)我国医疗服务市场的本质是行政型市场化市场

顾昕老师所提出的行政型市场化较好地解释了我国医疗服务市场的情况,所谓行政型市场化又被称为"行政型商业化"。即公立医疗机构的日常运营收入来自收费服务,政府投入占比不高,这是所谓的市场化；所谓行政化则是指公立医疗机构的方方面面都受到行政力量的制约。

我国的医疗服务市场可以说是计划经济色彩残留较为浓重的一个市场。公立医疗机构的市场化则是行政单位体制严重制约下的市场化，是一种伪市场化。作为行政事业单位属性的公立医疗机构，其管理体制的核心仍然是资源配置权力的行政化。这种行政协调机制控制下的公立医疗机构，即科尔奈所称"官僚协调机制"。当前，我国公立医疗机构所享有的相对于计划经济时期的种种管理自主权，实质是政府推卸财务责任的表现，而非政府的行政放权。

当前，作为事业单位的公立医疗机构隶属于一个庞大的行政体系之中，除公立医院可以通过创收获得额外收入外的其他各个方面都受到行政管制。第一，绝大多数的医疗服务、药品、耗材等由行政机构定价或实行价格管制；第二，政府机构管控着医疗机构的资本投入、设置以及改扩建；第三，行政机构管控人事招聘，进行管理层的任命和提名，控制医务人员的数目；第四，医疗服务相关耗材由政府机构控制、负责招标或采购。

（二）这一体制的运行结果是市场和政府机制的错配

这一机制下，公立医疗机构除了业务部门（医务部门）遵循市场机制非常有效率的运行外，整个机构的治理和管理结构仍然遵循行政事业单位的体制，这从其人事部门仍进行人事管理而非人力资源管理就可见一斑。

但是，由于市场机制的运行与医院管理人员和医务人员的收入息息相关，医务人员的行为更多遵循市场机制，而非行政机制。医疗服务市场呈现出行政管理机制的失灵，即公共政策（行政命令管制）失灵情况（赵斌，2014）。但与此同时，由于缺乏管理自主权,医疗机构也难以对医疗服务购买等市场机制产生有效的反应,导致市场机制也不顺畅。

公立医疗服务市场中市场和政府机制的错配实际导致了公立医疗机构行政垄断下的行政命令管制失灵和市场机制难以顺畅运行的两难情景。这一错配一方面导致公立医疗机构追求运营收入、诱导消费现象普遍的问题;另一方面整个机构又处于行政化资源配置体系下的怪异情况。这种体制既没有收获传统公立医疗机构的公平性,也没有收获市场经济体制的效率。

(三)这一体制对分级诊疗制度的不利影响

1. 资源的行政化分配方式必然导致医疗机构分布的倒三角结构

在行政化的资源分配体系下,医疗机构的行政资源禀赋决定了该机构的资源获取能力。而在我国医疗机构的行政级别往往与其体量紧密相关,也即越大的医疗机构往往行政级别越高,其获取行政资源的能力也越高,获得改扩建甚至新建行政许可的能力也更高,获得政府财政专项补贴的能力也更强,与人力资源和社会保障部门协商总额配置等各方面指标的能力也更强。这是导致我国大型公立医疗机构不断增大和强化的重要原因,也是形成行政导向下的资源倒三角分配结构的重要原因。

2. 行政化的资源分配方式导致人力资源向上集中

在行政化的资源分配体制和方式下,由于资源向高层次的行政级别医疗机构集中,这意味着在这些行政级别医疗机构中医务人员的发展前途和收入更高。因此,优质的医疗服务人力资源也向这些高级别的医疗机构集中,导致高级别医疗机构吸引力不断增加,人力资源不断向上集中,形成强者愈强的局面。

3. 延续旧有专科化管理体系,导致基层医疗机构不被信任

行政管理体系下,医疗机构没有管理自主权进行相应变革,行政主管部门则缺乏相应动机挑战固有的利益格局。这导致我国一直延续计划经济时期学习自苏联的基层医疗机构服务供给专科化的情况,基层医疗机构就是一个小型的、简化的专科医疗机构。即我国整个医疗服务网络由三级专科医疗机构组成,但是这一情况并不适应我国慢性病日益严重的情况。同时,这种情况下,基层医疗机构能提供的服务二、三级医疗机构都可以提供,这导致基层医疗机构的服务能够被二、三级医疗机构所替代,缺乏与二、三级医疗机构的竞争优势。基层医疗机构在这个体系内的定位就是处理最简单的疾病,也即意味着基层医疗机构成为低水平和低能力的标志,这使得基层医疗机构难以被民众所信赖。

4. 二、三级医疗机构追求营业收入使医疗机构倾向于自我强化

尽管二、三级公立医院的外部治理结构仍然为行政体系,但由于政府将收入分配权交由医院行使,医院收入与医务人员收入紧密相关,公立医院的管理层和医技人员都形成了不断做大医院的激励,希望扩大所属医院的医疗服务供给量,从而有效增加医务人员收入。这是当前三级医院业务繁忙,医院怨声载道却不愿意剥离非专业医学服务(指全科医学服务和慢性病管理服务)的主要原因。因为医疗服务量、医院收入与医院员工收入成正相关关系。同时,这一缺乏管制的市场行为,导致了医疗机构行为的异化,特别是医疗服务、检查服务和药品的滥用。

5. 抵制社会资本办医

由于投入医疗服务领域的资源稀缺,公立医疗机构不愿意增加医疗服务市场的供给机构,增加这一市场中的竞争。因此,公立

医疗机构为维护行政体系下的行政垄断优势,通过各种方式阻挠社会资本办医。一是通过行政体系阻挠社会资本办医,特别是通过与主管行政部门联盟的方式阻挠社会资本办医,阻止其进入医疗服务市场;二是通过行政体系中对于医疗资源的占有优势,建立各种壁垒(学术等),阻挠社会资本办医的医疗机构的发展。

6.基层医疗机构能力的退化

得益于医疗保障制度的发展,我国基层医疗机构在 2007 年前后呈现出逐步私有化的局面,民营医疗机构在基层医疗机构中快速发展。同时,当时基层医疗机构享有分配所有权,基层医疗机构自我强化的动机非常明显,不断增加医疗服务供给量和供给能力,当时的许多基层医疗机构都采取了借债发展的方式。

但是,2009 年,随着基本药物制度的推行,特别是随后的基层医疗机构综合改革的推行,基层医疗机构开始了再行政化改革。部分民营化的基层医疗机构被回购,基层医疗机构开始实行收支两条线改革,基本医疗机构收入分配权被弱化,医疗服务量与医务人员收入之间关系被削弱,优质医疗服务人员向上流动,基层医疗机构空有不断改进的硬件条件,却缺乏有效使用这些设备的高质量医务人员。因此,正是这一再行政化的改革导致了基层医疗服务供给能力的快速退化。

二、改革思路的选择

如前文所述,我国改革可以参照的分级诊疗制度大致有两种。一个是较多应用与医疗服务购买等市场机制较为浓厚的医疗保障制度中的守门人机制;另一个则是基于完全行政化的医疗服务体系建立的分级诊疗体系。

这实际对应着不同的医疗保障体系改革思路,应用不同的机制也即是选择我国整个医疗保障体系向政府抑或是市场机制的某个方向进一步改革。这实际是我国医疗保障体制改革思路的选择。

（一）选择守门人机制就是选择去行政化的改革方向

如果我国选择应用守门人机制的思路建立分级诊疗体系，实质是选择进一步强化我国医疗保障领域的去行政化改革，政府逐步从医疗保障领域退出、逐步转为监管主体的改革。这一思路更适应实行社会医疗保险的国家。这一思路的诸多设置都基于市场机制，政府行政干预不断弱化，是去行政化的改革思路。

这一思路下较为成熟的体系是荷兰等国依照"有管理的竞争"理论所塑造的守门人体系，这一思路强调制约、竞争、合作和信任。主要包括如下要点：第一，基层医疗机构逐步私有化，相互之间竞争和合作，并形成基层医疗机构代表团体，负责与二、三级专科医疗机构博弈，争夺有限的医疗补偿资金资源；第二，二、三级医疗机构剥离全科医学服务，基层医疗机构（全科医学服务为主的初级医疗保健服务）和二、三级医疗机构（专科医学服务）形成合理定位，二、三级医疗机构为非营利的医疗机构，购买者可通过支付方式引导其行为；第三，医保经办机构私有化，并在有限范围内相互竞争，以改善管理和服务绩效；第四，参保者可以自由选择全科医生签约及二、三级医疗机构就医，也可以自由选择所参加的健康保险公司，从而使用"用脚投票"方式激励这些机构间的竞争。

在这一机制下，守门人机制是核心，扮演守门人的医生是参保者所信赖的医务人员，负责为其个人提供健康管理和初级医疗服务，两者之间互相信赖。在这基础上，参保者到守门人处首诊，接受守门人的健康建议。两者之间更多的是合作关系，而非管制关系。参保者将是否转诊视作全科医生给予的建议，而非一种管制。

一般情况下,转诊的病人会接受全科医生的转诊建议,如果专科医生未给出建议,患者会要求全科医生给出建议。二、三级医疗机构按照非营利模式运营,既可以保证资源配置效率,又可以防止过度市场化导致的诸多问题。

这一思路的最大优点是可以保证高效率的医疗服务供给,不会陷入国家卫生服务的医疗服务等待时间过长的问题;民众对于这一机制的抵抗心理也相对较小;也符合当前医疗服务购买者和提供者相分离,并且逐步实现战略性医疗服务购买的国际改革趋势。

(二)选择分级诊疗体系需强化政府管制建立完全行政化的医疗服务体系

这一思路也常被专家们所提及,也即是重建计划经济时期的分级诊疗体制。这要求我国重建高度行政化的医疗服务体系,并在这一体系的基础上重建分级诊疗体系,也即重塑苏联模式的分级诊疗体系。

但是,从当前各国实践看,即便转型国家也难以找出类似改革思路的成功案例。虽然,部分中亚国家在尝试转为社会医疗保险机制失败后,又重新引入了国家医疗保险体系,但其恢复分级诊疗制度的尝试仍然不甚成功,转诊率畸高问题普遍存在。

按照苏联模式的分级诊疗制度,这一机制的核心特点是管制。主要制度条件包括:第一,公立医疗机构为管理权最低的预算制单位,并且公立医疗服务机构数量和体系足以形成体系化的分级诊疗体系;第二,各行政级别分别建立各自的医疗机构,这些医疗机构依照行政级别划分业务范围,形成一个逐级向上的诊疗服务体系;第三,个人没有选择自主权,按照所属地域划分所隶属的首诊医疗机构,转诊也按照区域所属行政单位逐步提高;第四,行政管制和行政监督体系是反映被保障人群权益的途径。

这一体制存在一系列问题:第一,预算制单位下的公立医疗服务机构供给效率低下,医疗服务供给短缺问题普遍存在,且对民众需求反应缓慢;第二,行政化资源分配体系下,难以避免医疗资源向上集中的问题,难以形成合理分布的医疗资源体系,呈现专科化和住院化的特点;第三,民众作为被管制者,将所有的医疗服务供给责任视为政府责任,不满也集中在政府身上。

(三)考虑国际医疗卫生体制改革趋势的选择

从上述分析我们发现,重新强化政府管制的方式实际上没有成功的案例,并且存在诸多问题。

从国际上各国医疗卫生体制改革的趋势看,新公共管理运动的思路逐步在改革中获得应用。自20世纪80年代末,瑞典、英国等国开始尝试在医疗保障制度中进行"内部市场"机制改革起,以医疗服务购买者和提供者分离为主要特色的改革就成为各国普遍使用的改革思路,逐步呈现出一种国际医疗保障制度的改革趋势。

从当前情况看,实行国家卫生服务制度的国家、苏东转型国家大都遵循医疗服务购买者和提供者分离思路进行了相应改革,从制度结构上看医、保、患三方基本齐备,医疗服务提供者和购买者之间关系也已逐步转为按协议或合同购买医疗服务的购买机制。社会医疗保险国家则在原有"医、保、患"三方结构的基础上,进一步引入了市场机制,允许参保者自主选择疾病基金,通过参保者"以脚投票"的方式鼓励疾病基金(医疗保险公司)之间的相互竞争。同时进一步强化医疗服务市场的私营化程度,公立医疗机构的市场份额不断缩小,部分国家甚至允许经办机构盈利并向股东分红。特别是在2000年世界卫生组织报告提出医疗服务购买是改善医疗保障系统绩效重要工具的情况下,这类改革在更多的国家开始实施,逐步呈现出一种改革趋势。简言之,这一改革趋势就是引入市场机制,在医疗保障领域尽可能应用市场机制提高效率。

由此可见,尽管在实践中,我国医疗卫生体制改革思路并不清晰,存在再行政化改革思路的杂音。但是从国际发展趋势看,逐步引入市场机制是国家医保改革的重要趋势。我国医药卫生体制改革也将走向这一方向,逐步引入市场机制,厘清政府和市场机制之间的边界和关系。

第四节　具体的改革建议

一、分级诊疗制度的设计

（一）基本思路

按照上文分析,我国的分级诊疗制度应该是更多的利用市场机制的守门人机制。这一守门人机制需要"分阶段""分制度""分医疗类型"逐步建立。

近期内,由于城乡居民医保(含新农合)筹资中来自政府财政的补贴占到八成左右,福利色彩非常浓厚,可对参保者采取较为严格的分级诊疗制度设计。其中,对门诊服务可采取强制基层医疗机构首诊,住院服务则采取经济激励方式的守门人机制,鼓励参保者到基层医疗机构首诊和转诊,这一经济激励应该为经济处罚方式,即参保者不经转诊下调住院报销比例。同时,鼓励基层医疗机构承担慢性病管理服务职责。

由于城镇职工医保主要依靠雇主和雇员的缴费自我运行,是一种劳动人口互助共济的一项医疗保障制度。因此,短期内应采取经济激励的守门人机制,通过经济奖励方式引导参保者进行基层首诊,例如对基层首诊的参保者提高报销比例、降低起付线等。

这一经济激励方式的守门人机制可以同时应用在门诊和住院服务之中。

长期看,随着各项配套改革政策的推进,以及基层医疗机构诊疗服务能力的不断提高,逐步将强制守门人机制推广到全体参保人,实现全民医保的强制守门人机制,实现分级诊疗。

表8—18　我国建立分级诊疗制度的基本思路

项目	短期			长期
	医疗服务项目	机　制	特　点	
城乡居民医保	门诊	强制守门人机制	强制首诊	强制守门人机制
	住院	经济激励的守门人机制	对不首诊者进行经济惩罚	
城镇职工医保	门诊	经济激励的守门人机制	对首诊者进行经济激励	
	住院			

(二)基层首诊机构的选择

由于我国城乡医疗资源的丰富程度存在较大差异,基层"守门人"机构的选择机制也应城乡有别。

在医疗资源较为丰富的城市,允许基本医疗保险参保者在同一城市的户籍地、居住地、工作地中任选一地为圆心并在周围15到30分钟车程内可及的基层医疗机构中选择一家作为首诊医疗机构。同时,允许参保者在理由明确的情况下,每三月可以更换一次首诊医疗机构。

在农村,新型农村合作医疗的参保者则需要依据相应区域内医疗资源的丰富程度,决定其所属基层医疗机构的选择方式。在资源丰富,参保者居住地为圆心15到30分钟车程内存在多家可及的医疗机构的地区,允许参保者自主选择。在资源匮乏的地区,则只能允许参保者自主选择所属的村卫生室,也允许参保者自主更换首诊医疗机构。

（三）统筹基本医疗保险和补充医疗保险待遇设计以适应分级诊疗制度

有效的分级诊疗制度必须强调强制参加的补充医疗保险(含大病保险和大额医疗互助等)对基层医疗机构首诊的配合。

在强制性守门人机制下,各类补充医疗保险不可为未经过基层首诊机构转诊的参保者提供补充医疗保险待遇。在经济激励的守门人机制中,补充医疗保险可按照原有补偿方式进行补偿,不需要做特定调整。当然,个人额外付费购买的、自愿参保的商业健康保险并不受此限制,可以允许提供不经转诊的医疗保险补偿待遇。

（四）基层医疗机构(医务人员)的付费方式

在强制守门人机制下,基本医疗保险的门诊统筹制度(即提供门诊费用补偿的制度)应采取按人头付费和按绩效付费相结合的方式,需要注意这里的按人头付费并非按人头限费,而是事先确定按人头付费的额度,事后根据绩效予以付费的方式,遵循超支不补、结余留用的原则,从而有效激励作为"守门人"的基层医疗机构的工作效率和质量。参保者更换守门人时,当年人头费的剩余比例部分转移给新的"守门人"①。

在经济激励的守门人机制中,则仍然采取按服务项目付费的方式,但对患者所选择基层首诊的医疗机构给予按次的补偿,患者每首诊一次,额外支付部分定额费用给基层首诊医疗机构。

---

①　这一剩余比例的计算,应参照过去若干年内医疗卫生费用在不同月份间的分布,确定各个月份人头费拨付比例,剩余比例为剩余月份拨付比例的加总。

表8—19　不同类型守门人机制下医保基金对于
基层医疗机构的付费方式

守门人机制类型	付费方式
强制守门人机制	按人头付费+按绩效付费
经济激励的守门人机制	按服务项目付费+定额奖励

（五）强制守门人机制下，不限制参保者的二、三级医疗机构
的自由选择权

在强制守门人机制下，不宜限定患者二、三级医疗机构的选择
权。特别是不宜按照所谓分级诊疗、逐级转诊原则人为限定基层
医疗机构转诊病人必须首先转诊至二级医疗机构，如二级医疗机
构无法处置，才允许转诊至三级医疗机构。这种思路是计划经济
时期思路的翻版，会扭曲专科医疗服务市场中的市场机制。因此，
分级诊疗制度不应限制参保者对于二、三级医疗机构的自由选
择权。

当然，基层医疗机构有责任为参保者提供相应的转诊建议，是
参保者对于自己的病情有着充分的了解，以方便其自主选择专科
医疗机构。首诊医疗机构不可强制将参保者转诊到某家特定医疗
机构。

（六）建立医疗机构信息公开平台，帮助参保者进行医疗机构
选择

卫生部门应配合医保经办机构建立医疗机构信息公开平台
（网站或者微信等 APP），帮助参保者克服信息不对称，更好地进
行医疗机构选择。这一信息公开平台大致需要涵盖如下内容：一
是公开基层医疗机构的详细情况，这包含基层医疗机构的机构和
诊疗条件信息、医务人员基本信息、医疗绩效数据（精确到每位医

生和服务,包含费用、治愈率、用药情况等)、各个医生的注册人数等,帮助参保者合理选择首诊医疗机构和医生;二是公开二、三级转诊医疗机构的详细信息,包括机构基本信息、相应科室的绩效情况、相应科室和医生的号源和床位情况等,供参保者选择二、三级医疗机构;三是整合挂号功能,参保者可通过这一平台直接进行挂号;四是允许病人评价每次挂号后诊疗服务质量,形成大众点评的就诊评价平台。

二、医疗服务市场的配套改革

医疗服务市场改革的目的是形成基层医疗机构负责全科医学服务,二、三级医疗机构负责专科服务的不能互相替代的格局①。

(一)二、三级医疗机构逐步剥离全科医疗服务,明确专科医疗服务机构的定位

政府应通过行政手段逐步剥离二、三级医疗机构的全科医疗服务供给,对二、三级医疗机构所收治的诊断为普通疾病的门诊病人比例予以限定,同时限制二、三级医疗机构的全科服务用药配备,特别是慢性病管理用药的配备和使用,逐步剥离或萎缩二、三级医院提供全科医学服务的能力,特别是慢性病管理类医学服务,使其真正明确专科医疗机构的定位。

(二)基层医疗机构服务全科化,并逐步放开行政管制

第一,推动全科医生的培养和转岗培训,鼓励医学院开设全科医学专业,鼓励基层医疗机构的专科医生转岗为全科医生,通过特别奖学金等方式鼓励学生报考全科医学专业,推动基层医疗机构

---

① 这里需要特别说明,这一方式并不需要当前行政部门所称必须将所有医疗机构纳入行政管理体系的方式就可实现分级诊疗。

服务人员的全科化。

第二,公立和私营基层医疗机构一视同仁,破除基层首诊仅限于公立基层医疗机构的情况,鼓励公立和私营基层医疗机构之间的竞争,并防止公立基层医疗机构利用行政力量的不合理竞争。对于部分医疗服务绩效不佳,公共卫生服务责任较为沉重的公立基层医疗机构,可以允许其转为专门的公共卫生服务机构,不再继续提供医疗服务,相应医疗服务供给职责转由私营医疗机构提供。公立基层医疗机构定位应该逐步转为在私营资本不愿意执业的医疗资源匮乏地区执业,逐步缩减在医疗资源丰富地区的公立基层医疗机构数量。

第三,放开基层医疗机构药物使用限制,不再强制基层医疗机构 100% 配备基本药物制度,特别是不能强制承担基层首诊任务的私营医疗机构 100% 配备基本药物,而应该依据基层医疗机构全科医学服务的定位,配齐相关药物,甚至可以将部分二、三级医疗机构用于专科门诊的药品扩展到基层医疗机构也可使用。

(三)医务人员逐步去编制化,实现自由执业,鼓励全科医生个体执业

第一,基层医疗机构应逐步弱化编制管理,不断取消编制内外医务人员的显、隐性待遇和福利差距。

第二,逐步实现基层医务人员的自由执业,取消所谓的名不副实的多点执业,削弱医务人员的单位人属性。

第三,鼓励全科医务人员进行个体执业,逐步将基层医疗机构转为全科医务人员执业的地点和支持机构,负责提供场所和各种医学辅助服务。

(四)公立医院去行政化,落实法人化改革

需要进一步落实公立医院去行政化为导向的改革,逐步取消

公立医院的行政级别,真正落实法人化改革,建立法人治理机构,从而使公立医疗机构能够拥有足够自主权来接受购买者通过支付方式所传导的经济激励。同时,防止公立医疗机构借助行政力量在与私营医疗机构的竞争中形成不对称的行政资源获取优势。

(五)组建市场条件下的医联体,取消行政化的、地域性垄断的医联体

我国当前所谓的医联体并非国际上所称的整合式医疗服务供给体系(IDS),而是一个依靠行政命令组建的、形成地域性医疗资源绝对垄断的联合体。这一通过行政力量"拉郎配"方式形成的医联体,导致在特定区域内医疗服务供给主体(医联体)的不可替代性。这使得基本医疗保险的医疗服务购买机制失去了应用基础,也就失去了医疗服务购买者市场的去行政化的基础。特别是医联体并非依据市场压力自发的形成联合体,而是行政命令下的"拉郎配",并未形成所谓的规模经济效率。

因此,在未来改革中,应该逐步实现医疗机构的去行政化,允许医疗机构根据医疗服务购买者的经济激励自主决定组建何种医联体,采取何种形式建立医联体,也即建立一个真正的市场机制下的、基于市场需求的医联体。

(六)控制医疗机构的无序扩张,特别是公立医疗机构的扩张

明确公立医疗机构的定位,其主要使命是弥补市场机制在医疗服务领域的不足,因此在市场机制能够有效供给的领域,公立医疗机构应逐步退出,严格控制公立医疗资源丰富地区的公立医院扩张规模。新增医疗机构以民营机构为主,民营机构确实不愿进入的市场,允许建立公立医疗机构。民营医疗机构也应以私营非营利医院为主,控制营利性医院的规模和数量。

三、医疗服务购买者市场的配套改革

（一）医疗服务购买者整合各项投向医疗机构的基金，形成绝对购买力

第一，通过医疗服务购买者市场改革实现医疗机构基础建设靠政府，运行靠医保购买的情况。

第二，整合政府、基本医疗保险、医疗救助、补充医疗保险基金，新的整合后的基金以基本医疗保险经办机构为唯一购买者代表参保者进行医疗服务购买。

（二）医疗服务购买时给予公立和私营医疗机构同等待遇

第一，在医疗服务购买时，公立医疗机构和私营医疗机构在同一个平台进行平等竞争，不再给予公立医疗机构以优先地位。

第二，卫生部门切实完成自己监管部门的职责，强化对私营医疗机构的监管，形成监管私营医疗机构的科学机制，克服当前无力有效监督私营医疗机构的短板。

（三）经办机构在条件具备后，可逐步转为市场主体

在医疗服务市场主体真正落实"去行政化"改革，成为真正的民事行为主体的情况下，医疗保险经办机构可以进行市场化改革，将医保经办业务委托市场主体提供，现有社保经办机构逐步转为行政监督执法机构，强化对医疗服务市场的监管。

（四）应用选择性合同，应对医疗服务市场的快速扩大

为应对当前医疗服务供给能力增长远超基本医疗保险支付能力增长速度的情况，基本医疗保险经办机构可以应用选择性合同，根据基本医疗保险参保者需要、结合基金支付能力构建自己所需的医疗服务网络，即形成医保医生、医保病床和医保医院构成的医保服务网络，以应对医疗服务市场的无序扩张。但这一通过选择性合同签约的医疗服务网络必须满足参保者的需求。

（五）允许参保者自由选择医疗服务购买者

第一，形成区域内竞争的医疗服务购买者市场结构，而非当前以地域划分医疗保险参保者所属经办机构的方式。随着基本医疗保险统筹层次的提高，以及以后的经办机构去行政化改革，同一统筹地区内可设置多家经办机构。

第二，允许参保者自由选择医疗服务购买者，从而形成竞争机制，通过参保者"用脚投票"的方式激励经办机构改善绩效。

四、医疗服务购买者和提供者之间协商购买机制的完善

（一）完善协商购买环节的机制设计

第一，建立公开透明的总额预算分配协商机制，作为医疗服务购买者和提供者协商谈判的平台，特别是购买者和基层医疗服务提供者、二、三级医疗服务提供者的协商谈判平台。

第二，由基层医疗机构和二、三级医疗机构自主进行协商谈判确定相应份额，购买者注重引导这一协商谈判。

第三，在当前基层医疗服务市场发展不足的情况下，医保经办机构中可在谈判中对基层医疗机构有所倾斜，提供较为优惠的政策。

（二）完善医疗保险付费方式

第一，对扮演守门人的基层医务人员采取按人头付费为主，按服务项目付费为辅，结合按绩效服务的支付方式。

第二，保证基层扮演守门人的医务人员获得足够的收入水平。

第三，通过支付方式的细化设计，鼓励基层医疗机构更多的提供慢性病管理服务。

参 考 文 献

中文部分：

1. [匈牙利]科尔奈、[美]翁笙和：《转轨中的福利、选择和一致性：东欧国家卫生部门改革》，罗涉锦译，中信出版社 2003 年版。

2. 赵斌：《基于国际经验的社会医疗保障制度购买医疗服务机制研究》，中国言实出版社 2014 年版。

3. 中华续行委办会调查特委会编：《中华归主：中国基督教事业统计(1901—1920)》（中册），中国社会科学出版社 1987 年版。

4. 陈倩：《"双向转诊零病例"的原因分析及对策》，《中国全科医学》2008 年第 19 期。

5. 陈思洁、李宁秀：《成都市居民首诊机构选择及影响因素分析》，《中国卫生事业管理》2013 年第 6 期。

6. 曹晓娜、赵亚利、周琨等：《北京市社区医生转诊病人原因调查》，《中国卫生事业管理》2011 年第 1 期。

7. 丁书琴、林崇健、刘秋生等：《关于完善双向转诊问题的探讨》，《中国医院管理》2007 年第 12 期。

8. 杜学礼、鲍勇：《基于"健康守门人"构建双向转诊机制的对策研究》，《中国全科医学》2010 年第 31 期。

9. 方少华：《全民医保背景下实现分级诊疗的路径研究》，《卫生经济研究》2014 年第 1 期。

10. 高连克、杨淑琴：《英国医疗保障制度变迁及其启示》，《北方论丛》2005 年第 4 期。

11. 顾昕：《全民医保的制度选择至关重要》，《中国社会保障》2007 年第 1 期。

12. 胡小璞、税章林、李春燕：《对"四一三"医保模式破解双向转诊困境的思考》,《医学与哲学》2008 年第 21 期。

13. 匡莉、甘远洪、吴颖芳:《"纵向整合"的医疗服务提供体系及其整合机制研究》,《中国卫生事业管理》2012 年第 8 期。

14. 李卫平、宋文舸:《我国医院产权制度改革实践分析》,《中国卫生经济》2002 年第 3 期。

15. 李卫平:《公立医院的体制改革与治理》,《江苏社会科学》2006 年第 5 期。

16. 刘军卫、唐本雄、梅文华等:《关于建立契约型新型双向转诊模式的初步研究》,《现代预防医学》2009 年第 6 期。

17. 刘亚军、冯志兰、李楠等:《北京市社区卫生服务双向转诊现况研究》,《中国全科医学》2009 年第 21 期。

18. 李萍、李勍:《上海市浦东新区双向转诊制度存在的问题及对策》,《中国全科医学》2008 年第 11 期。

19. 李彬、杨洁敏:《国内外双向转诊业务的信息化现状解析与评述》,《中国卫生事业管理》2009 年第 11 期。

20. 李娇月、景琳:《关于我国社区首诊制试点的分析与思考》,《中国社会医学杂志》2009 年第 4 期。

21. 李卫平、黄二丹:《以"管办分开"理顺公立医院治理结构——上海申康医院发展中心公立医院治理改革剖析》,《卫生经济研究》2010 年第 7 期。

22. 雷明明、冯泽永:《国家基本药物制度对双诊制的影响及对策研究》,《中国全科医学》2011 年第 13 期。

23. 林小慧、冯泽永、张红霞等:《提高社区基本药物的可获得性以促进双向转诊制建立》,《中国卫生事业管理》2012 年第 3 期。

24. 吕键:《论深化医改进程中分级诊疗体系的完善》,《中国医院管理》2014 年第 6 期。

25. 庞伦祥、赖远全、梁永华等:《高血压患者双向转诊临床路径的探讨与分析》,《贵阳中医学院学报》2012 年第 36 期。

26. 钦嫣、吴琢、卢建华:《基本药物制度下基于社区医生行为方式的双向转诊现状分析与对策研究》,《中国全科医学》2012 年第 13 期。

27. 饶东辉:《民国北京政府的劳动立法初探》,《近代史研究》1998 年第 1 期。

28. 孙东雅、范娟娟:《荷兰医疗保险制度改革研究》,《中国医疗保险》2012 年第 5 期。

29. 王亚东、关静、李航等:《全国社区卫生服务现状调查——影响社区居民选择就诊机构的因素分析》,《中国全科医学》2006 年第 13 期。

30. 王川、张蕾:《当前我国施行社区首诊的必要性及可行性分析》,《卫生经济研究》2009 年第 8 期。

31. 闻振宇、沈文礼、任建萍:《社区居民对"双向转诊"认知及满意度调查》,《中国卫生事业管理》2009 年第 3 期。

32. 王辉、季和平、孙滨:《北京市社区双向转诊现状及患者需求分析》,《中国全科医学》2011 年第 28 期。

33. 王玲智、王艳妮:《发挥社区首诊制度的资源配置作用》,《经营管理者》2014 年第 25 期。

34. 谢祖理、夏自蓉、陈小军等:《医院间双向转诊的情况调查》,《现代预防医学》2007 年第 16 期。

35. 熊茂友、甘筱青:《创建"112"双向转诊模式:中国双向转诊的难点与对策研究》,《中国卫生事业管理》2012 年第 10 期。

36. 杨国平、陈敏生、赖伟:《上海市松江区双向转诊实施现状及对策研究》,《上海交通大学学报(医学版)》2010 年第 30 期。

37. 杨华杰、周志衡、李芳健等:《"院办院管"及"统一管理"的社区卫生服务模式的 SWOT 分析》,《中国卫生事业管理》2011 年第 3 期。

38. 余红星、姚岚、李莹等:《基于分级诊疗的医疗机构分工协作机制探究》,《中国医院管理》2014 年第 7 期。

39. 周瑞敏、刘姿、方艳兵:《社区双向转诊的现状与对策》,《社区医学杂志》2005 年第 5 期。

40. 周向红、王仁元:《地方政府在推动双向转诊的作用和路径研究》,《中国卫生事业管理》2008 年第 6 期。

41. 张国红、张向东、刘亚军等:《北京市大医院对口支援社区卫生服务的工作现状分析》,《中国全科医学》2010 年第 19 期。

42. 张亚兰、王雷、徐超等:《北京市朝阳区施行"双诊制"的影响因素分析》,《中国全科医学》2010 年第 31 期。

43. 赵阳、李潇、张亚超等：《我国双向转诊运行现状与效果的系统综述》，《中国全科医学》2010 年第 31 期。

44. 钟东波：《我国的公立医院体制改革——历程、绩效、原因机制及政策建议》，迟福林、殷仲义主编：《中国改革下一步》，中国经济出版社 2008 年版。

45. 朱恒鹏、顾昕、余晖：《去行政化是公立医院改革的精髓——高州市人民医院改革与发展透视(下)》，《中国医疗保险》2010 年第 10 期。

46. 朱有为、柏涌海、陆莉等：《DRGs 与双向转诊结合的实践探索》，《解放军医院管理杂志》2013 年第 8 期。

47.《卫生部关于全国赤脚医生工作会议的报告》(卫党字〔1976〕第 17 号)，卫生部基层卫生与妇幼保健司编：《农村卫生文件汇编(1951—2000)》(内部资料)，2001 年。

48. 冯立中、陈会扬：《南昌参保居民看病先上社区》，《健康报》2008 年 4 月 7 日。

49. 刘燕生：《为了职工健康长寿——我国城镇职工基本医疗保障 50 年探索与实践》，《中国劳动保障报》1999 年 10 月 5 日。

50. 朱彪：《青岛市社区家庭医生联系人制度和普通门诊统筹制度试点效果研究》，博士学位论文，山东大学，2010 年。

51. 王虎峰：《探索构建新型分级诊疗制度研究报告》，研究报告，中国人民大学医改研究中心，2014 年。

52.《2012 年全国医疗生育保险运行分析报告》，研究报告，人力资源和社会保障部社会保险管理中心，2013 年。

53. 孙志刚：《医改进入深水区　改革难度和复杂程度越来越大》，2013 年 3 月 4 日，见 http://www.chinanews.com/gn/2013/03-14/4644282.shtml，2013-3-4/2015-02-26。

英文部分：

1. Donatini, A. & Rico, A., et al, *Health Care Systems in Transition：Italy*, Copenhagen：WHO Regional Office for Europe, 2001.

2. Busse, R. & Riesberg, A., *Health care systems in transition：Germany*, Copenhagen：WHO Regional Office for Europe, 2004.

3. Carter, D., *Review of Commissioning Arrangements for Specialised Services May 2006: an Independent Review Requested by the Department of Health*, London, Department of Health, 2006.

4. Chevreul, K.&Durand-Zaleski I., et al, *France: Health System Review*, Copenhagen: WHO Regional Office for Europe, 2010.

5. Chun, C-B.& Kim, S-Y., et al, *Republic of Korea: Health System Review*, Copenhagen: WHO Regional Office for Europe, 2009.

6. Corens, D., *Health System Review: Belgium*, Copenhagen: WHO Regional Office for Europe, 2007.

7. Gaál, P. & Szigeti, S., et al, *Hungary, Health System Review. Health Systems in Transition*, Copenhagen: WHO Regional Office for Europe, 2011.

8. Gerdtham, UG.& Jönsson, B., et al, *The Determinants of Health Expenditure in the OECD Countries*, Dordrecht: Kluwer Academic Publishers, 1998.

9. Kongstvedt, P., *Essentials of Managed Health Care*, Jones & Bartlett Publishers, 2012.

10. Levitt, R., *The Reorganised National Health Service*, London: Croom Helm Ltd, 1976.

11. Lister, J., *The NHS After 60: For Patients Or Profits?* Middlesex University Press, 2008.

12. Magnussen, J. & Vrangbæb, K., et al, *Nordic Health Care Systems: Recent Reforms And Current Policy Challenges: Recent Reforms and Current Policy Challenges*, McGraw-Hill International, 2009.

13. Marks, L., *Seamless Care Or Patchwork Quilt? Discharging Patients from Acute Hospital Care*, King's Fund Institute, 1994.

14. Oliver, R., *Health Care Systems in Transition: Poland*, Copenhagen: WHO Regional Office for Europe, 1999.

15. Richardson, E., *Health and Health Care in the New Russia*, Ashgate Publishing, Ltd., 2012.

16. Rivett, G., *From Cradle to Grave: Fifty Years of the NHS*, London: King's Fund, 1998.

17. Saltman, R.B.& Figueras, J., et al, *Critical Challenges for Health Care*

Reform in Europe, McGraw-Hill International, 1998.

18. Saltman, R. &Busse, R., et al, *Social Health Insurance Systems in Western Europe*, McGraw-Hill International, 2004.

19. Social Security Administration, *Social Security Programs Throughout the World: Asia and the Pacific*, 2008, New York: SSA, 2009.

20. Social Security Administration, *Social Security Programs Throughout the World: Asia and the Pacific*, 2010, New York: SSA, 2011.

21. Sultz, H.A.& Young, K.M., *Health Care, USA: Understanding Its Organization and Delivery*, Jones & Bartlett Learning, 2006.

22. Tatar, M.& Mollahalilog˘lu, S., et al, *Turkey: Health System Review*, Copenhagen: WHO Regional Office for Europe, 2011.

23. Albreht, T.& Cesen, M., et al, *Health Care Systems in Transition: Slovenia*, Copenhagen: WHO Regional Office for Europe, 2002.

24. Tragakes, E. & Lessof, S., et al, *Health care systems in transition: Russian Federation*, Copenhagen: WHO Regional Office for Europe, 2003.

25. Tragakes, E. &Lessof, S., *Russian Federation: Health System review*, *Health Systems in Transition*, Copenhagen: WHO Regional Office for Europe, 2011.

26. Vuorenkoski, L.& Mladovsky, P., et al, *Finland: Health System Review*, Copenhagen: WHO Regional Office for Europe, 2008.

27. Arai, Y. &Ikegami, N., "Health Care Systems in Transition II. Japan, Part I.An Overview of the Japanese Health Care Systems", *Journal of Public Health*, 1998, 20(1).

28. Atella, V.& Deb, P., "Are Primary Care Physicians, Public and Private Sector Specialists Substitutes or Complements? Evidence from a Simultaneous Equations Model for Count Data", *Journal of Health Economics*, 2008, 27(3).

29. Baicker, K.& Chandra, A., "Medicare Spending, the Physician Workforce, and Beneficiaries' Quality of Care", *Health Affairs Millwood va then Bethesda Ma*, 2004, 23(3).

30. Balabanova, D.& McKee, M., et al, "Health Service Utilization in the Former Soviet Union: Evidence From Eight Countries", *Health Services Research*,

2004,39.

31. Balabanova,D.& Roberts,B.,et al,"Health Care Reform in the Former Soviet Union:Beyond the Transition",*Health Services Research*,2012,47(2).

32. Bärnighausen,T.& Sauerborn,R.,"One Hundred and Eighteen Years of the German Health Insurance System:Are There any Lessons for Middle-and Low-Income Countries?",*Social Science & Medicine*,2002,54(10).

33. Berendsen, A. J.& Benneker, W. H. G. M.,et al,"Collaboration with General Practitioners:Preferences of Medical Specialists-a Qualitative Study", *BMC Health Services Research*,2006,6(1).

34. Bodenheimer,T.& Lo,B.,et al,"Primary Care Physicians Should be Coordinators,not Gatekeepers",*JAMA*,1999,281(21).

35. Brink-Muinen,V.D.& A.,"Communication in General Practice:Differences between European Countries",*Family Practice*,2003,20(4).

36. Chernew,M.E.& Hirth,R.A.,et al,"Increased Spending On Health Care:Long-Term Implications For The Nation",*Health Affairs*,2009,28(5).

37. Coleman, P. &Irons, R., et al, "Will Alternative Immediate Care Services Reduce Demands for Non-Urgent Treatment at Accident and Emergency?",*Emergency Medicine Journal*,2001,18(6).

38. Cooper,P.F.& Simon,K.I.,et al,"A Closer Look at the Managed Care Backlash",*Medical Care*,2006,44(suppl).

39. Delnoij,D.&Van Merode,G.,et al.,"Does General Practitioner Gate Keeping Curb Health Care Expenditure?",*Journal of Health Services Research and Polic*,2000,5(1).

40. *Department of Health,Archive:Emergency Admissions through Accident and Emergency,London,Department of Health*,2010.

41. Dourgnon,P.& Naiditch,M.,"The Preferred Doctor Scheme:a Political Reading of a French Experiment of Gate-Keeping",*Health Policy*,2010,94(2).

42. Ensor,T.,"Informal Payments for Health Care in Transition Economies",*Social Science & Medicine*,2004,58(2).

43. Enthoven,A.C.,"Internal Market Reform of the British National Health Service",*Health Affairs*,1991,10(3).

44. Enthoven, A. C. & van de Ven, W. P. M. M., "Going Dutch-Managed-Competition Health Insurance in the Netherlands", *New England Journal of Medicine*, 2007, 357(24).

45. Etter, J. F. & Perneger, T. V., "Health Care Expenditures after Introduction of a Gatekeeper and a Global Budget in a Swiss Health Insurance Plan", *Journal of Epidemiology and Community Health*, 1998, 52(6).

46. Exter, A. & Hermans, H., et al, "Health Care Systems in Transition: Netherlands", *Copenhagen: WHO Regional Office for Europe*, 2004.

47. Fang, H. & Liu, H., et al, "Has the Use of Physician Gatekeepers Declined among HMOs? Evidence from the United States", *International Journal of Health Care Finance and Economics*, 2009, 9(2).

48. Fielding, J. E. & Lancry, P. J., "Lessons From France-'Vive la Difference': The French Health Care System and US Health System Reform", *JAMA*, 1993, 270(6).

49. Forrest, C. B., "Primary Care Gatekeeping and Referrals: Effective Filter or Failed Experiment?", *Bmj*, 2003, 326(7391).

50. Fortney, J. C. & Steffick, D. E., et al, "Are Primary Care Services a Substitute or Complement for Specialty and Inpatient Services?", *Health Services Research*, 2005, 40(5p1).

51. Franc, C. & Polton, D., "New Governance Arrangements for French Health Insurance", *EUROHEALTH-LONDON*, 2006, 12(3).

52. Gabel, J. & Ermann, D., "Preferred Provider Organizations: Performance, Problems, and Promise", *Health Affairs*, 1985, 4(1).

53. Geelen, E. & Krumeich, A., et al, "General Practitioners' Perceptions of Their role in Cancer Follow-Up Care: A Qualitative Study in the Netherlands", *European Journal of General Practice*, 2014, 20(1).

54. General Practitioners Committee, *The new GMS Contract Explained-Focus on Patient Registration*, London: British Medical Association, 2004.

55. Gerdtham, U. G. & Jönsson, B., "International Comparisons of Health Expenditure: Theory, Data and Econometric Analysis", *Handbook of Health Economics*, 2000, 1.

56. Gold, M.R., "HMOs and Managed Care", *Health Affairs*, 1991, 10(4).

57. Ham, C., "Health Policy in Britain: The Politics and Organisation of the National Health Service", *Public Policy and Politics*, 2004.

58. Himmel, W.& Dieterich, A., et al, "Will German Patients Accept their Family Physician as a Gatekeeper?", *J Gen Intern Med*, 2000, 15(7).

59. Hlavačka, S.& Wágner, R., et al, "Health Care Systems in Transition: Slovakia.Copenhagen", *WHO Regional Office for Europe*, 2004.

60. Immergut, E.M., The Rules of the Game: The Logic of Health Policy-Making in France, Switzerland, and Sweden", *Structuring Politics: Historical Institutionalism in Comparative Analysis*, 1992.

61. Information Centre, *General and Personal Medical Services Detailed Results*, Information Centre, 2008.

62. Information Centre, *Health Survey for England – 2008 Trend Tables*, Leeds, Information Centre, 2009.

63. Information Centre, *General and Personal Medical Services, England 1999–2009*, Information Centre, 2010.

64. Jackson, J.L., "The Dutch Health Care System: Lessons for Reform in the United States", *Southern Medical Journal*, 1996, 89(6).

65. Jones, L. & Mays, N., "Systematic Review of the Impact of Patient Choice of Provider in the English NHS", *London: London School of Hygiene and Tropical Medicine*, 2009.

66. Käser, M., "Health Care in the Soviet Union and Eastern Europe", *Health care in the Soviet Union and Eastern Europe*, 1976.

67. Kringos, D.S. & Boerma, W. et al, "Evaluation of the Organizational Model of Primary Care in the Russian Federation: a Survey-Based Pilot Project in Two Rayons of the Moscow Oblast", *Croatica Chemica Acta*, 2009, 82(5).

68. Kroneman, M.W.& Maarse, H., et al, "Direct Access in Primary Care and Patient Satisfaction: a European Study", *Health Policy*, 2006, 76(1).

69. Kutzin, J., "Health Financing Policy: a Guide for Decision-makers", *International Journal of Health Planning & Management*, 2008, 13(2).

70. Kutzin, J. & Cashin, C., et al, "Implementing Health Financing

Reform", *World Health Organisation on Behalf of the European Observatory on Health Systems and Policies*, 2010, 7(5).

71. Kutzin, J., "A Descriptive Framework for Country-Level Analysis of Health Care Financing Arrangements", *Health Policy*, 2001, 56(3).

72. Le Fur, P. & Yilmaz, E., *Referral to Specialist Consultations in France in 2006 and Changes Since the 2004 Health Insurance Reform*: 2004 and 2006 Health, *Health Care and Insurance Surveys, Questions d' Economie de la Sante* 134, *Institute for Research and Information in Health Economics* (*IRDES*), 2008.

73. Lewis, M., "Informal Payments and the Financing of Health Care in Developing and Transition Countries", *Health Affairs*, 2007, 26(4).

74. Liang, L. & Langenbrunner, J.C., *The Long March to Universal Coverage*: *Lessons from China, The World Bank's Universal Health Coverage Studies Series* (*UNICO*), 2013.

75. Linden, M. & Gothe, H., et al, "Pathways to Care and Psychological Problems of General Practice Patients in a 'Gate Keeper' and an 'Open Access' Health Care System: A comparison of Germany and the Netherlands", *Social Psychiatry and Psychiatric Epidemiology*, 2003.

76. Lowy, A. & Kohler, B., et al, "Attendance at Accident and Emergency Departments: Unnecessary or Inappropriate", *Journal of Public Health*, 1994, 16(2).

77. Garrido, M.V. & Zentner, A., et al, "The Effects of Gatekeeping: A Systematic Review of the Literature", *Scandinavian Journal of Primary Health Care*, 2011, (29).

78. Mayer, T.R. & Mayer, G.G., "HMOs: Origins and Development", *The New England Journal of Medicine*, 1985, 312(9).

79. Maynard, A., "Can Competition Enhance Efficiency in Health Care? Lessons From the Reform of the UK National Health Service", *Social Science & Medicine*, 1994, 39(10).

80. Monitor, *NHS Foundation Trusts Review and Consolidated Accounts 2007–08, The Stationery Office*, 2008.

81. Mooney, G.H., "Equity in Health Care: Confronting the Confusion", *Ef-

fective Health care,1983,1(4).

82. Moore,S.H.& Martin,D.P.,et al,"Does the Primary-Care Gatekeeper Control the Costs of Health Care? Lessons from the SAFECO Experience",*The New England Journal of Medicine*,1983,309(22).

83. NAO, *NHS (England) Summarised Accounts* 2007 – 2008, *London, National Audit Office*,2008.

84. O' Donnell,O.& Propper,C.,"Equity and the Distribution of UK National Health Service resources",*Journal of Health Economics*,1991,10(1).

85. Okkes,I.M.& Polderman,G.O.,et al,"The Role of Family Practice in Different Health Care Systems",*J Fam Pract*,2002,51.

86. ONS,*General household survey* 2007,*Office for National Statistics*,2009.

87. Dourgnon, P. & Guillaume, S., et al, *Introducing Gate Keeping in France*:*First Assessment of the Preferred Doctor Scheme Reform*,*IRDES*:*Issues in Health Economics*,2007.

88. Propper,C.& Croxson,B.,et al, "Waiting Times for Hospital Admissions:the Impact of GP Fundholding", *Journal of Health Economics*,2002,21(2).

89. Rechel, B. & McKee, M., "Health Reform in Central and Eastern Europe and the Former Soviet Union",*Lancet*,2009,374(9696).

90. Rowland,D.& Telyukov,A.V.,"Soviet Health Care From Two Perspectives",*Health Affairs*,1991,10(3).

91. Sandier, S. & Ulmann, P., *Voluntary Health Insurance in France*:*A Study for the European Commission*,*Paris*:*ARgSES / CNAM*,2001.

92. Schäfer, W.& Kroneman, M.,et al,"The Netherlands:Health System Review",*Health Systems in Transition*,2009,12(1).

93. Schellevis,F.G.& Westert, G.P.,et al,"The Actual Role of General Practice in the Dutch Health Care System",*Journal of Public Health*,2005,13(5).

94. Scott,A.,"Economics of General Practice",*Handbook of Health Economics*,2000,1.

95. Sekhri, N.K., "Managed Care:the US Experience", *Bulletin of the*

World Health Organization, 2000, 78(6).

96. Sheiman, I., "Forming the System of Health Insurance in the Russian Federation", *Social Science & Medicine*, 1994, 39(10).

97. Sheiman, I., "New Methods of Financing and Managing Health Care in the Russian Federation", *Health Policy*, 1995, 32(1).

98. Sloan, F.A., "Not-for-Profit Ownership and Hospital Behavior", *Handbook of Health Economics*, 2000, 1.

99. Starfield, B., "Is Primary Care Essential?", *Lancet*, 1994, 344(8930).

100. Starfield, B.& Shi, L., et al, "Contribution of Primary Care to Health Systems and Health", *Milbank Quarterly*, 2005, 83(3).

101. Twigg, J.L., "Balancing the State and the Market: Russia's Adoption of Obligatory Medical insurance", *Europe Asia Studies*, 1998, 50(4).

102. Van de Ven, W.P.M.M.& Schut, F.T., "Universal Mandatory Health Insurance in the Netherlands: a Model for the United States?", *Health Affairs*, 2008, 27(3).

103. Van Uden, C.J.T.& Nieman, F.H.M., et al, "General Practitioners' Satisfaction with and Attitudes to Out-of-Hours Services", *BMC Health Services Research*, 2005, 5(1).

104. Wagstaff, A., "Social Health Insurance Reexamined", *Health Economics*, 2010, 19(5).

105. Westert, G. P., *Dutch Health Care Performance Report* 2008, Bilthoven, *National Institute for Public Health and the Environment (RIVM)*, 2008.

106. Wright, D. B. & Ricketts, T. C., "The Road to Efficiency? Re-Examining the Impact of the Primary Care Physician Workforce on Health Care Utilization rates", *Social Science & Medicine*, 2010, 70(12).

后　记

　　改革开放 40 年来,我国的医药卫生体制改革始终立足于时代的大背景,破解老百姓面临的看病就医问题。党中央、国务院高度重视分级诊疗制度建设工作。习近平总书记在全国卫生与健康大会上明确提出,分级诊疗制度是五项基本医疗卫生制度之首,要大力推进。李克强总理多次强调要加快建立分级诊疗体系。2015年和 2017 年,国务院办公厅分别印发了《关于推进分级诊疗制度建设的指导意见》(国办发〔2015〕70 号)和《关于推进医疗联合体建设和发展的指导意见》(国办发〔2017〕32 号),2018 年,国家卫生健康委员会与国家中医药管理局联合印发了《关于进一步做好分级诊疗制度建设有关重点工作的通知》(国卫医发〔2018〕28 号)。按照党中央、国务院决策部署,各地将分级诊疗制度建设作为解决人民日益增长的美好生活需要和不平衡不充分的发展之间的矛盾的重要抓手,结合地区实际情况加快探索推进。

　　分级诊疗问题是我国医疗保障制度深层次改革困境的外在表现,这一个微小机制的改革困境涉及我国整个医疗保障制度的重构和改革。归根到底,我国之前无法有效构建覆盖城乡、高效运行的分级诊疗体系的深层次原因是政府在医疗保障领域的职能定位不清,最终导致政府和市场机制之间的错配。我国医疗服务市场是计划经济色彩残留较为浓重的一个市场,本质是“行政型市场化"的市场。市场和政府机制的错配导致了公立医疗机构行政垄断下的行政命令管制失灵和市场机制难以顺畅运行的两难。一方面公立医疗机构追求运营收入、诱导消费现象普遍;另一方面整个机构又处于行政化资源配置体系内,既没有收获公平,也没有收获效率。这一体制下,资源的行政化分配方式导致了医疗机构分布的倒三角结构以及人力资源的向上集中,延续的旧有专科化管理体系导致了基层医疗机构不被信任,二、三级医疗机构追求营业收入使医疗机构倾向于自我强化,公立机构抵制社会资本办医,基层医疗机构能力不断退化。

当然,分级诊疗制度建设涉及面广、政策性强,具有长期性和复杂性,不可能一蹴而就,需要各级地方政府和相关部门坚持不懈、持之以恒的共同努力,需要以公平可及和群众受益为目标把医改推向纵深。习近平总书记指出,"全面深化改革,全面者,就是要统筹推进各领域改革","要坚持整体推进,增强各项措施的关联性和耦合性,防止畸重畸轻、单兵突进、顾此失彼"。当前,分级诊疗改革进入攻坚阶段,面临的问题千头万绪,关系错综复杂,利益相互交织,各种深层次矛盾日益凸显,过去单项突破或局部突进的改革方式已难以适应新形势要求,必须树立大局意识,强化整体思维,需要加快把党的十八届三中全会确定的医药卫生体制改革各项任务落到实处、统筹推进。

本书是笔者 2017 年承担的河北省社科基金项目"社会保险体系分级诊疗机制研究"(批准号 HB17GL045)的最终研究成果。本书的顺利出版亦得到河北经贸大学学术著作出版基金和公共管理学院行政管理重点学科建设经费的资助。在本书的研究撰写过程中,感谢人力资源和社会保障部社会保障研究所赵斌博士提供的大量有价值的资料和案例,感谢河北经贸大学公共管理学院的领导和同事们提供的支持和帮助,感谢人民出版社编辑为本书的出版付出的大量心血,同时也感谢家人和朋友一直以来的鼓励、厚爱和陪伴!

李 蔚

2018 年 12 月于河北经贸大学

责任编辑：翟金明

图书在版编目（CIP）数据

社会医疗保障制度分级诊疗机制研究：借鉴典型国家的经验/
　李蔚 著. —北京：人民出版社，2019.10
ISBN 978－7－01－021240－1

Ⅰ.①社…　Ⅱ.①李…　Ⅲ.①医疗保健制度-卫生服务-研究-
　中国　Ⅳ.①R199.2

中国版本图书馆 CIP 数据核字（2019）第 200737 号

社会医疗保障制度分级诊疗机制研究
SHEHUI YILIAO BAOZHANG ZHIDU FENJI ZHENLIAO JIZHI YANJIU
——借鉴典型国家的经验

李　蔚　著

人民出版社 出版发行
（100706　北京市东城区隆福寺街 99 号）

环球东方（北京）印务有限公司印刷　新华书店经销

2019 年 10 月第 1 版　2019 年 10 月北京第 1 次印刷
开本：880 毫米×1230 毫米 1/32　印张：10.75
字数：260 千字

ISBN 978－7－01－021240－1　定价：45.00 元

邮购地址 100706　北京市东城区隆福寺街 99 号
人民东方图书销售中心　电话（010）65250042　65289539